涂福音脾胃病临证经验集

吴耀南　涂福音　主编

科学出版社

北　京

内 容 简 介

本书主要收集国家级名老中医药专家涂福音教授及其学生团队从事中医临床、科学研究和教学工作数十年来所总结的临证经验。全书根据文章所涉及病种内容分为慢性胃炎诊治经验、反流性食管炎诊治经验、消化性溃疡诊治经验、上消化道出血诊治经验、溃疡性结肠炎诊治经验、其他消化疾病诊治经验、从脾胃论治其他系统疾病诊治经验、对古今名医治疗脾胃病的体会。每一部分内容基本都包含有涂老临证的经验方或经验疗法的临床疗效评估以及相应的基础实验、疗效机制研究等，本书从多层次、多角度、多方面综合阐述了脾胃病科各种常见病、疑难病、慢性病的诊治经验及基础实验研究结果。

本书出版可以为中医学者提供临证经验及科学研究思路，并能使老中医药专家学术经验得到继承和发扬。适合中医临床医师、研究人员及医学专业学生阅读。

图书在版编目(CIP)数据

涂福音脾胃病临证经验集 / 吴耀南，涂福音主编.
—北京：科学出版社，2016.11
ISBN 978-7-03-050443-2

Ⅰ. ①涂… Ⅱ. ①吴… ②陈… Ⅲ. ①脾胃病－中医学－临床医学－经验－中国－现代 Ⅳ. ①R256.3

中国版本图书馆 CIP 数据核字(2016)第 264470 号

责任编辑：潘志坚 黄金花
责任印制：谭宏宇 / 封面设计：殷 靓

科学出版社 出版
北京东黄城根北街 16 号
邮政编码：100717
http://www.sciencep.com
南京展望文化发展有限公司排版
江苏省句容市排印厂印刷
科学出版社发行 各地新华书店经销
*
2017 年 1 月第 一 版 开本：B5(720×1000)
2017 年 1 月第一次印刷 印张：22 1/4
字数：385 000

定价：80.00 元
(如有印装质量问题，我社负责调换)

《涂福音脾胃病临证经验集》编辑委员会

主　审　吴耀南

主　编　吴耀南　涂福音

副主编　陈一斌　陈丽凤

编　委（按姓氏笔画排序）

王文凡　许正锦　苏晓芸　李超群　张冬英

张琼英　陈少玫　陈宝珍　涂志红　黄墩煌

曹　健　傅阿芬

前言

中华文明上下五千年，创造了璀璨的民族文化，中医药学作为民族文化的瑰宝，源远流长，为中华民族的繁衍昌盛作出了不可磨灭的贡献。自从《内经》《难经》《神农本草经》《伤寒杂病论》问世，以及经过历代医家不断继承和发展，各家学说的演变有如“百花齐放，推陈出新”，在学术界互相争鸣，相得益彰，使中医学的内容不断得到丰富和补充，为后人留下了宝贵的遗产。

涂福音教授，出生于 1937 年 10 月，福建龙岩人，中医世家，幼承庭训，随先父涂乾照习医，后毕业于福建中医学院，曾拜师于著名中医学家姜春华教授，尽得真传，至今从事中医临床、科研、教学工作已有 50 多载。涂老临床诊治经验丰富，学识渊博，见解独到，精于治疗慢性胃炎、胃癌前病变、炎症性肠病等消化系统疾患，针对不同的病症，治法各有千秋，临证辨证精准，用药灵活变通，治疗宗旨主张有是证，用是药为原则，截断病机、防止传变是关键。擅长运用中医脾胃学说理论治疗内科疑难杂症，逐渐形成了健脾和胃、调理气机、清化湿热、活血化瘀、注重养阴的学术思想。多次参与国家及省内脾胃病等诸多课题的研究工作，研制了“康胃冲剂”“护胃散”“消管炎散”“祛痛灵胶囊”等中成药。撰著《临证论医集》《涂乾照医案选》，在国内外发表论文 30 余篇，有三项科研成果获奖，荣获全国首届中医药传承特别贡献奖，享受国务院特殊津贴。

20 世纪 90 年代，国家人事部、卫生部、国家中医药管理局联合做出了抢救继承名老中医药专家学术经验的决定。涂福音教授被选为全国第二批名老中医药专家学术经验继承工作指导老师，张琼英主任与余有幸被选为涂老学术经验继承人，经过3年的跟师学习和临床实践，涂老将学术经验和技术专长倾囊相授，临床诊疗水平和科研能力显著提高，结合临床实践对某些专科专病进行了专题研究，并取得了一定的科研成果。国家的这一举措，使我们后辈受益良多，使老中医药专家的学术经验和技术专长得到了继承和发扬；使中医药事业得到可喜的发展和传承。

为深入贯彻落实《医药卫生中长期人才发展规划(2011—2020年)》，切实做好名老中医专家学术思想传承工作，探索建立中医药学术传承和推广应用的有效方法及创新模式，2012年，国家中医药管理局下发《国家中医药管理局关于确定2012年全国名老中医传承工作室建设项目专家名单的通知》，确定涂福音教授为全国名老中医药专家传承工作室建设项目专家。“涂福音名老中医工作室”成为全国第三批210个“全国名老中医药专家传承工作室”建设项目之一。我市卫生计划与生育委员会领导和中医院领导高度重视此项工作，在人力、物力、财力等方面都给予了大量的投入，设立了相应的研究室管理机构，并遵照任务书内容按时督促完成各项指标，并定时进行考核检查。

经工作室传承人员的不懈努力，我科室将涂老数十年来的临证经验和科研成果一一整理，汇编成册，以供后学阅读借鉴，期望将涂老的独特学术思想和宝贵医疗经验不断发扬光大。本书内容丰富，既有涂老临证辨治思维、经验疗法和经验方的介绍，又有显著临床疗效评估，还有涂老对古代医家经典理论的思考和剖析，融贯古今，可以很好的启迪读者在脾胃病方面诊治的思路；书中不仅有中医临床疗效评估，还有多个病种的西医基础实验研究，更有中医疗效背后的西医机制研究，故本书在脾胃病科常见病的中西医结合诊断、基础实验研究及疗效机制研究等方面均具有很好的指导作用，可以为中医脾胃病研究人员提供更多有价值的治疗方法、学术经验及科学研究思路以造福患者。本书既是老中医药专家学术经验继承工作的总结，也是老中医药专家学术经验继承工作的成果展示，更是老中医药专家学术经验的荟萃和升华，本书的出版将为我们留下宝贵的财富，具有历史意义和典籍价值。

吴耀南

2016年9月于厦门

涂福音教授简介

涂福音，1937年出生，主任医师、教授、硕士研究生导师，1963年毕业于福建中医学院，全国老中医药专家学术经验继承指导老师，荣获全国首届中医药传承特别贡献奖，享受国务院特殊津贴。1983年任厦门市中医院副院长，1984～1998年底连任厦门市中医院院长，1997年度荣获厦门市卫生系统优秀院长称号。曾任全国中医内科学会脾胃病专业委员会副秘书长、顾问，福建省中医药大学兼职教授，历任福建省中医高级职称评审委员会委员，《中国中西医结合消化杂志》编委，福建省中医药学会副会长、顾问，福建省中医内科学会副会长、名誉会长，厦门市思明区第十二届人大代表，现任福建省厦门市中医院名誉院长。

出生中医世家，从事中医内科临床、教学、科研工作50多年，具有良好的医德医风和丰富的临床实践经验，对中医脾胃学说有深入研究，在临床上不断探索，总结经验，其研制的"祛痛灵胶囊"曾获准参加"1983～1993年福建省中医药科技成果展示交易会"。与厦门中药厂合作研制开发其经验方为新药"康胃颗粒"冲剂，通过临床验证和实验研究证明，该药治疗慢性胃炎、消化性溃疡等疗效显著，备受患者欢迎。先后接受中共厦门市委、市政府的应邀出访日本、菲律宾、泰国、马来西亚、新加坡等国家和中国台湾、澳门地区进行中医学术交流，受到当地医学界同仁的热烈欢迎。

著有《临证论医集》(由厦门大学出版社出版，荣获福建省第二届中医药优秀科技图书奖)和《涂乾照医案选》，参与编写了《急症胃痛证治》和《中医胃肠病学》，在国内外报纸杂志上发表学术论文30

多篇，其中《辨舌观病用药》一文，于 1988 年 6 月 13 日发表于新加坡《新民日报》，另有两篇论文分别获福建省中医药学会优秀论文奖和中国中医研究院“急症胃痛研究”科技进步成果奖。

涂福音同志主政期间，锐意改革，勇于进取，狠抓医院建章立制，坚持一手抓内涵建设，倡导“五专”工程，即“院有专科、科有专病、人有专长、病有专药及专病诊疗仪器”，突出中医药特色，并从人、财、物给予大力扶持；一手抓硬件和医德医风建设，新建门诊大楼及争取到病房大楼土地立项，从 1995 年起率先实行挂号、估价、收费一条龙服务，全面实现电脑信息化管理，倡导院、科两级核算制，1996～1998 年，年业务收入增长率均在 35％以上，年增长率为 33％，名列市卫生系统前茅，为三级乙等示范中医院达标打下坚实基础，位居全省同级同类医院前列，率先进入全国 100 所示范中医院。

目录

慢性胃炎诊治经验

反流性食管炎诊治经验

消化性溃疡诊治经验

上消化道出血诊治经验

溃疡性结肠炎诊治经验

其他消化系疾病诊治经验

从脾胃论治其他系统疾病的诊治经验

对古今名医治疗脾胃病的体会

>>>>> 慢性胃炎诊治经验

涂福音主任治疗脾胃病的学术思想和医疗经验

张琼英

一、学术思想初探

（一）固护脾胃

《内经》曰："有胃气则生，无胃气则死""五脏六腑皆禀气于胃""谷气通于脾"。张仲景云："四季脾旺不受邪"。李东垣则创造性地提出"内伤脾胃，百病由生"的理论，说明脾胃在保持人体健康，抗御疾病中起着重要的作用。涂师继承古训，强调在诊病时应处处固护脾胃之本，但固护脾胃的方法不应一味甘温益中，而应注意脾胃贵在运不在补，益气应以健运脾胃为先，临床上常用四君子汤、五味异功散、玉屏风散、黄芪建中汤等方加减。涂师认为脾胃病不是单纯的消化系统疾病，脾胃的涵盖，岂仅消化而已！推崇李东垣《脾胃论》中提及的"人以脾胃中元气为本"，认为脾胃是心肺肝肾四脏生理活动的枢纽，即脾胃一虚，五脏受累的观点，这观点有深刻临床意义，如土壅木郁、土不生金、土不制水，而古方中有补土生血的归脾汤，健脾养肺的参苓白术散，疏肝健脾的逍遥散，健脾利水的实脾散，因此顾护脾胃的治疗不应拘于消化病的治疗，而应广泛运用于内伤杂病中。

（二）调理升降

脾胃为气机升降枢纽，脾气主升，胃气主降。《素问·藏气法时论》云："饮入于胃，游溢精气，上输于脾，脾气散精，上归于肺……"即是脾胃升降运化功能。清代医家叶天士则谓"脾宜升则健，胃宜降则和"。因此可见脾胃气机之升降正常才能保证机体正常的生理活动。在这方面，涂师强调，在调理升降时，除考虑到上述的脾胃本身的因素外，还重点考虑其他脏腑气机升降失调而影响脾胃的升降，比如肝失疏泄，肺失宣降等因素，不能一讲升降即为补中益气汤、旋覆代赭汤、丁香柿蒂汤，应考虑诸如疏肝和胃，宣肺降逆。涂师列举，如李东垣的补中益气汤、升阳益胃汤等名方中，都有柴胡一药，从某种意义上即强调肝之调达的重要作用，而且张聿青曾说："肝，脏也，阴也，体阴者其用阳，固其气宜升；脾，脏也，亦阴也，惟肝升而脾脏之气得与俱升。”涂师学以致用，在胃下垂的治疗中，既往经验均强调脾虚气陷而用益气升清之药，涂师以疏肝益气法，在原益气升清治疗的基础上加用柴胡、桔梗、荷叶等药，疗效大增。涂师喜用荷叶升清，取其芳香醒脾，升阳气，降浊阴。肺与大肠相表里，对便秘的患者涂师常用提壶揭盖，启上开下的方法，使用杏仁、桃仁、桑白皮等药物以达通便之功。并且在咳喘的治疗中采用保留灌肠的方法也可使肺气和降，止咳平喘。

（三）平衡阴阳

《临证指南医案》：“纳食主胃，运化主脾，脾宜升则健，胃宜降则和，盖太阴之土，得阳始运，阳明胃土，得阴自安，以脾喜刚燥，胃喜柔润。”且《张氏医通》曰：“胃之土，体阳而用阴，脾之土，体阴而用阳。”涂师认为脾胃易虚易寒，用药应强调温运二字，临床上用黄芪建中汤、五味异功散，屡试屡应。涂师更强调胃病易实易热，更应注意胃阴不足，用药宜轻柔平和，涂师在使用理气药时即注意避刚用柔，以免劫伤胃阴，常用佛手、玫瑰、萼梅、麦芽等药，益胃多用清润之品如百合、白芍、枇杷叶，又喜柔肝益胃养阴，酸甘化阴如一贯煎及乌梅、木瓜、五味子、女贞子等药物，尤对阴虚湿热者喜用清热利湿的局方甘露饮，鉴于脾寒胃热的特点，临床上常见寒热错杂症，涂师力荐辛开苦降，寒温并用，以半夏泻心汤主之。

（四）通达气滞湿热血瘀

涂师认为中医的发展与时代的背景息息相关，如金元时代战乱不断，民不聊生，饮食劳倦，内伤脾胃，东垣创《脾胃论》为“补土”鼻祖。我们生活在一个高速发展，国强民富，生活现代化的时代，生活节奏的加快，饮食上的肥甘厚腻、醇酒生冷等均为造成气滞、湿热、瘀血的基础，因此临证除固护脾胃外，要重视这些标实的清除，现分述如下。

1. 气滞　《素问·阴阳应象大论》：“思伤脾”。《沈氏尊生书》曰：“胃病，邪干胃脘也，唯肝气相乘为最甚，以木性暴且正克也。”因此气机郁滞是脾胃病的一个重要病理机制。在辨证上涂师强调分虚实两端，对肝胃不和，肝胃郁热的患者采用舒肝和胃的方法，并要注意有无郁火、阴伤、气虚，火郁易伤阴，阴伤则肝气易急，可加白芍、枸杞、沙参、麦冬、乌梅以缓肝急，使用理气药应使用疏肝而不伤阴者，如佛手、香橼、萼梅、玫瑰。对因虚而滞，应分气虚气滞和阴虚气滞两端，气虚气滞涂师常用玉屏风散、五味异功散加减，常用蝉蜕、砂仁、白豆蔻、枳壳、荷梗、苏梗等，阴虚气滞常用沙参麦冬汤或一贯煎加佛手、菜豆壳、马蹄金等药物。

2. 湿热　《医门棒喝》言：“胃为戊土属阳，脾为己土属阴，湿土之气，同类相召，故湿热之邪，始虽外受，终归脾胃。”涂师认为湿热外侵，饮食不节，情志不遂，均致脾胃功能紊乱，腐熟运化不及，水谷化为湿浊，蕴而化热，阻于中焦，升降失司而为病。湿为阴邪，其性黏腻，热为阳邪，性喜熏蒸，阴阳相合，难解难分。治疗上宜清热化湿，理气健脾为治。并分别采用芳香化湿、苦温燥湿、淡渗利湿诸法。涂师喜用苏叶黄连汤、霍朴夏苓汤、平胃散、甘露消毒丹、三仁汤、甘露饮等加减治疗，用药上喜用藿香、佩兰与半夏、陈皮相伍，藿香、佩兰主升，芳香化湿开胃，陈皮、半夏主降，理气和胃，燥湿化痰，若苔浊则伍以石菖蒲、厚朴、石菖蒲主升，开窍醒脾，厚朴主降，行气燥湿。苦温燥湿喜用黄连、苍术，尤其苍术，取其健脾、燥湿、解郁、辟秽之功。淡渗喜用茯苓、茯苓皮、薏苡仁。而清热药方面涂师尤喜蒲公英疏肝清热，利湿解毒，徐长卿祛风化湿止痛，并及白花蛇舌草，半枝莲诸药。

3. 瘀血　胃腑以通降为顺，又为多气多血之腑，所以无论内伤、抑或外邪等诸多因素均易导致气滞血瘀，且脾胃病病程绵长，久病入络，故涂师论治脾胃病常从瘀治，涂师在瘀证的诊断上不仅继承前人的经验，并有所发挥，即在依据临床症状、病程等诊断外，还从舌下脉络迂曲的程度（Ⅰ°、Ⅱ°、Ⅲ°），甲皱微循环，舌体青紫，甚至胃镜下胃黏膜改变（如小出血等），血清胃泌素的明显升高等综合判断，尤其擅长舌下脉络的观察。在辨证中，除重视气滞血瘀外，还非常强调因虚致瘀的因素，如气虚血瘀、阳虚血瘀、阴虚血瘀。涂师教导对中医辨证的掌握，要融会贯通，举一反三。比如临床上常见胃病患者面色少华，乏力，纳少，便溏，舌淡晦，边齿印，脉细，乃气虚血瘀，遂以玉屏风散合丹参饮加减即效。还有冠心病患者，用扩冠药后胸闷气短不能缓解，涂师诊后拟气虚血瘀，认为扩张血管是有限度的，不可能无限扩张，此类药物类似理气、破气之品，易耗气，气为血肿，气虚血瘀当然应以益气而助活血。在阳虚血瘀中常以黄芪建中汤合丹参饮加减，阴虚血瘀中常以一贯煎合丹参饮加减。

在活血药物的选择上，涂师喜用古方丹参饮。丹参的活血祛瘀作用好，适应证亦广，各型胃病均可配伍使用，尤其以气滞郁热及胃阴不足而兼血瘀者用之更为适合，《妇人明理论》谓：“一味丹参，功同四物。”其实丹参活血作用强而养血作用弱，有参之名而无参之实，且味苦微寒，脾胃虚弱者不宜重用、久用。丹参饮伍以砂仁、檀香则相得益彰，用之无碍。涂师还喜用莪术，功能活血，兼行气滞，一般视为破血逐瘀之峻药，其药性平和，因其含芳香挥发油，能直接兴奋胃肠道，有很好的化瘀开痞，健脾消胀作用，现代药理研究证实有散结抗癌作用，多用于中虚气滞兼血虚者，与补脾健胃药为伍，涂师以莪术与黄芪为对药，取黄芪主升补气，莪术主降化瘀止痛，以达益气化瘀之功。再者如两面针的行气止痛，活血化瘀，九节茶清热凉血，活血通络，常用于瘀热之症。而虫类药中涂师喜用全蝎、蜈蚣取其活血通络，解痉镇痛之功。涂师自拟治疗瘀血头痛的“祛痛灵”，即以二药味主药。桃仁、杏仁涂师亦常用，常用于痰瘀互结之便秘以达润下化瘀之功，并常用于久咳久喘的治疗，亦取其通络、化瘀、润下之效。涂师对疑难杂症的治疗亦多从瘀入手。

（五）强调辨证与辨病的结合

涂师在数十年的临床实践中，强调辨证与辨病相结合，在深厚的中医功底的基础上擅长辨证论治。并善于借鉴现代医学的发展，佐以辨病，使宏观与微观，整体与局部达到和谐统一，提高疗效。在1981年澳大利亚的Mashall医生报道幽门螺杆菌前，现代医学不主张使用抗生素治疗胃炎、消化性溃疡，但中医的辨证中已有热毒血瘀、湿热中阻等证型，涂师治疗慢性胃炎的康胃颗粒，即是以清热解毒、活血化瘀、益气健脾立法，临床上取得了良好的效果，充分体现中医辨证论治的科学性。

随着HP与消化道疾病关系研究的深入，抗HP治疗日益普及，西医治疗上以“三联二周”疗法，中医治疗多将HP归属于“邪”“毒”“热”的范畴，予清热解毒施治。涂师教导，看问题要一分为二，要善于临床观察，临床分析，独立思考，不可人云亦云，辨证施治这一根本不能动摇。在发现HP前，我们在辨证的基础上应用清热解毒立法是基于辨证有“热毒”的前提，但康胃颗粒中还有活血化瘀，益气健脾的成分，若将后两个治法和药物除去，不知疗效会怎样？有条件可以做这方面尝试。

在临床观察中我们发现有大部分的人群感染HP但无胃黏膜病变发现，又有部分病人，胃黏膜有溃疡或炎症改变，而多方检查未检出HP。在治疗中也发现“三联二周”疗法的治疗效果尚不能让人满意，部分病人HP根除后临床症状并未得到同步改善，或在治疗中不能耐受副作用而停止治疗，特别对中医辨证属脾虚型或脾胃虚寒型的患者效果较差，并存在依从性差，费用高，耐药菌株生长及部分病人严重副反应的缺点。中医治疗上，一见HP即以清热解毒，常致苦寒败胃，损伤脾胃。

基于以上观察，涂师认为HP是胃黏膜损害的攻击因子之一，在发病机制中，除与HP的菌株毒力有关外，胃黏膜的保护和防御因素同样重要，也即中医理论的“邪之所凑，其气必虚”“正气存内，邪不可干。”中医对疾病的认识强调整体观，仅限于“邪”“毒”的狭隘范围与清热解毒法治疗HP是行不通的。涂师认为，HP感染，邪气侵袭，正邪相争，终致正虚邪实，应在辨证论治的基础上扶正祛邪，既能增强机体的保护因素，又能抑杀HP以减少或削弱其攻击因素，达到治疗 HP,改善临床症状的目的,扶正祛邪为主要原则,扶正与祛邪的力度应根据具体情况而不同。

在消化性溃疡的治疗中,一般均以胃脘痛进行辨证论治,涂师强调要注意胃镜下的“溃疡”,应考虑从“内疡”进行辨治,在内科辨证论治的基础上,借鉴外“疮疡”的治疗方法,提高疗效。并提出在辨证分型上应结合胃镜下的表现,寻找分型与分期之间的关系,在活动期即疮疡的急性期以肝胃郁热型为多,临床表现多实多热,瘀血热毒互结,治疗上应清热解毒,活血化瘀,舒肝和胃为先,而在愈合期则以脾虚、虚寒象多见,治疗上应以益气健脾,托疮生肌为主。

涂师不仅在辨证治疗上提倡病证结合,并且在科研工作中亦非常重视对“证”的探讨,如对慢性萎缩性胃炎的辨证分型与血清胃泌素,尿胃蛋白酶关系探讨,以及慢性胃炎中医辨证分型与胃黏膜病理图像定量变化关系探讨等科研课题的研究均居国内先进水平。同时涂师重视临床经验和科研成果的转化,多年来致力于康胃颗粒的临床与实验、药理研究,1999 年 7 月 2 日通过国家药品监督管理局新药研制的批准,进行第二期临床试验,并作为国家级课题继续深入研究,以期早日面市造福大众。

二、诊治特色经验

(一) 康胃颗粒

慢性胃炎是一种常见病,其发病率在各种胃病中居首位,本病的总发病率占人口的 10%～12%,慢性胃炎已经给人们的生活带来了许多痛苦。现代研究发现,慢性胃炎中的慢性萎缩性胃炎与胃癌呈显著正相关,1978 年 WHO 将其列为癌前疾病或癌前状态,而在慢性萎缩性胃炎的基础上伴发肠上皮化生和异型增生,则是胃癌的癌前病变,胃癌是最常见的恶性肿瘤之一。居消化道肿瘤第一位,在国内有的地区已位居全部恶性肿瘤的首位。对胃炎的治疗实属非常重要。

慢性胃炎属中医痞满证的范畴,其病程长,病情复杂,涂师在该病的治疗上蜚声海内外,自创康胃颗粒治疗慢性胃炎,经三十多年临床应用,取得良好效果,索药者络绎不绝。涂师教导,脾胃同居中焦,刚柔燥湿相济,阴阳相合,或饮食内伤,外邪侵袭(如 HP),情志不畅,胃膜受损诸多因素,皆可伤及脾胃,久则脾胃虚弱,生化无权,气血俱虚,胃络失养,且胃乃多气多血之腑,易损易滞,易虚易实,气病血病多见,脾喜燥恶湿,脾虚湿蕴化热,本缓标急,尤以“滞”“热”为其关键。诸如食停则气阻,肝郁则气滞,寒留则气凝,而“滞”久必然导致“热”,如食滞中焦,可酿生湿热,肝气郁滞,可以化火,寒邪郁久,亦可化热。滞久则成瘀,血行不畅,瘀久也可化热。“虚、热、滞、瘀”为其主要病机。从现代医学认识上,慢性胃炎的胃肠节律性蠕动减弱，排空障碍属于中医的脾胃虚弱，或脾虚气滞，其胃黏膜水肿，炎性渗出，表面糜烂，或覆盖黄白苔，属中医的脾虚湿热，慢性胃炎的胃黏膜充血、出血点，红白相见或颜色苍白，腺体肠化生或异型增生或萎缩，属中医的血瘀证。因此，在治疗上应标本兼顾，以清热、行滞、化瘀为主，以益气健脾为辅。涂师基于以上病理机制治则，经多年临床经验，结合现代研究，自拟康胃方治疗慢性胃炎及慢性萎缩性胃炎取得了良好的临床疗效，并在临床实践中不断修改、提高，使之成为一剂良方。

该方是在古代名方“枳术丸”(《脾胃论》)、“芍药甘草汤”(《伤寒论》)和“大黄甘草汤”(《金匮要略》)的基础上加上蒲公英、莪术、黄芪等药物变化而成。方中蒲公英清热解毒散结为君药，莪术行气活血，化瘀止痛，白芍柔肝止痛，养血敛阴，枳实行气导滞，消痞除满共为臣药，黄芪、白术健脾，共为佐药，治脾胃虚弱之本。甘草一药多用，协同蒲公英清热解毒，理气止痛，合芪、术增强益气健脾，与白芍合用以增强缓急止痛，调和诸药为使。综观全方，君臣佐使层次分明，井然有序，融为一体，而药精效宏。全方共奏清热化瘀，消滞祛湿，理气止痛，益气健脾之效，为攻补兼施，寒热并行，标本兼顾之剂，主治因热、滞、瘀阻、脾胃虚弱所致的痞满证。

在临床应用中应很好地掌握康胃颗粒的主治范畴，以利切中病机，取得良效。枳术丸主治脾胃虚弱，食滞成痞，芍药甘草汤主治胃气不和，腹痛挛急，大黄甘草汤主治胃肠积滞而致脘腹疼痛、胀满、呕吐、便秘等症。康胃颗粒具有上述三种功能和清热活血化瘀作用，故本方的证候归纳为：① 胃脘胀满；② 脘腹疼痛，阵发性或持续性闷痛，隐痛或刺痛、灼痛；③ 食少、纳呆；④ 嗳气呃逆或呕吐；⑤ 排便不爽或大便秘结。以上症状不必悉具，有 1～2 项即可，对胃脘胀满，脘腹疼痛的疗效尤佳。凡属虚实夹杂，气滞血瘀，湿热内阻之痞满证皆可运用本方治疗，因此本方适用于各类型慢性胃炎。

临床观察，一般患者在服药 3～5 天内各种临床症状都有不同程度的改善。涂师以科学的态度分析问题，并不认为“康胃颗粒”即可包治天下胃炎，在临床应用中发现本药治疗虚实夹杂的病例疗效较好，如脾虚肝郁证、脾虚湿热证、脾虚血瘀证，而单纯脾虚证或脾胃虚寒证疗效差，许多病人有便溏的表现，如治疗此类患者宜加用参苓白术散类方药，增强健脾功效，方可获得较好的疗效，说明本药对脾胃虚寒型患者不适合。

涂师不因该药取得良好的临床效果，深受海内外患者的欢迎而沾沾自喜，而是锲而不舍地继续完善各方面工作，如对该药治疗前后胃镜情况及病理对比观察发现，慢性浅表性胃炎患者其胃黏膜的充血、水肿、炎性细胞浸润得到明显改善或恢复正常。慢性萎缩性病变转为浅表性病变，腺体肠化，增生部分消失或向轻度转化，显示本药有改善微循环，抑制炎症反应，促进胃黏膜恢复的功效，对萎缩性病变有逆转作用。目前，为进一步观察康胃颗粒治疗慢性胃炎的客观指标变化，对慢性萎缩性胃炎进行治疗前后胃黏膜病理图像定量变化观察，采用现代检测手段，包括免疫组化染色，运用高科技手段——计算机图像分析系统，对胃黏膜多项指标(腺体、细胞内成分)，进行多参数检测定量分析，观察治疗前后胃黏膜病理图像定量变化，添补国内该领域空白，为"康胃颗粒"的进一步深入研究、推广，提供科学依据。

康胃颗粒的药理研究证实"康胃"有显著抗胃炎和胃溃疡的作用，对胃肠平滑肌有显著解痉作用，有较强的消炎和镇痛作用，而且药物急性毒性试验表明康胃颗粒口服基本无毒，长期毒性试验揭示连续口服"康胃"也是安全的，目前该药已进行二期临床验证。

典型病例

案例1：姚某，女，42岁，厦门水产学院教师。1996年2月10日初诊。

主诉：反复胃脘胀痛10余年，加剧3天。

病史：患者1995年7月14日于厦门市中山医院查胃镜示：慢性浅表萎缩性胃炎，HP(+)，7月18日中山医院病理检查(病理号9511637)示：(胃窦)慢性中度萎缩性胃炎伴腺体中度非典型增生，1997年2月6日中山医院复查胃镜示：慢性浅表萎缩性胃炎，HP(+)，病理检查(病理号960330)示：慢性中度萎缩性胃炎，局灶肠化。

中医辨证：脾胃虚弱，胃络瘀阻证。

治疗：经"康胃颗粒"治疗1个疗程，病情显著改善。1997年8月22日于厦门市中医院复查胃镜示：慢性浅表性胃炎，HP(—)，病理检查(病理号9603308)示：(胃窦)慢性重度浅表性胃炎。临床治愈，续用2个疗程，巩固治疗，随访至今，健康。

案例2：颜某，男，27岁，干部。1995年12月21日初诊。

主诉：反复胃脘痛3个月，加剧1周。

病史：1995年12月21日求诊于漳州市中医院，当日查胃镜(胃镜号95-995)示：胃体黏膜充血，以红相为主，胃窦黏膜呈小片状充血，十二指肠球部充血，未见溃疡。

诊断：十二指肠球炎，慢性浅表性胃炎。

治疗：经"胃康颗粒"治疗1个疗程，症状消失，于1996年2月28日，漳州市中医院复查胃镜(1996-10-2)示：正常胃黏膜，十二指肠球部无异常，疗效确定为临床治愈，随访至今正常。

（二）对慢性胃炎的研究

涂师在临床工作中不囿于单纯的中医辨证论治，强调广学博采，融会贯通，强调客观指标对分型、治疗、疗效的肯定支持作用。涂师在任院长公务繁忙之余，坚持门诊、病房及科研工作，主持研究的《103例慢性萎缩性胃炎中医证型与血清胃泌素、尿胃蛋白酶关系探讨》，获1995年厦门市科技进步奖三等奖。

胃泌素是一种重要的胃肠激素，有促进胃黏膜血流量增多，黏膜上皮细胞DNA和RNA合成加速，细胞代谢增快和增强泌酸、泌酶的功用，还可以促进胃肠蠕动，松弛幽门括约肌。血清胃泌素浓度的变化，是反映消化系统分泌和蠕动功能的重要指标之一。因此选用胃泌素作为慢性萎缩性胃炎的一项客观指标有其重要意义。我们测定正常空腹血清胃泌素值为(77±39.6)pg/mL，慢性萎缩性胃炎中医辨证分型患者的平均胃泌素值为(161.84±105.78)pg/mL，非常显著高于对照组($P<0.01$)，而且中医辨证分型患者的胃泌素值均显著高于对照组($P<0.01\sim0.05$)。根据临床观察，气滞湿热型多见于慢性萎缩性胃炎的初期，脾胃虚寒型和胃阴亏虚型多见于慢性萎缩性胃炎的中期，瘀血内阻型多见于慢性萎缩性胃炎的严重阶段。在检测中，从气滞湿热→脾胃虚寒→胃阴亏虚→瘀血内阻，患者的胃泌素值呈递增现象，由此可见，慢性萎缩性胃炎中医辨证分型的病变从轻到重，与胃泌素含量的动态变化一致，这提示中医的辨证分型是有科学依据的。

不过气滞湿热、脾胃虚寒、胃阴亏虚这三型的胃泌素值虽然呈递增变化，但在统计学上却看不出差异($P<0.05$)，而瘀血内阻型与上述三型相比，胃泌素值均有显著差异($P<0.01\sim0.05$)，因为此型患者大多病程较长，久痛不愈，且疼痛较剧烈，痛如刺割，或有黑便或呕血病史，已演变为血络损伤之证，即中医所受的“久病入络”。一般病情较严重，炎症病灶多以弥漫性为主，胃壁细胞受损严重，泌酸能力降低，胃酸缺乏，使胃黏膜G细胞失去抑酸作用，致使胃泌素释放显著增高。根据这一观察结果，在临床上如果慢性萎缩性胃炎患者的血清胃泌素值显著增高，既可作为瘀血内阻的一项客观指标，在辨证施治的基础上酌加活血化瘀药以提高临床疗效。

（三）治疗反流性食道炎经验

反流性食道炎是指胃或肠内容物反流入食管，引起食管下段黏膜炎症，主要症状为胸痛、胸骨后烧灼感、反酸等。已证实为食管下端生理性括约肌功能不全,食管蠕动功能下降,胃肠内容物反流所致,目前学术界认为属胃食管动力异常引起的疾病,传统治疗在中和胃酸、抑制胃酸分泌的基础上加用胃动力药物,如甲氧氯普胺、多潘立酮片、西沙必利等,但两药合用降低了抑酸剂的吸收,而且此类病例症状反复,用药时间长,医疗费用昂贵,副作用大,尤其对脾胃虚寒,胃阴不足型病例临床乏效,因此中医中药的治疗作用日显重要。

涂师认为,本病乃一古老性疾病,在《景岳全书·嘈杂》中已有"其为病也,则腹中空空,若无一物,似饥非饥,似辣非辣,似痛非痛,而胸膈懊恼,不可名状,或得食而暂止,或食已而复嘈杂,或兼恶心,或渐见胃脘痛"的记载。涂师认为本病病位于食管,食管的功能是通过蠕动将食团送进胃中,为传化物而不藏,以通降为顺,故应属"胃"的范畴,脾胃是气机升降的枢纽,胃主降,司受纳,胃气以和降为顺,脾主升,司运化,脾以升为建,而脾胃气机的升降,又与肝疏泄的功能密切相关,若肝郁脾虚,或肝旺犯胃均可影响脾胃气机的升降,因此将本病的病机总结为脾胃虚损为本,胃气不降,肝失疏泄,湿热阴伤为标,分为五型论治。(详见涂主任治疗反流性食道炎经验)

(四)五金汤治疗慢性胆囊炎、胆石症

慢性胆囊炎、胆石症,涂师在临床上治疗该病获良效,他认为胆附于肝,与肝相表里,胆是"中清之腑",以通降下行为顺,情志不畅,寒温不和,饮食不节等因素可影响肝脏的疏泄和胆腑的通降功能,使胆汁排泄不畅,不通则痛,胆为清净之腑,长期湿热不化,胆汁凝结,可为砂石;又因本病病程长,反复不已,久病入络,经脉不畅,血郁成瘀,故湿热蕴结,气滞血瘀为主要病机,治疗以清热利湿,利胆排石,溶石化瘀为原则,病位虽在肝胆,但病机与脾胃密切相关,肝郁脾虚,肝随脾升,胆随胃降,且清利苦寒之品易伤脾胃,故应顾护脾胃。

涂师自拟五金汤:郁金 12 g,金钱草 15～30 g,七寸金 15～30 g,海金沙 15 g,鸡内金 10 g,柴胡 9 g,川朴 10 g,威灵仙 15 g,丹参 15 g,虎杖 15 g,茯苓 15 g,陈皮 6 g,甘草 3 g。

每日一剂,早晚各服一次,15 天为一疗程,有效率 90%。(详见五金汤治疗胆囊炎胆石症 60 例)

(五)清热化瘀法治疗上消化道出血

上消化道出血属中医血证,多由过食辛辣厚味醇酒,助火生热,致胃热炽盛;工作紧张,睡眠不足,劳倦太过可致阳气因烦劳而鸱张亢盛;或因情志抑郁,喜怒不节,肝郁化火而致火热熏灼,迫血妄行,血溢脉外而出血。诚如《济生方》谓:

“血之妄行也，未有不因热之发，盖血得热则淖溢……”《血证论》亦云：“动者多由于火，火盛则迫血妄行。”因此，火热是出血的一个重要因素。又因邪热蒸灼津血，血结而成瘀，离经之血，不能排出体外，留滞体内，蕴久成瘀，瘀阻脉络，血不循常道而溢于脉外，亦可致便血、吐血，亦即《血证论》中曰：“经隧之中，既有瘀血踞住，则新血不能安行无恙，终必妄走而吐溢矣。”《伤寒准绳》论黑便时指出“瘀血则溏，黑如漆。”瘀血是出血的又一重要因素，涂师认为血证的病理应为“瘀、热”两大要素，因此立法清热祛瘀，使热清血静，瘀除血归脉内。

清热化瘀汤组成：生大黄 10 g，黄连 6 g，黄芩 10 g，三七粉 5 g，紫珠草 10 g，地榆 12 g，白及 15 g，茜根炭 15 g，茯苓 15 g，陈皮 9 g，甘草 3 g。方中生大黄味苦性寒，能“荡除邪热，导瘀下行，平胃下气。”其止血作用符合“祛瘀止血”“清热止血”“降气止血”的理论，且大黄内含鞣酸，具有局部收敛和收缩血管的作用，其所含大黄酚具有增加血小板，促使血凝作用。实验表明大黄具有蒽醌化合物成分所致，还可使停积在胃肠道的瘀血排除，避免瘀血停积胃中。白及微寒收敛止血，内含白及胶，质极黏腻，易直接作用于溃疡面上，起到保护胃黏膜溃疡面，抑制或中和胃酸，减少胃内容物对溃疡面的刺激损伤作用，大黄与白及一泻一收，泻而不达，收而不滞，黄连、黄芩苦寒清热，直折其火，三七活血化瘀，止血止痛，地榆含鞣酸，收敛止血，促进上皮生长功能，紫珠草凉血止血，清热解毒，使毛细血管收缩，止血作用良好，全方共奏清热化瘀止血，以达止血不留瘀，祛邪不伤正之功，在临床观察中发现该方对脾虚不摄型止血效果差，对胃热炽盛，肝火犯胃型疗效好，对重度出血疗效欠佳，提示本方在治疗重度出血时应采用中西医结合治疗，以免贻误病情。（详见清热化瘀法治疗上消化道出血 98 例疗效观察）

（六）从“内疡”论治十二指肠球部溃疡

十二指肠球部溃疡属中医学“胃痛”的范围，多年来均从“胃痛”论治，在十二指肠球部溃疡的活动期，临床表现常见胃痛程度较重，饥饿性痛，或无规律性痛，舌苔黄厚。胃镜表现为：溃疡边缘肿胀隆起形成围堤样改变，表面糜烂，渗血，中心内陷，并上覆黄白苔，为疮疡急性期表现。在十二指肠球部溃疡的愈合期，黏膜皱襞向溃疡中心集中，中心凹陷变浅，黄白苔减少，为疮疡恢复期表现。从临床症状上分析，具备外科疮疡虚症的特征，从胃镜演变上看，其病理过程符合疮疡的变化规律，故认为十二指肠球部溃疡虽以胃痛为其主要表现，但其实质属“内疡”，应从“内疡”论治。

从疡论治，应遵“消、托、补”之基本法则。在活动期，有情志、饮食等诱因，多伴有气滞、食积、湿热之象，以消为主，依证而辨，使用舒肝和胃，消食和滞，清热化湿，活血化瘀诸法，使病损得以尽早消散。在愈合早期，应以托为法，以托透之法，以使疮疡迅速愈合，可使用敛疮之品，如凤凰衣、白及、珍珠粉、锡类散、三七粉等。在愈合后期，遵《疡科纲要》"外疡既溃，脓毒既泄，其势已衰，用药之法，请其余毒，化其余肿而已，其尤要者，则扶持胃气，清养胃阴，使纳谷旺，而正气自充，虽有大疡，生新甚速。"应以补托之法。在溃疡静止期，应遵治未病，防患于未然，着眼于脾虚之本，坚持服用小剂量的补益脾胃之剂，可用丸剂以求缓缓图之，使脾气健旺，脾旺四季不受邪，以达治病求本之功。

（七）阴虚湿热喜用甘露饮

临床上常见阴虚湿热型的患者，症见胃痛或胀，烧心呕恶，口干口苦不欲饮，心烦寐差，溲赤便干，舌边尖红，苔黄腻，脉细数。治疗上养阴唯恐滋腻，化湿又恐伤阴，颇为棘手。涂师善用《太平和剂局方》甘露饮治疗胃肠湿热久蒸，损伤胃阴的阴虚湿热证。以生地、熟地、天冬、黄芩、茵陈、石斛、枇杷叶、枳壳组方，方用二地、二冬、甘草、石斛补益胃肾之阴兼清虚热，茵陈、黄芩苦寒清热祛湿，枇杷叶、枳壳清上蒸之湿热，临床屡用屡效。

[阮诗玮. 2002. 涂福音主任治疗脾胃病的学术思想和医疗经验//张琼英. 全国第二批老中医药专家学术经验继承论文荟萃. 福州：福建省新闻出版局：83－90.（内部刊物）]

涂福音教授治疗脾胃病的临床经验

张琼英　涂志红

涂福音教授，幼承家父涂乾照名老中医之家学，毕业于福建中医学院，从事中医临床、教学、科研工作30余年，对脾胃病的诊治经验丰富，并擅长运用中医脾胃学说理论治疗内科疑难杂症，逐渐形成了固护脾胃、调理升降、平衡阴阳、通达气滞湿热血瘀、强调辨证与辨病相结合的学术思想。笔者有幸师从涂福音教授，现将其临床经验介绍如下。

一、固护脾胃

《内经》曰："有胃气则生，无胃气则死""五脏六腑皆禀气于胃""谷气通于脾"。张仲景云："四季脾旺不受邪"。李东垣则创造性地提出"内伤脾胃，百病由生"的理论，说明脾胃在保持人体健康，抗御疾病中起着重要的作用。涂教授继承古训，强调在诊病时应处处固护脾胃之本，但固护脾胃的方法不应一味甘温益中，而应注意脾贵在运不在补，益气应以健运脾胃为先，临床上常用四君子汤、五味异功散、玉屏风散及黄芪建中汤等方加减。涂教授认为脾胃病不是单纯的消化系统疾病，脾胃的涵盖，岂仅消化而已！推崇李东垣《脾胃论》中提及的"人以脾胃中元气为本"，认为脾胃是心肺肝肾四脏生理活动的枢纽，即脾胃一虚、五脏受累的观点，有深刻临床意义，如土壅木郁，土不生金，土不制水，而古方中有补土生血的归脾汤，健脾养肺的参苓白术散，疏肝健脾的逍遥散，健脾利水的实脾饮，因此固护脾胃的治疗不应拘于消化病的治疗，而应广泛运用于内伤杂病中。

二、调理升降

脾胃为气机升降枢纽，脾气主升，胃气主降。《素问·藏气法时论》云："饮入于胃，游益精气，上输于脾，脾气散精，上归于肺……"即指脾胃升降运化功能。清代医家叶天士则谓"脾宜升则健，胃宜降则和"。因此可见脾胃气机之升降正常才能保证机体正常的生理活动。在这方面，涂教授强调，在调理升降时，除考虑上述脾胃本身的因素外，还要重点考虑由其他脏腑气机升降失调而影响脾胃的升降，比如肝失疏泄，肺失宣降等因素，不能一讲升降即为补中益气汤、旋覆代赭汤、丁香柿蒂汤，应考虑诸如疏肝和胃，宣肺降逆。列举如李东垣的补中益气汤、升阳益胃汤等名方中，都有柴胡一药，从某种意义上即强调肝之调达的重要作用，而且张聿青曾说："肝，脏也，阴也，体阴者其用阳，故其气益升；脾，脏也，亦阴也，唯肝升而脾脏之气得与俱升"。在胃下垂的治疗中，既往经验均强调脾虚气陷而用益气升清之药，涂教授以疏肝益气法，在原益气升清治疗的基础上加用柴胡、桔梗、荷叶等药，疗效大增。喜用荷叶升清，取其芳香醒脾，升阳气，降浊阴。肺与大肠相表里，对便秘的患者常用提壶揭盖，启上开下的方法，使用杏仁、桃仁、桑白皮等药物以达通便之功。而且在咳喘病的治疗中采用保留灌肠的方法也可使肺气和降，止咳平喘。

三、平衡阴阳

《临证指南医案》曰："纳食主胃，运化主脾，脾宜升则健，胃宜和则降，盖太阴之土，得阳始运，阳明胃土，得阴始安，以脾喜刚燥，胃喜柔润"。且《张氏医通》曰："胃之土，体阳而用阴，脾之土，体阴而用阳。"涂教授认为脾病易虚易寒，用药应强调温运二字，临床上用黄芪建中汤、五味异功散，屡试屡应。强调胃病易实易热，更应注意胃阴不足，用药宜清柔平和；在使用理气药时应注意避刚用柔，以免劫伤胃阴，常用佛手、玫瑰花、绿萼梅、麦芽等药；益胃多用清润和降之品如百合、白芍、枇杷叶，又喜柔肝益胃养阴，酸甘化阴如一贯煎及乌梅、木瓜、五味子、女贞子等药物；尤对阴虚湿热者喜用养阴清热利湿的局方甘露饮。鉴于脾寒胃热的特变，临床上常见寒热错杂症，力荐辛开苦降，寒温并用，以半夏泻心汤主之。

四、通达气滞湿热血瘀

涂教授认为中医的发展与时代的背景息息相关，我们生活在一个高速发展，国强民富，生活现代化的时代，生活节奏的加快，饮食上的肥甘厚腻、醇酒生冷等均为造成气滞、湿热、血瘀的基础，因此临证上除固护脾胃外，还要重视这些标实的清除。

（一）气滞

《素问·阴阳应象大论》曰："思伤脾"。《沈氏尊生书》曰："胃病，邪干胃脘也，唯肝气相乘为最甚，以木性暴且正克也"。因此气机郁滞是脾胃病的一个重要病理机制。在辨证上涂教授强调分虚实两端，对肝胃不和、肝胃郁热的患者采用疏肝和胃的方法，并要注意有无郁火、阴伤、气虚，火郁易伤阴，阴伤则肝气易急，可加白芍、枸杞、沙参、麦冬、乌梅以缓肝急；使用理气药应使用疏肝而不伤阴者，如佛手、香元、绿萼梅、玫瑰花。对因虚而滞，应分气虚气滞和阴虚气滞两端，气虚气滞常用玉屏风散、五味异功散加减，常加凤凰衣、砂仁、白豆蔻、枳壳、荷梗、苏梗等；阴虚气滞常用沙参麦冬汤或一贯煎加佛手、莱豆壳、马蹄金等药物。

（二）湿热

《医门棒喝》言："胃为戊土属阳，脾为己土属阴，湿土之气，同类相召，故湿热之邪，始虽外受，终归脾胃"。涂教授认为湿热外侵，饮食不节，情志不遂，均致脾胃功能紊乱，腐熟运化不及，水谷化为湿浊，蕴而化热，阻于中焦，升降失司而为病。湿为阴邪，其性黏腻，热为阳邪，性喜熏蒸，阴阳相合，难解难分。治疗上宜清热化湿，理气健脾为治。并分别采用芳香化湿、苦温燥湿、淡渗利湿诸法，喜用苏叶黄连汤、藿朴夏苓汤、平胃散、甘露消毒丹、三仁汤、甘露饮等加减治疗，用药上喜用藿香、佩兰与半夏、陈皮相伍，藿香、佩兰主升，芳香化湿开胃，陈皮、半夏主降，理气和胃，燥湿化痰，若苔浊则伍以石菖蒲、厚朴，石菖蒲主升，开窍醒脾，厚朴主降，行气燥湿。苦温燥湿喜用黄连、苍术，有其苍术，取其健脾、燥湿、解郁、辟秽之功。淡渗喜用茯苓、茯苓皮、薏苡仁。而清热药方面喜用蒲公英疏肝清热，利湿解毒，徐长卿祛风化湿止痛，并及白花蛇舌草、半枝莲诸药。

（三）血瘀

胃腑以通降为顺，又为多气多血之腑，所以无论内伤抑或是外邪等诸多因素均易导致气滞血瘀，且脾胃病病程绵长，久病入络，故论治脾胃病常从瘀治。涂教授在瘀证的诊断上不仅继承前人的经验，并有所发挥，即在依据临床症状、病程等诊断外，还从舌下脉络迂曲的程度、甲皱微循环、胃镜下胃黏膜改变（如小出血等）、血清胃泌素水平等综合判断，尤其擅长舌下脉络的观察。在辨证中，除重视气滞血瘀外，非常强调因虚致瘀的因素，如气虚血瘀、阳虚血瘀、阴虚血瘀。临床上常有胃病患者，辨为气滞血瘀，以大量理气活血药无效，患者面色少华、乏力纳少、便溏、舌淡暗边齿印、脉细，乃气虚血瘀，以玉屏风散和丹参饮加减即效。冠心病患者，用扩张冠脉药后胸闷气短不能缓解，辨为气虚血瘀，涂教授认为扩张血管是有限度的，不可能无限扩张，此类药物类似理气、破气之品，易耗气，气虚血瘀当然应以益气而助活血。在阳虚血瘀中常以黄芪建中汤和丹参饮加减，阴虚血瘀中常以一贯煎合丹参饮加减。

在活血药物的选择上，喜用古方丹参饮。丹参的活血祛瘀作用好，适应证亦广，《妇人明理论》谓："一味丹参，功同四物"。其实丹参活血作用强而养血作用弱，有参之名而无参之实，且味苦微寒，脾胃虚弱者不宜重用、久用。丹参饮伍以砂仁、檀香则相得益彰，用之无碍。还喜用莪术，功能活血，兼行气滞，一般视为破血逐瘀之峻药，其实药性平和，因其含芳香挥发油，能直接兴奋胃肠道，有很好的化瘀开痞，健脾消胀作用，现代药理研究证实有散结、抗癌作用，多用于中虚气滞兼血虚者，与补脾健胃药为伍，涂教授以莪术与黄芪为对药，取黄芪主升补气，莪术主降化瘀止痛，以达益气化瘀之功。再者如两面针的行气止痛，活血化瘀，九节茶清热凉血，活血通络，常用于瘀热之症。而虫类药中喜用全蝎、蜈蚣，取其活血通络、解痉镇痛之功。桃仁、杏仁亦常用于痰瘀互结之便秘以达润下化瘀之功，并常用于久咳久喘的治疗，亦取其通络、化痰、润下之效。对疑难杂症的治疗亦多从瘀入手。

五、强调辨证与辨病相结合

随着幽门螺杆菌（HP）与消化道疾病关系研究的深入，抗 HP 治疗日益普及，西医治疗上以“三联二周”疗法，中医治疗多将 HP 归属于“邪”“毒”“热”的范畴。予清热解毒施治。在治疗上发现“三联两周”疗法的治疗效果尚不能让人满意，部分患者 HP 根治后临床症状并未得到同步改善，特别对中医辨证属脾虚型或脾胃虚寒型的患者疗效较差，并存在依从性差、费用高、耐药菌株生长及部分患者严重副反应的缺点。中医治疗上，一见 HP 即以清热解毒，常致苦寒败胃，损伤脾胃。涂教授认为看问题要一分为二，要善于临床观察，临床分析，独立思考，不可人云亦云，辨证施治这一根本不能动摇。基于以上观察，认为 HP 是胃黏膜损害的攻击因子之一，在发病机制中，除与 HP 的菌株毒力有关外，胃黏膜的保护和防御因素同样重要，也即中医理论的“邪之所凑，其气必虚”“正气存内，邪不可干”。仅限于“邪”“毒”的狭隘范围予以清热解毒法治疗 HP 是行不通的。邪气侵袭，正邪相争，终致正虚邪实，应在辨证论治的基础上通过扶正祛邪，既能增强机体的保护因素，又能抑杀 HP 以减少或削弱其攻击因素，达到治疗 HP，改善临床症状的目的。涂教授治疗慢性胃炎的经验方康胃颗粒，即是以清热解毒、活血化瘀、益气健脾立法，临床上取得了良好的效果，充分体现中医辨证论治的科学性。

［张琼英，涂志红. 2003. 涂福音教授治疗脾胃病的临床经验. 中国中西医结合消化杂志，11(3)：173－174.］

胃脘痛的辨治

吴耀南

“胃脘痛”是中医的病名，是临床的常见病、多发病，相当于现代医学中的各种慢性胃炎、消化性溃疡、十二指肠球炎、胃痉挛、胃神经官能症、胃下垂等病，若出现以胃脘部疼痛为主症，都可以按中医的“胃脘痛”论治。涂师认为胃的生理功能在于“降”，“胃主通降，脾主升运”。胃的病理特点在于“滞”。无论六淫或七情或饮食所伤所致胃病，最终导致脾胃升降失常；初病邪实为主，久则由实转虚，多则虚实夹杂。因此，治疗胃病的关键在于“通”。现将涂师治疗胃脘痛的经验总结如下。

一、胃脘痛的病因

（一）外邪犯胃

“如过食生冷，寒积胃中；或嗜食辛辣，肥甘厚腻，吸烟，酗酒，导致湿热内生；又如寒热不适度、饮食不节，损伤胃气，气机升降失常。”这和现代医学认为刺激性饮食引起胃黏膜急性炎症，反复发作为慢性萎缩性胃炎或溃疡的观点一致。

（二）情志所伤

如恼怒伤肝，肝气郁结，疏泄失常，横逆犯胃，导致肝胃气滞，日久气郁化火。灼伤胃阴，胃阴亏损，胃失濡润。可以看出，临床上患者辨证为肝气郁结者，常有精神状态反常的症状，可能与自主神经功能紊乱，造成幽门功能失调，胆汁反流有关。

（三）忧思劳倦或饥饱失时

忧思劳倦或饥饱失时导致中气虚损，运化无权，造成后天脾胃虚弱；有的是禀赋不足，先天脾胃虚弱（脾虚与体质有关）。从脾虚患者的 HLA（人类白细胞抗原）测定中，发现脾虚症和免疫遗传有关。临床上部分患者，年龄在 35 岁以下有明显的证候，可能与体质有关。

（四）瘀血的形成

多由其他证候迁延而来，如气滞日久，则血脉凝涩，瘀血内结；或脾虚生痰，瘀凝成瘀互结；或中焦虚寒，寒凝脉络，气血流通受阻碍，滞而成瘀；或脾气虚弱，血失统摄，离经之血，不得消散，积而成瘀；或阴虚内热，灼伤津液，血质黏稠而成瘀。瘀血即成，脉络阻滞，“不通则痛”。如叶天士也有“久痛入络”之说。

从上述可见，胃脘痛病初在胃，脾与胃相表里，渐及伤脾，脾胃同病；还有七情伤肝而肝气郁结，气机逆乱，势必横犯脾胃，肝、脾、胃同病。肝贮血，脾统血，胃为多气多血之府，日久气病及血，病变缠绵难愈，造成虚实夹杂。这些因素可单一出现，也可合并为症。

二、分型施治

根据涂师多年的临床经验，胃脘痛可归纳为下列证型并按证论治。

（一）肝胃不和

1. 主症　胃脘胀痛，胸胁胀满，郁怒诱发或加重，神疲纳少。

2. 次症　嗳气呃逆，嘈杂泛酸，心烦口苦，苔白脉弦。

3. 诊断　有三项主症或二项主症加二项次症即可诊断。

4. 辨证　肝气郁结，横逆犯胃，本症以情志所伤为主，叶天士“脾为起病之源，胃为传病之所。”

5. 治法　疏肝、理气、和胃，唐容川云：“木之性于疏泄，食气入胃，全赖肝木之气以疏泄之，而水谷乃化。”

6. 方药　柴胡疏肝散、四逆散等加减。柴胡、白芍、香附、厚朴花、枳壳、佛手干、茯苓、鸡内金、苏梗、陈皮、川楝子。其中柴胡、枳壳、陈皮、佛手等均含有不同成分的芳香挥发油，能直接兴奋胃肠蠕动，有助于消除胃脘胀痛或胃脘不适等症。

7. 随症加减　心烦不寐加栀子、豆豉；嘈杂泛酸加乌贼骨、浙贝或吴茱萸、黄连；嗳气频作加沉香、旋覆花；肝郁化火，口干口苦，溲赤加绿萼梅、蒲公英；肝火伤阴加丹皮、生地；火热迫血妄行加黑地榆、紫珠草、生大黄。

本型多因情志变化所致，故容易造成气机紊乱，形成肝胃不和或肝郁脾虚症。现代医学则认为自主神经功能失调和幽门括约肌收缩功能障碍，可引起胆汁反流或胃肠功能紊乱，是发生胃痛的原因之一。肝胃不和与胆汁反流和自主神经功能失调的胃肠功能障碍的临床表现相似，因此认为肝胃不和与胆汁反流密切相关。考虑肝失疏泄，影响到胃液分泌，胆汁反流，选加柴胡、郁金，以疏肝利胆为佳。多数学者认为选择不过分香燥之品，以防耗气伤津，我们认为疏肝和胃的同时见有阴亏者（疏肝药容易伤阴），可以疏肝和胃的同时佐以酸酐化阴之品，本方加乌梅、山楂、延胡索等或加凤凰衣，刺猬皮以护脾养胃。

（二）脾虚痰湿

1. 主症　胃脘闷痛，呕吐清水痰涎，胸腹痞满，苔腻脉弦滑。

2. 次症　肢体困重，头晕心悸，纳少便溏，食入则吐。

3. 诊断　有三项主症或二项主症加二项次症即可诊断。

4. 辨证　脾胃虚弱，痰湿内阻。

5. 治法　健脾和胃，化痰利湿。

6. 方药　苓桂术甘汤合二陈汤加减：茯苓、桂枝、白术、半夏、陈皮、枳实、九里香、甘草。

7. 随证加减　呕吐甚者加旋覆花、代赭石；湿热重者加藿香梗、绵茵陈；脾虚甚者改用香砂六君子汤合平胃散加减；痰湿偏重改用平胃导痰汤（可加苏梗、川厚朴、蔻仁之类）。

（三）脾胃虚寒

1. 主症　胃脘隐痛，遇冷痛甚，喜温喜按，舌淡苔白。

2. 次症　倦怠乏力，形寒肢冷，面色㿠白，脉沉细缓。

3. 诊断　有三项主症或二项主症加二项次症即可诊断。

4. 辨证　脾胃虚寒。

5. 治法　温中健脾，益气止痛。

6. 方药　黄芪建中汤、六君子汤、五味异功散等加减应用：黄芪、白芍、桂枝、大枣、党参、白术、良姜、香附、砂仁、炙甘草。

7. 随症加减　偏于脾阳虚者，本方合用桂附理中汤加减；偏于气血虚者，用归脾汤化裁；若中焦虚寒，脾不统血，改用黄土汤加减；呕吐清水加制半夏、生姜。

（四）胃阴亏虚

1. 主症　胃脘灼痛，口干咽燥，舌红苔少或花剥。

2. 次症　五心烦热，小溲短赤，大便干结，脉细数。

3. 诊断　有三项主症或二项主症加二项次症即可诊断。

4. 辨证　热灼胃阴，津液亏虚。

5. 治法　健脾润胃，益气养阴。

6. 方药　叶氏益胃汤合芍药甘草汤、沙参麦冬饮等加减；沙参、麦冬、石斛、太子参、木瓜、乌梅、佛手干、扁豆、白芍药、甘草。

7. 随症加减　嘈杂似饥加黄连、吴茱萸；口感甚者加天花粉。有许多学者认为，不论辨证属于何型均应顾护胃阴，酌加甘寒滋阴之药，如沙参、麦冬、石斛等，或酌加酸甘化阴之药，如白芍、乌梅、木瓜等。

（五）瘀血内阻（气滞或气虚日久形成）

1. 主症　胃痛拒按，痛如刺割，痛有定处，呕血或黑便，舌晦暗或有瘀斑或舌下青筋暴露。

2. 次症　胁胀烦闷，呕吐痰涎，形寒肢冷，苔少或花剥，脉细涩。

3. 诊断　有三项主症或二项主症加一项次症即可诊断。

4. 辨证　胃络损伤，瘀血内阻。

5. 治法　活血化瘀，理气止痛。

6. 方药　丹参饮合金铃子散、失笑散等；丹参、砂仁、檀香、川楝子、延胡索、赤芍、五灵脂、黄芪、莪术、全蝎、两面针、鸡内金、当归、川芎。

7. 随症加减　兼气滞者合柴胡疏肝散加减，兼痰湿者合二陈汤加减，兼虚寒者合黄芪建中汤加减，兼阴虚者合益胃汤加减。

三、体会

（一）病因病机以脏腑虚损为关键

中医历代文献对“胃痛”的主症和病因病机的论述与我们临床观察的证型基本相符。

肝胃不和型：因情志失调，忧思恼怒，气郁伤肝，肝失疏泄，横逆犯胃，气机受阻而痛。如《素问·至真要大论》说：“木郁之发，民病胃脘当心而痛。”《沈氏尊生书·胃痛》亦指出：“胃痛邪于胃脘病也……唯肝气相乘尤甚，以木性暴，且正克也。”

脾虚痰湿型：由久病脾虚，中阳不振，运化失司，水谷精微内停而为湿；或饮食不节，损伤脾胃，肥甘厚味，酿湿生热，聚而成痰；痰湿夹杂，内阻中焦，气机不畅而发胃痛。如《张氏医通·诸气门》所说：“肥人心下痞闷，内有湿痰也。”《临证指南医案·胃脘痛》说：“胃痛久而屡发，必有凝痰聚瘀也。”

脾胃虚寒型：因素体脾胃虚弱，或饥饱失宜，劳倦过度，或久病脾胃受伤，阳气亏损，则中焦虚寒致脉络失于温养而发胃痛。如《素问·举痛论》云：“寒邪客于肠胃之间，膜原之下，血不得散，小络引急，故痛。”《诸病源候论·腹痛病诸候》亦有：“腹痛者，由府藏虚，寒冷之气客于肠胃募原之间，结聚不散，正气与邪气交争相击，故痛。”之说。

胃阴亏虚型：因燥湿不济所致。尤在泾云："湿土宜燥，燥土宜湿，便归于平。"故中焦燥湿相济则运化正常，若燥湿不济，则运化失调，燥土过盛则脾胃阴伤，如过服辛热之品，或胃痛日久，郁热伤阴等，则胃络失于濡养，脉络拘急而作痛。

瘀血内阻型：瘀血的形成多由其他证型迁延而致，如气滞日久，则血脉凝涩，瘀血内结，脾虚生痰，痰凝成瘀而瘀痰互结，中焦虚寒，寒凝脉络，气血流通受阻，滞而成瘀；脾气虚弱，血失统摄，离经之血，不得消散，积而成瘀；阴虚内热，灼伤津液，血质黏稠而成瘀；瘀血即成，脉络阻滞，"不通则痛"，如叶天士也有"久痛入络"之说。

在临床施治的观察中，我们认为肝胃不和型和脾虚痰湿型多见于胃脘痛的轻度，脾胃虚寒型和胃阴亏虚型多见于胃脘痛的中度，瘀血内阻型多见于胃脘痛的重度。

（二）临证施治以扶正祛邪为大法

根据临床观察，本病主要证候特点是本虚标实，虚则气虚、血虚、阳虚；实则气滞、痰湿、血瘀。但临床各型往往错杂互见，虚中有实，寒热夹杂，故治疗胃脘痛宜以扶正祛邪为大法，须时时顾护胃气。至于采用补虚泻实，或先攻后补，或先补后攻，或寓攻于补，或寓补于攻，或寒热并行等具体治法应辨明主次，先后有序，遵照"急则治其标，缓则治其本""间者并行，甚者独行"的原则，辨证论治，灵活运用。

（三）应重视调养摄生

调养摄生失常是诱发和加重本病的重要因素。而且调养摄生对胃脘痛的治疗和预后有明显的影响，如果只顾治病，不顾其人，忽略患者的主观能动性，不注意情绪、饮食、起居等因素，徒恃药石，事倍功半。因此，我们认为患者在治疗中还应力求做到以下几点。

怡情放怀：患者常因忧思恼怒木郁克土而胃痛。故其在治疗过程中宜保持心情舒畅，正确对待客观事物，解除思想忧虑，实有助于疗效的提高，正如《内经》所说："精神内守，病安从来。"

饮食有节：胃脘痛是一种消化道的疾患，过饮暴食，或饥饱不定，或偏嗜酸辣、辛燥、生冷及油腻之品，均是导致本病的重要因素。如《医学正传・胃脘痛》所说："致病之由多因纵恣口腹，喜好辛酸，恣饮热酒煎熬，复餐生冷，朝伤暮损，日积月累……故胃脘疼痛。"因此，饮食有节，重视后天脾胃的自我护理十分重要。

起居有常：李东垣说："苍天之气贵清净，阳气恶烦劳，病从脾胃生。"患者应保持足够的睡眠时间，使精神体力得到休息和改善，避免劳累过度，则有利于疾病的逐步康复。胃脘痛患者发病后，机体抵抗力下降，临床上有不少患者因感冒而诱发或加重胃痛，故注意地域气候变化，适时增减衣服，避免感冒，并适当参加体育锻炼，如气功、太极拳及其他有益于身心的文体活动。如《内经》所说："虚邪贼风，避之有时""和于阴阳，调于四时"。

总之，调养摄生是胃脘痛患者配合治疗自我调理，取得疗效的重要步骤。

[阮诗玮. 2002. 胃脘痛的辨治//吴耀南. 全国第二批老中医药专家学术经验继承论文荟萃. 福州：福建省新闻出版局：91－94.（内部刊物）]

涂老师治疗慢性胃炎经验

吴耀南

慢性胃炎属于中医学“胃痞”之证治范围，临床上以胃脘痞满、食饮不振、脘腹胀痛、嗳气呕恶、倦怠乏力、大便不调等为主症。涂师认为慢性胃炎的发生通常与饮食、情绪变化等有关，无论病因病机和临床表现均与中焦失衡、脾胃升降失司，肝胆气机失疏密切相关。盖脾与胃为表里，同居中焦，共主消化呼吸，为后天之本。脾主升则健，胃宜降则和，通过两者的纳运、升降、燥湿的作用维持人体正常消化功能，犹如物之“衡”。而脾胃生理活动又赖于肝胆的疏泄，脾主运化属土，肝主疏泄属木，肝脾二者为木土相克关系，互相影响。如《素问·宝命全形论》曰：“土得木而达”。一旦中焦失衡，胃气不降，传化失司，壅滞成病，脾气不升，清浊相混；肝气失疏，克脾犯胃，或胆火上逆，胃失和降，久而胃络瘀滞，脾胃运化无能，从而导致慢性胃炎的发生，其因虽有寒热、虚实、气血、阴阳之异别，治法各有千秋之不同，但调整中焦脾胃升降之衡，疏泄肝胆少阳之气机乃治疗重点。

涂师认为慢性浅表性胃炎的主要病机为肝胃失调、气滞郁热。若饮食偏嗜或不洁，致食滞郁而化热；情志不遂，木郁化火，横逆犯胃，胆火上乘，内扰于胃；外感六淫之邪，化热内传胃腑，或湿热交阻，困于中焦，均可引起胃黏膜充血，水肿，甚至糜烂。慢性萎缩性胃炎的主要辨证为脾胃不和，气虚血瘀。脾升胃降是脾胃纳运功能的活动形式，对机体气机升降平衡有着重要的影响，而慢性萎缩性胃炎通常由浅表性胃炎发展而成。气滞热郁日久势必导致络损血瘀，胃失和降，亦可影响脾的升清运化，使中气受伐，气血俱累，气虚血瘀，而引起胃黏膜苍白，血管纹显露等萎缩表现。

涂师认为慢性胃炎的病程较长，绝大多数病例表现为“本虚标实”的证候，其本为脾胃虚弱，在脾胃气虚的基础上，每挟气滞、食滞、湿浊、寒湿、痰饮、血瘀等。正气的一面，是以脾胃气虚，不纳不运，不化为主；邪气的一面是以气滞、湿阻、血瘀为主。脾胃气虚枢纽不能运转，当升不升，当降不降，甚至升降反作，清气不升，在下而产生泄泻；浊气不降，在上生膜胀、呕吐、嗳气；气滞不通则作痛。故脾胃气虚本身就可导致气滞，其他如肝胆犯胃乘脾，饮食积滞，寒邪湿浊，均可导致或加重气滞。脾恶湿，诸湿肿满，皆属于脾；湿胜则濡泄。脾胃本身又是多湿之器官，胃为水谷之海，津液之腑，呕吐清水，大便溏薄便是明证。脾胃气虚，胃不能腐熟水谷，脾不能运化水湿，行其津液，水湿停聚。脾胃气虚，清阳不升，浊阴不降，水湿与浊气相混而为湿浊，或化为湿热，寒湿。脾为生痰之源，肺为贮痰之器。脾不运化，痰饮留于胃中，亦湿浊之类。舌苔为胃中浊气所化生，湿浊既盛，反映在舌上为舌苔厚腻。湿浊以脾胃为中心，又加重气滞，阻遏气机，以碍脾运胃纳。气滞湿阻相因为患，又加重脾胃疾病，故生上述诸症。

总之，涂师认为慢性胃炎的病机其本为脾胃气虚，其标可表现为湿热内阻，或湿浊寒邪郁久化热，或肝胃郁热，灼伤胃阴，或久病入络气滞血瘀，故本病特点以“虚、滞、热、瘀”为病理之关键，故治宜攻补兼施，以健脾益气，清热行滞，活血化瘀为大法。

涂师根据其 40 年临床经验，自创“康胃颗粒”治疗慢性胃炎，方中以黄芪、白术等药健脾益气，九节茶等药清热化湿，枳实等药行气导滞，莪术等药活血化瘀。诸药合用能针对慢性胃炎的病因病机，充分发挥健脾益气，清热利湿，行滞活血之功效，故能获满意疗效。

涂师认为方中黄芪、白术等药有改善体质的作用，慢性萎缩性胃炎的局部病变和整体有关，整体机制得到调整，局部胃黏膜可生化修复，亦有报道通过实验证明黄芪能提高机体免疫功能。现代医学还以为慢性萎缩性胃炎是胃黏膜固有腺体减少的一种退行性改变，是局部微循环障碍而致胃黏膜充血、水肿、糜烂导致腺体萎缩等病理改变，根据国内研究，活血化瘀能改善微循环，促进胃黏膜腺体营养供应，使萎缩的腺体再生。活血化瘀药能扩张血管、增加局部血流量，改善微循环和代谢，抑制血小板，减轻血液黏稠，抗纤维化，使萎缩的胃黏膜得到恢复。我们曾用“康胃颗粒”系统治疗 78 例慢性胃炎患者，临床观察表明本药对主要症状的改善率为 96.16％～98.39％，临床疗效为 96.12％。对慢性浅表性胃炎的胃镜疗效为 91.31％(其中治愈显效率为 73.91％)，病理疗效为 91.73％(其中治愈显效率为 82.71％)。慢性萎缩性胃炎的胃镜疗效为 78.13％(其中治愈显效率为 53.13％)，病理疗效为 82.26％(其中治愈显效率为 62.90％)。据临床观察，一般患者在服药 3～5 天内，各种临床症状都有不同程度的改善。

临床观察和动物实验还表明：本药对胃动力障碍有改善作用。

慢性胃炎患者的临床症状，如腹胀、胃痛、嗳气、纳差等，以及胃镜检查存在的胆汁反流等均与胃动力的障碍有关，用本药治疗后，对临床症状改善的总有效率为 96.12％，另外 14 例并发胆汁反流的患者，治疗后其胆汁反流均消失。14 例并有十二指肠球炎的患者全得到治愈，这说明“康胃颗粒”对增强胃的顺向蠕动，促进排空有良好的效果，而且对十二指肠球炎有优良疗效。

1. 对胃黏膜的保护作用　临床观察表明，经本药治疗后，慢性浅表性胃炎患者其胃黏膜的充血、水肿、炎性细胞浸润得到明显改善或恢复正常。慢性萎缩性胃炎患者的胃黏膜萎缩病变面积缩小，或由萎缩性病变转为浅表性病变、腺体肠化，增生部分消失或向轻度转化，这显示本药有改善微循环，抑制炎症反应，促进胃黏膜修复的功效，这是可喜的苗头，揭示胃黏膜的萎缩性病变经本病治疗也能好转，这对胃癌的防治具有重要的意义。有 27 例患者在治疗后复查出幽门螺杆菌（HP）由阳性转为阴性，这说明本药具有良好的抑菌作用，能减轻或消除损伤因素而引起保护胃黏膜作用。

2. 本药的药理和毒理作用　本药经福建医学院药理教研室进行药理和毒理研究表明："康胃颗粒"对大鼠胃黏膜损伤有明显的保护性抑制作用，还具有较明显的镇痛和平滑肌解痉作用。抑菌试验表明："康胃颗粒"具有显著的抑制胃幽门螺杆菌生长的作用，急性毒性试验表明"康胃颗粒"口服基本无毒，长期毒性试验揭示连续口服"康胃颗粒"是安全的。临床观察的 78 例患者在治疗后复查肝、肾功能均示正常，有 2 例患者在治疗前 GPT 分别为 65 U 和 48 U，治疗后都恢复正常，这也说明本药没有毒、副反应，可能还有改善肝功能的作用。

另外，实验研究还表明"康胃颗粒"具有调节胃肠运动，改善微循环，促进新陈代谢，从而增强脏器功能，免疫调节作用和组织修复能力，故能促进各类慢性胃炎的康复。

本药与厦门中药厂合作科研，于 1999 年 7 月 2 日通过国家药品监督管理局新药研制审批，目前正准备进行Ⅱ期临床试验。

[阮诗玮. 2002. 涂老师治疗慢性胃炎经验//吴耀南. 全国第二批老中医药专家学术经验继承论文荟萃. 福州：福建省新闻出版局：95－96.（内部刊物）]

胃脘痛分型论治初探

涂福音

笔者对56例胃脘痛(胃和十二指肠溃疡病,慢性胃炎),试以中医辨证分型治疗,并进行初步探讨。

一、一般资料

本组56例(门诊42例,住院14例)均经X线胃肠钡餐透视。其中胃小弯溃疡4例,十二指肠球部溃疡36例,慢性胃炎16例。56例中,男42例,女14例,年龄21～62岁。

二、分型施治

本组溃疡病有40例,其中脾虚气滞型21例,脾虚湿热型16例,郁热伤阴型2例,气滞血瘀型1例。

本组慢性胃炎占16例,其中郁热伤阴型7例,气滞血瘀型6例,脾虚气滞型3例。

(一)脾虚气滞型

症见神疲乏力,胸胁不舒,纳食欠佳,食后腹胀,嗳气泛酸,脘部胀痛,得食痛减,喜热饮,大便溏薄或正常,舌质淡红,苔薄白,脉弦细。治宜健脾和胃,疏肝理气。方选五味异功散。若脾虚为主者加黄芪、白豆蔻、干姜、砂仁、桂枝。偏气滞者,主药选柴胡、白芍、川楝子、佛手干、台乌、青皮等。

(二)脾虚湿热型

症见神疲乏力,胃纳欠佳,食后腹胀,嗳气泛酸,脘腹胀痛,口苦且干,但不多饮,舌淡红或偏红,苔黄腻,脉弦滑等。治宜益气健脾,清热化湿。药用太子参、茯苓、扁豆、苍术、白术、厚朴、枳壳、绵茵陈、黄芩等。偏湿者加藿香梗、苏梗、台乌、木香等芳香理气之品;偏热加黄连、蒲公英、马蹄金、枇杷叶等清热之品。

(三)郁热伤阴型

症见胃纳欠佳,食后腹胀,嗳气,脘部灼热,时而隐痛,拒按,心烦易怒。口干，眩晕，大便干燥，舌红苔少或薄白苔，脉弦细而数。治宜泄热和胃，益阴止痛，方取左金丸合芍药甘草汤加栀子、天花粉。

（四）气滞血瘀型

症见胃脘刺痛，按之更甚，口干不寐，心烦易怒，大便干燥，舌晦暗，苔薄黄，脉弦细而涩，治以活血化瘀，清热止痛。药由七叶莲、丹参、赤芍、当归、莪术、桃仁、佛手干、川楝子、麦谷、炙甘草等组成。

三、疗效观察

（一）评定标准

1. 痊愈　体征消失，胃肠钡餐复查龛影消失，或胃镜复查炎症、肠上皮比生消失。

2. 显效　症状、体征大部分消失，胃肠钡餐复查龛影缩小，或胃镜复查炎症明显改善。

3. 好转　症状、体征好转，胃肠钡餐复查龛影未明显缩小，或胃镜复查炎症已改变。

4. 无效　症状、体征未消失或龛影无变化，以及胃镜复查炎症无变化。

（二）治疗结果

1. 溃疡病组的脾虚气滞型 19 例　治痊愈者 9 例，显效 5 例，好转 4 例，无效 1 例。

2. 溃疡病组的脾虚湿热型 11 例　治愈者 5 例，显效 3 例，好转 2 例，无效 1 例。

3. 慢性胃炎组的湿热伤阴型 7 例　治愈者 2 例，显效 4 例，无效 1 例。

4. 慢性胃炎组的气滞血瘀型 6 例　治愈者 1 例，显效 4 例，好转 1 例。

5. 慢性胃炎组的脾虚气滞型 3 例　治愈者 1 例，无效 2 例。

（三）病例简介

孙某，男，45 岁，战士。诉反复胃脘部烧灼痛年余，近月来加剧，并伴嗳气，泛酸，神疲乏力，纳食欠佳，大便溏薄、舌淡，若薄白，脉弦细。X 线钡餐检查胃窦黏膜粗糙，十二指肠球部轻度变形。可见小黄豆大龛影，周围轻度水肿，局部压痛明显。提示：十二指肠球部溃疡合并炎症。中医辨证拟属胃脘痛的脾虚气滞型。治拟健脾和胃，疏肝理气。取五味异功散加柴胡、白芍、台乌、青皮、蒲公英。

连服7剂。胃脘灼热痛大减，精神转佳，大便成形。按上方出入，共服48剂，诸症悉平。X线胃肠钡餐复查。龛影消失，周围水肿消退。

四、体会

本文对56例胃、十二指肠球部溃疡、慢性胃炎患者的临床观察与治疗，初步认为溃疡病绝大多数为脾虚气滞型和脾虚湿热型；慢性胃炎患者以郁热伤阴型、气滞血瘀型为多见。

郁热伤阴型和气滞血瘀型的慢性胃炎患者都具有不同程度热邪所犯的病理存在，故前者取栀子、黄连、天花粉以泄热，后者用七叶莲既能清热又能化瘀。与主药配合，以增强疗效。

[涂福音. 1985. 胃脘痛分型论治初探. 福建中医药，16(4)：20－21.]

慢性萎缩性胃炎103例中医证型与血清胃泌素、尿胃蛋白酶关系探讨

涂福音　曾志德　吴耀南　吴健朗　张琼英　常　虹

慢性萎缩性胃炎(以下简称慢萎)可归属于中医的"胃脘痛""胃痞"范畴。我们用现代核医学放射免疫法,对103例慢萎的中医辨证分型患者,进行空腹血清胃泌素和尿胃蛋白酶测定,并对慢萎中医辨证分型与血清胃泌素、尿胃蛋白酶测定的关系进行探讨。

一、资料与方法

(一)病例选择

本文观察组103例,正常对照组33例。观察组中门诊病人39例,住院病人61例,其中男67例,女36例,年龄25～52岁,平均38岁。观察组均经纤维胃镜和胃黏膜活检确诊为慢性萎缩性胃炎病人。对照组33例是我院保健科进行例行体检、无消化道或其他系统疾病的饮食服务行业健康职工,其中男20例。女13例,年龄20～35岁,平均33岁。

(二)中医辨证分型

1. 气滞湿热　胃脘胀闷疼痛,痛窜两胁,嗳气或矢气则舒。口苦纳少,泛酸嘈杂,排便不爽,便溏或便秘,溲赤,舌红苔黄或腻脉弦滑或弦数。

2. 脾胃虚寒　胃痛隐隐,遇冷痛甚,喜按喜暖,口淡多涎或呕吐清水,四肢不温,少气乏力,大便溏薄,舌淡或边有齿痕,苔白或腻,脉沉细或迟。

3. 胃阴亏虚　胃脘灼痛,嘈杂似饥,口干咽燥,五心烦热,溲赤便秘,舌红绛而干,无苔或少若花剥,脉细数或虚数。

4. 瘀血内阻　胃痛拒按,久痛不愈,痛如刺割,痛有定处,呕血或黑便,舌暗红或有瘀斑,苔白或黄,舌下静脉曲张,脉细而涩。

(三)检测方法

1. 血清胃泌素检测　用中国科学院原子能研究所提供的胃泌素放射免疫药箱,以RI法(双抗体法)放射免疫测定空腹血清胃泌素(pg/mL)。

2. 尿胃蛋白酶测定　按 Anson 和 Mirsky 方法，测定日间晨起 2 小时的尿胃蛋白酶，然后计算其平均值(mg/h)。

二、观察结果

1. 正常对照组　正常对照组 33 例空腹血清胃泌素平均值为(77±39.6)pg/mL，慢萎中医辨证分型患者 103 例空腹血清胃泌素值显著升高，为(161.84±105.78)pg/mL，与正常对照组相比，差异作常显著($P<0.001$)。

2. 正常对照组与各型相比较　正常对照组与各型相比较也见显著差异($P<0.05\sim0.01$)。气滞湿热型 57 例胃泌素值为(138.98±88.97)pg/mg，显著高于正常对照组($P<0.01$)。脾胃虚寒 20 例胃泌素值为(145.45±111.75)pg/mL，显著高于对照组($P<0.05$)。胃阴亏虚型 6 例胃泌素值为(152.16±61.23)pg/mL，也显著高于正常对照组($P<0.01$)。瘀血内阻型 20 例胃泌素值为(246.3±161.1)pg/mL，非常显著高于正常对照组($P<0.01$)。

3. 瘀血内阻型　瘀血内阻型患者胃泌素值显著高于其他 3 型($P<0.05\sim0.01$)，但其他 3 型胃泌素值之比却没有显著差异($P>0.05$)。

4. 正常对照组尿胃蛋白酶值　正常对照组尿胃蛋白酶值为(8.48±4.58)mg/h，慢萎中医辨证分型患者的尿胃蛋白酶值为(21.2±16.01)mg/h。二者相比有非常显著的差异($P<0.01$)。中医辨证四型中，气滞湿热型 57 例尿胃蛋白酶值为(20.57±16.18)mg/h，脾胃虚寒型 20 例测尿胃蛋白酶值为(24.79±16.49)mg/h，胃阴亏虚型 6 例尿胃蛋白酶值为 16.97±12.43 mg/h，瘀血内阻型 31 例尿胃蛋白酶值为(21.8±16.26)mg/h。除了胃阴亏虚型与对照组相比较，经统计学处理无差异($P>0.05$)，其余三型均显著高于对照组($P<0.01$)。中医分型有脾胃虚寒与胃阴亏虚相比，有显著差异($P<0.05$)其余各型相比，在统计学上均没有明显差异($P>0.05$)。

三、讨论

胃泌素是一种重要的胃肠道激素，有促进胃黏膜血流量增多，黏膜上皮细胞 DNA 和 RNA 合成加速，细胞代谢增快和增强泌酸泌酶的功能，还可以促进胃肠蠕动，松弛幽门括约肌，血清胃泌素浓度的变化是反映消化系统分泌和蠕动功能的重要指标之一，因此，笔者认为选用胃泌素作为判断慢萎患者诊治效果的一项客观指标有其重要意义。我们测定正常空腹血清胃泌素值为(77±39.6)pg/mL，慢萎中医辨证分型患者的平均胃泌素值为(161.94±105.78)pg/mL，非常显著高于对照组($P<0.01$)，而且中医辨证分型患者的胃泌素值均显著高于对

照组($P<0.05\sim0.001$)。根据我们的临床观察,气滞湿热型多见于慢萎的初期,脾胃虚寒型和胃阴亏虚型多见慢萎的中期,瘀血内阻型多见慢萎的严重阶段。在我们检测中,从气滞湿热到脾胃虚寒,胃阴亏虚,到瘀血内阻,患者胃泌素值呈递增现象。由此可见,慢萎中医辨证分型的病变由轻到重,与胃泌素含量的动态变化相一致,提示中医的辨证分型是有科学根据的。不过气滞湿热,脾胃虚寒,胃阴亏虚这三型患者的胃泌素值虽然呈递增变化,但在统计学上却未见差异($P>0.05$),而瘀血内阻型与上述三型比,胃泌素均有显著差异($P<0.05\sim0.01$)。因为本型患者大多病程长,久痛不愈,且疼痛较剧烈,痛如刺割,或有黑便或有呕血病史,已演变为血络损伤之证,即中医所说的"久病入络"。一般病情较严重,炎症病灶多以弥漫性为主,胃的壁细胞受损严重,泌酸能力降低,胃酸缺乏,使胃黏膜G细胞失去抑酸作用,致使胃泌素释放显著增高。根据这个观察结果,我们设想如果慢萎患者被检测的胃泌素值显著增高到一定程度,即可以认为有瘀血内阻,可在辨证施治的基础上酌加活血化瘀药以提高疗效。当然,正常人尿胃蛋白酶的多少取决于在临床中进一步观察和检验。

正常人尿胃蛋白酶的多少取决于血清胃蛋白酶的含量,而血清胃蛋白酶的含量高低直接与胃主细胞的分泌能力有关,故其含量同样能反映出人体的消化功能。从检验结果来看慢萎中医辨证分型患者病情由轻到重,其尿胃蛋白酶或增加,或减少,这种现象的内在因素有待进一步探讨和研究。

[涂福音,曾志德,吴耀南,等. 1990. 慢性萎缩性胃炎103例中医证型与血清胃泌素、尿胃蛋白酶关系探讨. 福建中医药,21(2): 11-12.]

慢性浅表性胃炎与舌象的相关性研究

吴耀南　苏晓芸

CSG是最常见的一种慢性胃黏膜浅表性炎症，HP在其发生和复发中起重要作用。西医对CSG尚无特效疗法，多采用对症治疗，HP感染者则用根除HP疗法。西药虽然对HP有较高的根除率，但复发率高，副作用较多，部分患者不能耐受。中医对CSG的治疗研究已有多年，并初步显示出它的优越性和广阔的发展前景。CSG属于中医的“胃脘痛”“腹胀”“嘈杂”“痞满”等范畴，通过辨证施治能有效改善CSG病情。中医治疗CSG能获得良好疗效的关键是辨证准确，才能对症下药，而舌象是中医能否辨证准确的关键因素之一。故研究本病的中医证型及伴HP感染与中医舌象的关系，可指导临床医生更准确的辨证分型，采取更适当的中药治疗方案，以获得更好的疗效，阻止本病向慢性萎缩性胃炎、胃癌发展。

一、临床资料

诊断标准

1. 西医诊断　标准参照2003年中国中西医结合学会消化系统疾病专业委员会所制定的慢性胃炎的中西医结合诊治方案。

2. HP诊断标准　参照2003年安徽桐城中华全国HP共识会议。

3. 中医辨证分型标准　参照2003年中国中西医结合学会消化系统疾病专业委员会所制定的慢性胃炎的中西医结合诊治方案。根据临床实际出现的证型分为肝胃不和证、脾胃虚弱（含虚寒）证、脾胃湿热证、胃阴不足证、胃络瘀阻证、脾虚气滞证、脾虚湿热证、寒热错杂证、脾虚湿热血瘀证8个证型。

4. 中医舌象诊断标准　参照朱文锋主编，中国中医药出版社2002年出版的《中医诊断学》。主要观察对象：① 舌质舌色；② 舌下络脉；③ 舌苔（苔质、苔色）。

二、研究方法

（一）病例标准

1. 纳入病例标准　① 第一次前来就诊的患者；② 符合CSG西医诊断标准者及中医辨证标准的其中一种或兼夹几种证型的患者；③ 观察者年龄范围18～

60岁。

2. 排除病例标准　① 不符合CSG西医诊断标准；② CSG合并有其他消化道疾病的患者；③ 合并有心血管、脑血管、肝、肾和造血系统等严重原发性疾病、精神病患者。

(二) 病例选择

选取自2009年1月至2010年7月在厦门地区发病的部分CSG患者600例进行观察，其中男272例，女328例，年龄19～60岁，平均(40.01±10.13)岁。各组间性别、年龄均无显著性差异($P>0.05$)。

(三) 临床研究方法

采用流行病学调查的方法，设计统一的临床观察表格进行观察填写，内容包括患者姓名、性别、年龄、胃镜诊断、病理诊断、HP感染证据、舌色、舌苔、中医辨证分型等。不论初发或复发，均以首次就诊作为研究的时间，由主治以上医师在自然光线下观察舌象，辨别证型，按患者的实际舌象及证型如实记录，不能任意涂改，最后进行统计学分析。

(四) 统计方法

采用SPSS13.0版统计软件对研究数据进行检验，计量资料若符合正态分布，用t检验；若不符合正态分布，用秩和检验；计数资料之间采用卡方检验。

三、结果

600例病例中，肝胃不和40例，脾胃虚弱(含虚寒)261例，脾虚气滞32例，脾虚湿热30例，脾虚湿热血瘀100例，寒热错杂72例，胃阴不足35例，胃络瘀阻30例；HP(+)者320例，HP(－)者280例，他们与舌象的关系详见(表1～表6)。

表1　中医证型与舌质的关系(n,%)

组　别	淡红舌	淡白舌	红　舌	紫舌(包括瘀斑)
肝胃不和	20(50.0)	5(12.5)	10(25.0)	5(12.5)
脾胃虚弱	150(57.5)	82(31.4)	24(9.2)	5(1.9)
胃阴不足	10(28.6)	6(17.1)	14(40.0)	5(14.3)
胃络瘀阻	5(16.7)	1(3.3)	10(33.3)	14(46.7)

续 表

组 别	淡红舌	淡白舌	红 舌	紫舌(包括瘀斑)
脾虚气滞	15(46.9)	10(31.3)	6(18.8)	1(3.1)
脾虚湿热	8(26.7)	1(3.3)	13(43.3)	8(26.7)
寒热错杂	15(20.8)	8(11.1)	40(55.6)	9(12.5)
脾虚湿热血瘀	20(20.0)	3(3.0)	43(43.0)	34(34.0)
合 计	243(40.5)	116(19.3)	160(26.7)	81(13.5)

注：经 χ^2 检验，各证型有非常显著差异($P=0.000<0.01$)。

表 2 中医证型与舌苔的关系(*n*,%)

组 别	薄白苔	薄黄苔	厚(腻)白苔	厚(腻)黄苔	剥 苔
肝胃不和	18(45.0)	13(32.5)	4(10.0)	4(10.0)	1(2.5)
脾胃虚弱	121(46.4)	45(17.2)	60(23.0)	29(11.1)	6(2.3)
胃阴不足	6(17.1)	3(8.6)	2(5.7)	3(8.6)	21(60.0)
胃络瘀阻	10(33.3)	13(43.3)	3(10.0)	3(10.0)	1(3.3)
脾虚气滞	13(40.6)	10(31.3)	5(15.6)	3(9.4)	1(3.1)
脾虚湿热	2(6.7)	7(23.3)	8(26.7)	13(43.3)	0(0.0)
寒热错杂	10(13.9)	11(15.3)	22(30.6)	27(37.5)	2(2.8)
脾虚湿热血瘀	12(12.0)	22(22.0)	26(26.0)	40(40.0)	0(0.0)
合 计	192(32.0)	124(20.7)	130(21.7)	122(20.3)	32(5.3)

注：经 χ^2 检验，各证型有非常显著差异($P=0.000<0.01$)。

表 3 HP(+)和 HP(－)与舌质的关系(*n*,%)

组 别	淡红舌	淡白舌	红 舌	紫舌(包括瘀斑)
HP(+)	90(28.1)	30(9.4)	135(42.2)	65(20.3)
HP(－)	153(54.6)	86(30.7)	25(8.9)	16(5.7)
合 计	243(40.5)	116(19.3)	160(26.7)	81(13.5)

注：经 χ^2 检验，各证型有非常显著差异($P=0.000<0.01$)。

表 4 HP(+)和 HP(－)与舌苔的关系(*n*,%)

组 别	薄白苔	薄黄苔	厚(腻)白苔	厚(腻)黄苔	剥 苔
HP(+)	65(20.3)	60(18.8)	88(27.5)	100(31.3)	7(2.2)
HP(－)	127(45.4)	64(22.9)	42(15.0)	22(7.9)	25(8.9)
合 计	192(32.0)	124(20.7)	130(21.7)	122(20.3)	32(5.3)

注：经 χ^2 检验，各证型有非常显著差异($P=0.000<0.01$)。

表 5　中医证型与舌下脉络的关系(*n*,%)

组　别	0　度	Ⅰ　度	Ⅱ　度	Ⅲ度及以上
肝胃不和	15(37.5)	11(27.5)	9(22.5)	5(12.5)
脾胃虚弱	112(42.9)	56(21.5)	71(27.2)	22(8.4)
胃阴不足	12(34.3)	12(34.3)	9(25.7)	2(5.7)
胃络瘀阻	0(0.0)	6(20.0)	8(26.7)	16(53.3)
脾虚气滞	4(12.5)	16(50.0)	8(25.0)	4(12.5)
脾虚湿热	2(6.7)	7(23.3)	10(33.3)	11(36.7)
寒热错杂	17(23.6)	15(20.8)	31(43.1)	9(12.5)
脾虚湿热血瘀	0(0.0)	20(20.0)	35(35.0)	45(45.0)
合　计	162(27.0)	143(23.8)	181(30.2)	114(19.0)

注：经 χ^2 检验，各证型有非常显著差异(P=0.000<0.01)。

表 6　HP(+)和 HP(−)与舌下脉络的关系(*n*,%)

组　别	0　度	Ⅰ　度	Ⅱ　度	Ⅲ　度
HP(+)	63(19.7)	83(25.9)	100(31.3)	74(23.1)
HP(−)	99(35.4)	60(21.4)	81(28.9)	40(14.3)
合　计	162(27.0)	143(23.8)	181(30.2)	114(19.0)

注：经 χ^2 检验，各证型有非常显著差异(P=0.000<0.01)。

四、讨论

(一) 舌象在中医诊疗的重要意义

辨证论治是中医学认识疾病和处理疾病的基本原则，辨证要准确才能更好地论治，而舌诊作为辨证的重要内容之一，具有悠久的历史。中医认为：舌在疾病的发展过程中变化迅速而又鲜明，犹如内脏的一面镜子，凡脏腑的虚实、气血的盛衰、津液的盈亏、病情的浅深、预后的好坏，都能较为客观地从舌象上反映出来；脾胃为后天之本，气血化生之源，舌为肌性器官，脾主肌肉，故有“舌为脾之外候”之说；舌苔为胃气熏蒸上潮而成，脾胃与舌象变化有密切的关系，故脾胃病变可直接而迅速地反映在患者舌象上，出现舌质、舌苔或舌体的异常。根据中医“司外揣内”的诊断学原理，通过观察舌象的动态性变化，可以及时反映患者脾胃功能及其病变的动态过程。

(二) HP 在 CSG 发病过程中的重要性

目前研究显示：慢性活动性胃炎中 HP 的检出率为 92.43%，HP 在黏膜上皮黏附定居后可激活免疫系统，刺激局部免疫细胞释放肿瘤坏死因子、干扰素-γ、多种白细胞介素等参与炎症反应。这些细胞因子反过来又激活 T 淋巴细胞、中性粒细胞以及其他炎症细胞，亦可产生趋化因子，诱导炎性细胞在感染区域聚集，产生大量尿素酶，在胃中生成氨，诱发机体产生免疫反应。进而使胃酸分泌过多，使胃黏膜的疏水性下降，直接破坏上皮细胞，释放炎性介质，形成氧自由基等，引发胃黏膜局部炎症反应，破坏正常的胃黏膜屏障，从而诱发胃十二指肠溃疡。HP 感染还可刺激胃黏膜腺体萎缩和肠化生的形成与发展，增加胃癌危险性。

（三）舌象与 CSG 中医证型的关系

虽然国内有较多学者对 CSG、HP 感染与舌象进行研究，但其研究方法（包括 CSG 再分型及舌象的划分）皆不尽相同，难以得出一个较统一的结论。一般认为 CSG 的主要病机为肝胃失调、气滞郁热，临床以肝气犯胃或肝胃郁热证为多。

本研究结果发现，CSG 病人以脾胃虚弱型（含虚寒）最多（261/600，43.5%），其次为脾虚湿热血瘀型（100/600，16.7%），寒热错杂型（72/600，12.0%），肝胃不和型（40/600，6.7%），胃阴不足型（35/600，5.8%），脾虚气滞型（32/600，5.3%），脾虚湿热型（30/600，5.0%）与胃络瘀阻型（30/600，5.0%）。

肝胃不和型以淡红舌多见（50.0%），其次为红舌（40.0%）最为多见；舌下脉络均有不同程度的迂曲。（25.0%），淡白舌（12.5%）与紫舌（12.5%）最少；薄苔（薄白苔、薄黄苔和剥苔）占 80.0%，明显多于厚苔（厚白苔和厚黄苔）的 20.0%，其中以薄白苔（45.0%）最为多见；舌下脉络迂曲的（62.5%）较不迂曲的较不迂曲的（37.5%）多。

脾胃虚弱型以淡红舌多见（57.5%），其次为淡白舌（31.4%），红舌（9.2%），紫舌（1.9%）最少；薄苔（薄白苔、薄黄苔和剥苔）占 65.9%，明显多于厚苔（厚白苔和厚黄苔）的 34.1%，其中以薄白苔（46.4%）最为多见；舌下脉络迂曲的（57.1%）较不迂曲的（42.9%）多。

胃阴不足型以红舌多见（40.0%），其次为淡红舌（28.6%），淡白舌（17.1%），紫舌（14.3%）最少；薄苔（薄白苔、薄黄苔和剥苔）占 85.7%，明显多于厚苔（厚白苔和厚黄苔）的 14.3%，其中以剥苔（60.0%）最为多见；舌下脉络迂曲的（65.7%）较不迂曲的（34.3%）胃络瘀阻型以紫舌（46.7%）居多，其次为红舌（33.3%），淡红舌（16.7%），淡白舌（3.3%）最少；薄苔（薄白苔、薄黄苔和剥苔）占 79.9%，明显多于厚苔（厚白苔和厚黄苔）的 20.0%，其中以薄黄苔

(43.3%)最为多见;舌下脉络均有不同程度的迂曲。

脾虚气滞型以淡红舌多见(46.9%),其次为淡白舌(31.3%),红舌(18.8%),紫舌(3%)最少;薄苔(薄白苔、薄黄苔和剥苔)占75.0%,明显多于厚苔(厚白苔和厚黄苔)的25.0%,其中以薄白苔(40.6%)最为多见;舌下脉络迂曲的(87.5%)较不迂曲的(12.5%)多。

脾虚湿热型以红舌多见(43.3%),其次为淡红舌(26.7%)与紫舌(26.7%),淡白舌(3.3%)最少;厚苔(厚白苔和厚黄苔)占70.0%,明显多于薄苔(薄白苔、薄黄苔和剥苔)的30.0%,其中以厚黄苔(43.3%)最为多见;舌下脉络迂曲的(93.3%)较不迂曲的(6.7%)多。

寒热错杂型以红舌多见(55.6%),其次为淡红舌(20.8%),紫舌(12.5%),淡白舌(11.1%)最少;从舌苔厚薄来看,厚苔(厚白苔和厚黄苔)占68.1%,明显多于薄苔(薄白苔、薄黄苔和剥苔)的32.0%,其中以厚黄苔(37.5%)最为多见;从舌下脉络的迂曲程度来看,迂曲的(76.4%)较不迂曲的(23.6%)多。

脾虚湿热血瘀型以红舌多见(43。0%),其次为紫舌(34.0%),淡红舌(20.0%),淡白舌(3.0%)最少;厚苔(厚白苔和厚黄苔)占66.0%,明显多于薄苔(薄白苔、薄黄苔和剥苔)的34.0%,其中以厚黄苔(40.0%)最为多见;舌下脉络均有不同程度的迂曲。

由此可见,舌象能在一定程度上反映CSG病情与证候的变化规律。

厦门是祖国的经济特区之一,人们的生活节奏较快,工作紧张劳累,饮食无规律,容易损伤脾胃,致脾胃虚弱,故从观察舌象归纳出来的这些证型中,以脾胃虚弱型者为多。而且,本病绝大多数病例表现有中医“本虚标实”的特点,临床以脾虚湿热血瘀证较多见。究其原因,其一,当今生活水平提高,多食肥甘厚腻,饮食停滞,易酿生湿热,日久损伤脾胃,因此脾虚湿热是该病的主要特点;其二,本病病程较长,反复发作,“久病多虚”“久病入络”,久病故多虚多瘀。

(四) 舌象与HP感染的关系

HP的感染会对舌象产生较大的影响,一般认为HP感染者多见红、紫舌,厚黄苔。

本研究结果表明:CSG伴HP(+)者(320/600,53.3%)多于HP(-)者(280/600,46.7%),其中HP(+)者的舌质表现为:红舌(42.2%)>淡红舌(28.1%)>紫舌(20.3%)>淡白舌(9.4%),舌苔为:厚黄苔(31.3%)>厚白苔(27.5%)>薄白苔(20.3%)>薄黄苔(18.8%)>剥苔(2.2%),舌下脉络迂曲程度为:Ⅱ度(31.3%)>Ⅰ度(25.9%)>Ⅲ度(23.1%)>0度(19.7%);HP(-)

者的舌质为：淡红舌（54.6%）＞淡白舌（30.7%）＞红舌（8.9%）＞紫舌（5.7%），舌苔为：薄白苔（45.4%）＞薄黄苔（22.9%）＞厚白苔（15.0%）＞剥苔（8.9%）＞厚黄舌（7.9%），舌下脉络迂曲程度为：0度（35.4%）＞Ⅱ度（28.9%）＞Ⅰ度（21.4%）＞Ⅲ度（14.3%），HP（＋）者舌下脉络迂曲者达80.3%。我们认为：HP（＋）患者胃镜下可见黏膜充血水肿，甚至糜烂者大多伴舌苔黄厚或黄腻，且见舌下脉络迂曲，这是湿热血瘀的临床表现。从舌象的表现情况来看，CSG伴HP（＋）者以脾虚湿热血瘀证较多见。

综上所述，本研究结果提示：治疗CSG要注重健脾扶正，不宜单纯攻邪；扶正祛邪要重视清热利湿，活血化瘀；治疗CSG抗HP要重视健脾清热利湿活血。

［吴耀南，苏晓芸．2012．慢性浅表性胃炎与舌象的相关性研究，光明中医，27（3）：608－611．］

厦门地区慢性浅表性胃炎的中医证型与发病季节及HP感染的关系探讨

吴耀南　黄墩煌

本研究采用临床流行病学调查方法，对就诊于厦门市中医院、厦门市中山医院、厦门市第一医院的慢性浅表性胃炎患者，进行中医证型与发病季节的幽门螺杆菌（HP）感染之间的关系探讨，现报道如下：

一、临床资料

（一）一般资料

收集在厦门地区发病的CSG病例309例，其中男性186例，女性123例，年龄18～60岁，平均（41.25±9.85）岁。各组间性别、年龄均无显著性差异（$P>0.05$）。

（二）诊断标准

参照2002年第一版《中药新药临床研究指导原则》。

二、方法

（一）纳入病例标准

（1）符合CSG西医诊断标准者及中医辨证标准的其中一种证型者；

（2）纳入观察前在厦门居住满1年及1年以上；

（3）观察者年龄范围18～60岁。

（二）排除病例标准

（1）不符合CSG西医诊断标准及中医辨证标准者；

（2）符合CSG西医诊断标准，但中医证型两型并见无主次之分或三型并见证型复杂者；

（3）合并有心血管、脑血管、肝、肾和造血系统等严重原发性疾病，精神病患者；

(4) 不在厦门地区发病的CSG患者。

(三) 观察方法

所观察的在厦门地区发病CSG患者不论初发或复发，均以本次就诊的发病时间定发病季节，根据发病季节分为春(立春至立夏前)、夏(立夏至立秋前)、秋(立秋至立冬前)、冬(立冬至立春前)四季；按有无HP感染分为HP(+)和HP(−)。

(四) HP感染的检测方法

对所有病例进行^{13}C呼气试验，或在胃镜检查时取胃黏膜进行快速尿素酶试验，或组织学检查，以上三项检查中，有两项阳性者即判断为HP阳性(HP感染)。

(五) 统计学分析

统计资料采用SPSS12.0统计软件进行处理，计量资料若符合正态分布，用单因素方差分析；若非正态分布，用秩和检验；计数资料之间比较采用卡方检验。

三、结果

(一) CSG中医证型与发病季节的关系

在所收集的309个病例中，中医辨证为肝胃不和型者66例，脾胃虚弱型者136例，脾胃湿热型者63例，胃阴不足型者12例，胃络瘀血型者32例；春季发病者88例，夏季发病者61例，秋季发病者46例，冬季发病者114例；HP阳性者216例。详见表1。

表1 CSG中医证型与发病季节的关系(*n*,%)

证型	*n*	春季	夏季	秋季	冬季
肝胃不和组	66(21.4%)	30(45.5%)	10(15.2%)	9(13.6%)	17(25.8%)
脾胃虚弱组	136(44.0%)	47(34.6%)	9(6.6%)	14(10.3%)	66(48.5%)
脾胃湿热组	63(20.4%)	6(9.5%)	39(61.9%)	14(22.2%)	4(6.3%)
胃阴不足组	12(3.9%)	1(8.3%)	1(8.3%)	7(58.3%)	3(25%)
胃络瘀血组	32(10.4%)	4(12.5%)	2(6.3%)	2(6.3%)	24(75%)
合计	309	88(28.5%)	61(19.7%)	46(14.9%)	114(36.9%)

注：经χ^2检验，各证型总体有非常显著差异($P<0.01$)，各组两两比较，肝胃不和组与脾胃虚弱组、脾胃虚弱组与胃络瘀血组、胃阴不足组与胃络瘀血组之间具有显著差异($0.01<P<0.05$)，其余各组两两相比，均具有非常显著差异($P<0.01$)。

（二）CSG中医证型与HP感染的关系（表2）

表2 CSG中医证型与HPP感染的关系（n，%）

证型	n	HP（+）	HP（−）
肝胃不和组	66	49（74.2%）	17（25.8%）
脾胃虚弱组	136	82（60.3%）	54（39.7%）
脾胃湿热组	63	54（85.7%）	9（14.3%）
胃阴不足组	12	6（50%）	6（50%）
胃络瘀血组	32	25（78.1%）	7（21.9）

注：经 χ^2 检验，各证型总体有非常显著差异（$P<0.01$），两两比较，脾胃湿热组与脾胃虚弱组、脾胃湿热组与胃阴不足组有非常显著差异（$P<0.01$），其余各组间无显著差异（$P>0.05$）；将肝胃不和组、脾胃湿热组和胃络瘀血组合并为实证组，脾胃虚弱组和胃阴不足组合并为虚证组，经 χ^2 检验，实证组和虚证组存在非常显著差异（$P<0.01$）。

四、讨论

一般认为CSG的主要病机为肝胃失调，气滞郁热。因饮食偏嗜或不节，损伤脾胃，内生食滞，郁久化热；情志不遂，肝气郁结，木郁化火，横逆犯胃，胆火上乘，内扰于胃；外感六淫之邪，化热内传胃腑，或湿热交阻，困于中焦，均可引起胃黏膜充血、水肿，甚至糜烂。但在我们的临床观察中，厦门地区的CSG却以脾胃虚弱型发病人数最多（136/309，44.0%），其次为肝胃不和型（66/309，21.4%），脾胃湿热型（63/309，20.4%），胃络瘀血型（12/309，10.4%），胃阴不足型发病最少（32/309，3.9%）。李东垣将《内经》的理论与临床实际相结合，提出了“内伤脾胃，百病由生”，认为人赖天之阳气以生，而此阳气须并以脾胃。《脾胃论》曰：“大抵脾胃虚弱，阳气不能生长。夫脾胃不足，皆为血病，是阳气不足，阴气有余，故九窍不通。”厦门乃祖国之经济特区，经济繁荣，生活水平提高，人们多食肥甘厚腻，饮食不节，日久损伤脾胃；另外，厦门人的生活节奏较快，工作紧张，饮食起居无规律，思虑劳倦过度，容易致肝气郁结，损伤脾胃，致脾胃虚弱，故5种证型中，以脾胃虚弱型发病人数最多。因此，中医治疗CSG要因人制宜，要重视温中健脾法和疏肝理气法的应用。本研究中，CSG的肝胃不和型在春季发病率较高（45.5%），脾胃湿热型在夏季发病率较高（61.9%），脾胃虚弱型在冬季和春季发病率较高（83.1%），胃阴不足型以秋季发病居多（58.3%），胃络瘀血型以冬季发病居多（75%）。此结果与张氏的报道不尽一致。春天万物生发，一派勃勃生机，肝气疏泄条达，脾胃之气得以转输，共同完成清升浊降功能，肝与春在五行中均属木，若风气太过或肝火妄行，则克伐脾土，致中州失运，故肝胃不和型在春季发病较高；夏季气候炎热多雨，环境潮湿，湿邪热邪易夹杂致病，故脾胃湿热型发病以夏季最多；与其他季节相比，秋季胃阴不足的发病率有所上升，此与秋季气候干燥，燥邪易伤津液，津亏则致阴虚，故胃阴不足发病相对较高；冬季气候寒凉，脾失温煦，则中阳不振，春季之初，冬季之余寒犹在，故脾胃虚弱型以冬、春两季为多。冬季脾胃虚弱型多见，脾虚运化失司，气血生化不足，而致气虚，气虚无力推动血行，易致血瘀，加之冬季气候寒凉，寒凝则血瘀，故胃络瘀血型以冬季为多见。因此，治疗CSG要因时制宜，春季要注意温中健脾，疏肝理气，夏季、秋季要注意清热利湿，秋燥季节同时要注意养阴益胃，冬季要注意温中助阳，佐以活血通络。厦门地区的CSG病例中，HP(＋)的发病情况为：脾胃湿热型＞胃络瘀血型＞肝胃不和型＞脾胃虚弱型＞胃阴不足型(实证＞虚证)。因为厦门为亚热带地区，地处东南沿海，夏季炎热，雨水绵绵，气候潮湿，湿、热之邪易夹杂致病，且因厦门特区，经济繁荣，人们多食肥甘厚腻，易酿生湿热，故脾胃湿热型多见。湿为阴邪，热为阳邪，湿性黏滞重浊，易阻遏气机，热易耗伤气阴及燔灼腐肉，在疾病表现为病情的缠绵反复；HP活动期胃镜下可见黏膜充血水肿，甚至糜烂，这些表现与湿热之性十分吻合。现代研究证实，人群中HP的感染率高，不管症状表现与否，均不易根治，而且容易复发，此与脾胃湿热证胃病的临床表现极为相似，故认为湿热邪气—CSG—湿热证—HP阳性之间有一定的相互关系。“湿热”既是病因之一，又是病理类型，它适宜HP的生长和繁殖。HP的致损伤机制：一方面产生高活性尿素，HP及其鞭毛破坏胃黏膜屏障而致胃黏膜损伤，此外HP的感染可明显导致胃泌素释放增高，胃泌素可明显刺激壁细胞分泌盐酸，盐酸是典型的致黏膜损伤因子；另一方面可能是胃黏膜在其他致病因素的作用下发生的损害，微氧环境有利于HP的生长，而HP感染又进一步加重胃黏膜损害，所以HP感染中医学上考虑可归属“邪气”的范畴。脾胃湿热型湿热之邪较盛，正邪相争十分剧烈，是慢性胃病的早中期，胃黏膜常见充血、水肿、糜烂，HP感染率较高；胃络瘀血型为久病入络，正虚邪盛，正不胜邪；肝胃不和型是慢性胃病的较早期，正虚尚不明显，邪气侵犯不深，正邪相争不似脾胃湿热型剧烈，故胃络瘀血型与肝胃不和型HP感染率居中。而脾胃虚弱、胃阴不足时多为疾病反复发作，迁延不愈，此时正气多虚，邪气不盛，邪正相争不剧烈，则HP感染率较低，胃镜检查多为慢性胃炎静止期，故实证组(脾胃湿热型、胃络瘀血型、肝胃不和型)HP阳性率明显高于虚证组(脾胃虚寒型、胃阴不足型)($P<0.01$)。因此，治疗CSG要因地制宜，治疗实证的CSG，要注意酌情使用有抗HP功效的中药，用中药抗HP治疗时，可酌情采用健脾清热利湿药。

[吴耀南，黄墩煌. 2009. 厦门地区慢性浅表性胃炎的中医证型与发病季节及HP感染的关系探讨. 光明中医，24(12)：2234-2236.]

胃圣袋泡剂治疗慢性胃炎78例临床观察

吴耀南

胃圣袋泡剂是厦门市中医医院院长涂福音主任医师根据30多年的临床经验研制成的，用于治疗慢性胃炎。4年多来共进行78例临床观察，取得满意疗效。现将有关资料整理报告如下。

一、临床资料

根据1988年“新药(中药)临床研究指导原则”，选择痞满证(慢性胃炎)共78例，其中男47例，女31例；年龄20～63岁，平均为40.7岁；病程1～24年，平均为8.82年。

(一) 诊断标准

1. 中医辨证　全部病例均有胃脘胀满、疼痛、嗳气、反酸、纳差、大便不正常等症状中的一至数项，结合患者的舌象脉象进行辨证。78例中，属脾虚证10例，脾虚肝郁证18例，脾虚湿热证28例，郁热伤阴证8例，脾虚血瘀证14例。

2. 西医诊断　所有病例均经胃镜检查具有各型胃炎的特点，结合病理活检而确诊。78例中，慢性浅表性胃炎46例，慢性萎缩性胃炎32例；其中伴胆汁反流者16例，伴十二指肠球炎14例，伴胃下垂8例。

(二) 治疗方法

在治疗期间禁食刺激性食物，停服其他药物，口服胃圣袋泡剂，每次一包，每天3次，饭前半小时用开水冲泡5 min后服。慢性浅表性胃炎治疗8周为一疗程，慢性萎缩性胃炎治疗12周为一疗程，必要时可连续治疗两个疗程。一个疗程结束后，由专人复查胃镜，每例胃镜在相同部位(胃窦、角、体及病灶处)钳取组织4～8块做病理活检，并复查三大常规及肝、肾功能。由专人按设计表格逐项填写观察情况，每周观察1～2次。

（三）疗效标准

临床治愈：中医主、次症全部消失，胃镜和病理检查炎症消失，或萎缩性胃炎转变为浅表性胃炎；显效：中医主、次症有明显改善，胃镜和病理检查炎症明显好转，萎缩性胃炎中、重度者下降1～2级；有效：中医主、次症有改善，胃镜和病理检查炎症减轻；无效：中医主、次症无改善，胃镜和病理检查炎症无改善。

二、结果

（一）临床疗效(表1)

表1　78例临床症状体征改善情况(*n*,%)

症状体征	例　数	消　失	减　轻	无改善	总有效
腹胀	74	56(75.68)	15(20.27)	3(4.05)	71(95.95)
胃痛	70	58(82.85)	10(14.29)	2(2.86)	68(97.14)
上腹压痛	55	40(72.72)	13(23.64)	2(3.64)	53(96.36)
嗳气	51	36(70.59)	11(21.57)	4(7.84)	47(92.16)
反酸	23	16(69.57)	6(26.09)	1(4.34)	22(95.66)
纳差	62	47(75.81)	14(22.58)	1(1.61)	61(98.39)

（二）中医证型疗效(表2)

表2　78例中医证型疗效(*n*,%)

辨证分型	临床治愈	显　效	有　效	无　效	总有效
脾虚	0	5(50.00)	4(40.00)	1(10.00)	9(90.00)
脾虚肝郁	10(55.56)	5(27.28)	3(16.66)	0	18(100.00)
脾虚湿热	18(64.29)	7(25.00)	3(10.71)	0	28(100.00)
郁热伤阴	2(25.00)	3(37.50)	2(25.00)	1(12.50)	7(87.50)
脾虚血瘀	8(57.14)	3(21.43)	2(14.29)	1(7.14)	13(92.86)

（三）胃镜疗效(表3)

表3　78例的胃镜疗效(*n*,%)

分　类	临床治愈	显　效	有　效	无　效	总有效
浅表性胃炎	19(41.30)	15(32.61)	8(13.04)	4(8.70)	42(91.31)
萎缩性胃炎	5(15.63)	12(37.50)	8(25.00)	7(21.87)	25(78.13)

（四）病理疗效（表4）

表4　78例的病理疗效（n，%）

	胃黏膜病理	例　数	临床治愈	显　效	有　效	无　效
浅表性	充血		19(41.30)	16(34.78)	6(13.05)	5(10.87)
	水肿		21(60.00)	9(25.71)	2(5.72)	3(8.57)
	出血		8(80.00)	1(10.00)	1(10.00)	0
	炎性细胞浸润		23(54.76)	13(30.95)	3(7.14)	3(7.14)
萎缩性	胃黏膜萎缩		5(15.63)	13(40.63)	7(21.87)	7(21.87)
	肠上皮化生		6(27.27)	9(40.91)	4(18.18)	3(13.64)
	不典型增生		3(37.50)	3(37.50)	1(12.50)	1(12.50)

三、讨论

（一）疗效机制分析

慢性胃炎可归为中医痞满证的范畴，属于脾胃的病变，因其病程较长，绝大多数病例表现有“本虚标实”的证候。涂师认为其本为脾胃虚弱，其标可表现为湿热内阻；或寒邪郁久化热，或肝胃郁热，灼伤胃阴，或久病入络，气滞血瘀，故本病特点以“虚、热、滞、瘀”为主要病理。尤以“热”与“滞”为其关键。治宜攻补兼施，以清热、行滞化瘀为主，以益气健脾为辅。胃圣袋泡剂以九节茶、大黄等清热化湿解毒；莪术、两面针行气活血，化瘀止痛，枳实行气导滞；黄芪、白术等健脾益气；白芍柔肝止痛，养血敛阴。诸药合用能针对慢性胃炎的病因病机，充分发挥清热利湿、行气消滞、活血化瘀、益气健脾之功效，故能获得满意疗效。据临床观察，一般患者在服药后3～5天内，各种临床症状都有不同程度的改善。

临床观察还表明，本药治疗虚实夹杂的病例疗效较好，如脾虚肝郁证，脾虚湿热证，脾虚血瘀证的治愈显效率分别为82.84%、89.29%、78.57%；而单纯脾虚证的显效率仅为50%，未见一例治愈，有4例在治疗期间出现便溏，说明用本药可能不适于脾胃虚寒证。

（二）对胃动力障碍的改善作用

慢性胃炎患者的临床症状，如腹胀、胃痛、嗳气、纳差等，以及胃镜检查存在的胆汁反流等均与胃动力障碍有关。用本药治疗后，对临床症状改善的总有效率为96.12%，另有14例并发胆汁反流的患者，治疗后其胆汁反流均消失，14例并十二指肠球炎的患者全部得到治愈，说明本药对增强胃的顺向蠕动，促进排空有良好的效果，而对十二指肠球炎有优良疗效。

（三）对胃黏膜的保护作用

临床观察表明，经本药治疗后，慢性浅表性胃炎患者其胃黏膜的充血、水肿、炎性细胞浸润得到明显改善或恢复正常。慢性萎缩性胃炎患者的胃黏膜萎缩病变面积缩小，或由萎缩性病变转为浅表性病变、腺体肠化、增生部分消失或向轻度转化，显示本药有改善微循环、抑制炎症反应，促进胃黏膜修复的功效。对萎缩性病变有逆转作用。27 例治疗后复查幽门螺杆菌（HP）示由阳性转为阴性，说明本药还具有良好的抑菌作用，能减轻或消除损伤因素而起到保护胃黏膜作用。

（四）药理和毒理作用

经福建医学院药理教研室进行药理和毒理研究表明，“胃圣”对大鼠胃黏膜损伤有显著的保护性抑制作用，还具有较明显的镇痛和平滑肌解痉作用。抑菌试验表明：“胃圣”能显著的抑制 HP 生长。急性毒性试验表明“胃圣”口服基本无毒，长期毒性试验揭示连续口服“胃圣”也是安全的。临床观察的 78 例在治疗后复查肝、肾功能均示正常。有 2 例在治疗前 GPT 分别为 65U、48U，治疗后都恢复正常。另外，实验研究还表明“胃圣”能调节胃肠运动，改善微循环，促进新陈代谢从而增强脏器功能，故能促进各类慢性胃炎的康复。

［吴耀南. 1996. 胃圣袋泡剂治疗慢性胃炎 78 例临床观察. 中国中西医结合脾胃杂志，4(4)：233－234.］

慢性萎缩性胃炎伴肠上皮化生中医辨证论治研究进展

傅阿芬　吴耀南

慢性萎缩性胃炎(chronic atrophic gastritis,CAG)伴肠上皮化生(intestinal metaplasia,IM)是胃黏膜上皮遭到各种致病因子的长期侵袭而发生的持续性慢性炎症性改变,由于黏膜的再生改造,最后导致黏膜新生腺体向小肠腺上皮或大肠腺上皮化生,形成杯状细胞、帕内特细胞(潘氏细胞)和小肠绒毛等。胃黏膜的肠化生用组织化学和酶学方法将其分为4型,其中Ⅳ型为大肠型不完全肠化,主要由柱状细胞及杯状细胞组成,无成熟的吸收细胞及潘氏细胞,Ⅳ型肠化与胃癌密切相关,被认为是胃癌的癌前期病变。目前,西医对CAG伴IM尚无特效疗法。因其临床以胃脘痞满、痛或不痛、胃中嘈杂、食纳减少等为主要表现,故可归属于中医"痞满""痞证""胃脘痛"等范畴。中医药治疗本病已初步取得成效,具有明显的优势,现将近年来中医辨证论治本病的有关文献综述如下。

一、病因病机

吕乐远统计1 172例CAG的发病原因,其相关因素由高到低依次为:饮食不当(84.81%)(以进食热烫辛辣最多,占31.79%),精神刺激(67.24%),吸烟饮酒(51.74%),气候改变(51.19%),药物(25.34%)。李氏等认为本病病机不外热(胃热)、虚(胃阴虚)、气(气滞、气逆)、湿(内湿)、瘀(瘀血阻络)五个方面,本病多实证、热证或虚(阴虚)中挟实(湿热中阻、瘀血阻络)证。何绍奇认为本病多因饮食不节、情志所伤或由脾胃素虚兼夹外邪,导致脾胃升降失调、气机紊乱而致,是一种本虚标实的病理状态。脾胃失调,生化无权,气血营阴俱虚,加之肝气横逆,或夹湿,或夹食,或热,或寒,或瘀滞为病,胃络瘀阻而生症结(肠上皮化生和/或不典型增生),此即前人所说的"久病入络"。杨聪玲等认为本病在脾胃气阴虚的基础上,瘀毒为患,或毒腐成疡,或瘀结成积,或气滞湿聚痰结而成。何颖认为本病的发生,一是饮食不节、饥饱失常、嗜食肥甘酒食所致;二是七情所伤,忧思恼怒,情绪紧张,致使肝气郁结,横逆犯胃,气机壅塞,血行不畅,瘀血阻络,发展为本病;三是感受外邪,失治误治,邪热内陷,病邪结于中焦,脾胃升降失职而致;四是脾胃素虚,先天禀赋不足;五是久病延及脾胃;六是用药不当,致中阳不运，精微不化，升降失职，气机阻滞而成。刘启泉等认为本病的主要病机为气（气机郁滞）、湿（湿浊中阻）、热（热毒蕴结）、瘀（瘀血停滞）、虚（气阴两虚），其间可相互转变，瘀血内阻是胃病发展的重要阶段，瘀热互结是造成胃络损伤、组织增生的根本原因。邓铁涛认为 CAG 为本虚标实的虚损病，本虚，主要为脾胃亏虚；标实，一为气虚血瘀；二为脾虚湿聚；三为湿郁化热伤阴，虚火妄动。其中脾胃亏损是本病突出的病理表现；胃阴亏损加胃络瘀阻，胃失于滋润濡养，是导致胃腺体萎缩的重要病机。蔡淦等认为脾胃虚弱为主，逐步发展，生痰成瘀，积久蕴热成毒，逐渐产生肠化而成本病。总之，一般认为该病以虚、湿、热、痰、瘀五方面为主，但又各有侧重，且因人、因地、因时而不同，可再深入探讨其病因病机，以更有效地指导临床治疗。

二、治疗

（一）辨证分型治疗

李琦等将 CAG 伴 IM108 例分为 4 型，脾胃虚弱型予香砂六君子汤加减，肝胃不和型予柴胡疏肝散加减，脾胃湿热型予二陈汤合甘露消毒丹加减，胃阴不足型予一贯煎合左金丸加减，临床治愈 72 例，显效 24 例，有效 12 例，无效 0 例。张子理等将本病分为脾胃虚寒、肝胃不和、脾虚气滞 3 型，分别予黄芪建中汤、四逆散加味、香橼枳术丸为基础加活血化瘀药、解毒抗癌药治疗，临床总有效率为 94.12%，其中 IM 总有效率为 58.14%。郑逢民等将本病随机分为两组，治疗组 40 例用郑氏胃药基本方（实痞：党参、半夏、黄连、黄芩、干姜、大枣、炙甘草、鸡内金、厚朴、薏苡仁、白花蛇舌草；虚痞：党参、炙黄芪、桂枝、白芍、炙甘草、生姜、大枣、饴糖、鸡内金、薏苡仁、白花蛇舌草；胀痛加延胡索、甘松、佛手；嗳气加丁香、降香；苔厚加草豆蔻、砂仁）治疗，对照组 40 例采用猴头菌片治疗，疗程均为 1～3 个月，治疗组总有效率为 95.0%，显著优于对照组的 75.0%（$P<0.05$）。

（二）基本方加减治疗

吴燕敏等用香砂六君子汤加味（木香、炒白术、陈皮、砂仁、猪苓、法半夏、党参、白花蛇舌草等，腹痛甚加延胡索；腹胀甚木香、砂仁加量；反酸甚加瓦楞子；纳差加焦山楂；阴虚舌红少者加山药、麦冬；贫血加当归；嗳气加降香；伴瘀血舌面紫暗加丹参）治疗 IM50 例，总有效率为 90%；治疗后各症状均较治疗前有显著性或非常显著性改善（$P<0.05$ 或 0.01）。田芸等将本病随机分为两组，治疗组 78 例用治化汤（炙黄芪、太子参、北沙参、莪术、丹参、桃仁、蒲公英、芙蓉叶、生地榆、生山楂；腹痛甚加延胡、白芍；反酸加乌贼骨、浙贝；口苦、胆汁反流加柴胡、枳壳；便秘加莱菔子、决明子）；对照组 30 例用胃复春治疗。治疗组改善 IM 总有

效率为63.33%;对照组为47.37%,两组无显著性差异($P>0.05$)。舒继承用健脾益气活血解毒方(党参、黄芪、山药、炒白术、炙甘草、枳壳、丹参、三棱、莪术、白花蛇舌草、半枝莲、蒲公英等。肝胃不和加柴胡、白芍、半夏;胃阴虚加生地、太子参、麦冬;湿热加藿香、佩兰、黄芩)治疗,临床治愈14例,有效8例,总有效率为91.7%。芮其根用玉女煎加味(生地黄、煅石膏、肥知母、麦冬、川牛膝、川石斛、蒲公英、徐长卿等;阴虚甚加天冬、鳖甲;气虚甚加太子参、淮山药、炒白术等;便干不畅加天花粉,火麻仁等)治疗63例患者,总有效率为96.82%。陈英用补脾益胃活血化瘀汤(炙黄芪、白术、三棱、莪术、茯苓、木瓜、柴胡、紫苏、蒲黄、桃仁、陈皮、丹参,痰湿甚加厚朴、苍术;湿热重加枯芩、砂仁、藿香、泽泻;寒热错杂加半夏泻心汤及蒲公英;阴虚胃热加沙参、玄参;痰瘀互结加蜈蚣、田七、牡蛎;病程长,久耗正气者隔日配红参炖服)治疗100例患者,总有效率为88%。

(三)固定方治疗

车建平等用谷神冲剂(石菖蒲、茯苓、泽泻、败酱草、仙鹤草、五灵脂、郁金、麦门冬、三七粉等)治疗CAG伴IM42例,总有效率为92.19%。缪锦将105例患者随机分为治疗组65例和对照组40例,治疗组用平萎汤(党参、白术、茯苓、炙甘草、白芍、丹参、莪术、土茯苓、白花蛇舌草、补骨脂、枸杞子),对照组用胃复春,治疗组总有效率为90.8%,显著优于对照组的70.0%($P<0.05$)。白海燕等将患者随机分为两组,治疗组119例用活血解毒方(当归、赤芍、莪术、三七粉、郁金、八月札、冬凌草、连翘、胡黄连、蚤休、僵蚕等),对照组86例用胃复春片,治疗组和对照组总有效率分别为91.60%、61.63%,两组在临床证候、萎缩、肠化生的疗效比较均具有显著性差异(均$P<0.01$)。雷胜举等将70例患者随机分为治疗组35例和对照组35例,治疗组用自拟消溃异功散(党参、白术、茯苓、蚕沙、陈皮、黄连、白及、黄芪等),对照组用胃复春片,治疗组总有效率为74.29%,显著优于对照组51.43%($P<0.01$)。庞莎莎用益胃冲剂(党参、黄芪、川芎、白花蛇舌草、茯苓、厚朴、五灵脂、当归、薏苡仁、败酱草等)治疗本病,IM疗效:显效25例(IM消失:Ⅳ型IM 16例,Ⅲ型IM 3例,Ⅱ型IM 1例),好转5例,无效2例。

(四)中西医结合治疗

王洪斌等将CAG患者65例随机分为治疗组35例和对照组30例,治疗组予果胶铋、阿莫西林、呋喃唑酮加中药萎复煎剂治疗,对照组单用上述西药治疗,4周后复查,治疗组IM好转75.0%,显著优于对照组的22.2%($P<0.05$)。李圣亮等将85例患者随机分为对照组37例和治疗组48例,对照组给予呋喃唑酮、甲硝唑、

果胶铋口服；治疗组西药同对照组，并加用自拟消萎汤(党参、白术、法半夏、木香、延胡索、黄连、黄芩、甘草、莪术)治疗，治疗组总有效率为 91.7%，显著优于对照组的 70.13%($P<0.01$)；治疗组抗 IM 总有效率 81.5%，显著优于对照组的 51.7%($P<0.05$)。幸军等将 182 例患者随机分为对照组 89 例和治疗组 93 例，对照组采用枸橼酸铋钾、克拉霉素、甲硝唑治疗，抗生素 7 d 后停用，单服枸橼酸铋钾治疗，疗程为 3 个月；治疗组在对照组治疗的基础上，加用自制中成药胃特安片 5 片，3 次/d；治疗组逆转 IM 的总有效率为 77.4%，显著优于对照组的 37.1%($P<0.05$)。

(五) 其他疗法

卢泳等将 CAG 伴 IM 患者随机分为两组，单纯中药组 25 例以四君子汤加减；针药结合组 26 例以四君子汤加减并加中脘、足三里、内关、公孙为主穴针刺，肝胃气滞加行间，瘀阻胃络加血海，胃阴亏虚加太溪，脾胃虚寒加脾俞、胃俞，采用徐疾补泻法，寒证加灸。针药结合组的 IM 疗效为 84.62%，显著优于单纯中药组的 64%($P<0.05$)。

(六) 实验研究

许钟等从分子水平研究，发现蛋白类(如尾型同源盒转录因子、黏蛋白 13、Glycoprotein87、Claudin－4、MKK4 和 stratifin)、酶类(如鸟苷酸环化酶 C、环氧合酶－2)、基因类(增殖诱导配体、基因多态性)等多种相关分子在 IM 中的表达上调，这在胃癌癌前病变临床诊治中具有实用价值。郭小红等认为 CAG 伴 IM 病变中存在 P16 缺失、突变及失活，蛋白表达水平显著下降，而 P16 蛋白表达低下是胃癌发生过程中的早期事件之一，故对 CAG 伴 IM 者进行 P16 蛋白的检测有助于胃癌的早期发现和早期诊断。

三、问题和展望

综上所述，目前认为 CAG 伴 IM 的病因病机为本虚标实，寒热错杂，本虚为脾胃肾虚，标实为气滞、血瘀、湿热；治疗强调以健脾益胃为主，结合理气、活血、清热、祛湿等治法。目前中医治疗本病的疗效较肯定，能使 CAG、IM 得到不同程度的逆转，但还存在一些急需解决的问题，如病因病机、辨证分型、疗程长短、疗效判断缺乏统一标准；科研设计欠严谨，缺少大样本的随机对照、双盲研究，疗效的可重复性差；中医药效的作用机制不明等，有待于进一步研究。

[傅阿芬，吴耀南. 2010. 慢性萎缩性胃炎伴肠上皮化生中医辨证论治研究进展. 云南中医中药杂志，31(2)：65－67.]

慢性胃炎中医证型与胃黏膜活检病理变化的关系

涂福音　聂明　郑启忠　吴耀南
涂志红　章亭　蒋丽清　吴丽　魏蕾

慢性胃炎为临床常见病、多发病。中医中药对慢性胃炎的治疗既能缓解发作期的症状，又能改善患者的胃黏膜的病理变化，在慢性胃炎的治疗中起重要作用。目前中医辨证分型主要依靠传统的四诊合参，使用胃黏膜活检病理观察指标对慢性胃炎的证型进行微观量化的研究还很少。为寻找慢性胃炎中医证型与胃黏膜活检病理观察指标变化的内在规律，进行微观诊断及量化，笔者采用 Logistic 回归数理统计方法，探讨证型与上述指标之间的相关性。现报告如下。

一、资料与方法

（一）临床资料

中医辨证标准根据《中药新药临床研究指导原则》(1995 年版第 2 辑)，将慢性胃炎中医证型分为 5 型：肝胃不和型、脾胃虚弱型、脾胃湿热型、胃阴不足型、胃络瘀血型。若症状复杂，证型兼夹，则以症状偏明显者为主定型。病理诊断标准依据 1991 年悉尼会议胃炎新分类法：慢性浅表性胃炎(CSG)，按炎细胞浸润的深度，分轻、中、重度，笔者合并为一组统计；慢性萎缩性胃炎(CAG)，按腺体萎缩的程度，分轻、中、重度，笔者按轻度及中重度两组统计；幽门螺杆菌(HP)确定，活检胃黏膜经碱性复红染色，可找到典型 HP 菌体者为阳性，否则为阴性；在慢性胃炎病理组织学诊断中，还进行了是否为活动性、是否有淋巴组织增生、是否伴肠上皮化生的观察。1999～2003 年门诊及住院患者，行胃镜及胃黏膜活检病理检查，临床资料完整，并进行辨证分型者，计 1 049 例，男 548 例，女 501 例；年龄 17～72 岁，平均 41.6 岁；病程 2 个月～40 年。

（二）方法

辨证分型：依据望(气色、舌苔、形体)、闻(语言)、切(脉象等)做出分型。病理诊断：常规胃镜检查，并取胃黏膜组织进行病理诊断，以胃窦部黏膜病变为主。胃黏膜活检标本以10%甲醛固定，常规脱水、石蜡包埋、切片并进行常规苏木精—伊红染色。对所有标本同时加做碱性复红 HP 染色，观察有无 HP 感染。对伴有肠化生病例，加做黏液组化染色，包括 PAS 染色及 pH 值分别为 2.5 及 1.0 的 AB 染色，以确定肠化生腺体黏液亚型。

（三）统计学处理方法

所有病例各项资料编制成表格，进行统计学 Logistic 回归分析。

二、结果

（一）慢性胃炎各证型病理类型及病理改变的伴发病变（肠化生、HP 感染、活动性、淋巴组织增生等）分布结果，见表 1、表 2。

表 1　各证型在胃炎病理类型中的分布[例(%)]

中医证型	例　数	CSG	CAG		
			轻	重	总计
肝胃不和	343	228(66.5)	106	9	115(33.5)
脾胃虚弱	291	150(51.5)	117	24	141(48.5)
脾胃湿热	241	127(52.7)	95	19	114(47.3)
胃阴不足	96	36(37.5)	37	23	60(62.5)
胃络瘀血	78	23(29.5)	30	25	55(70.5)

表 2　各证型在胃炎肠化生、淋巴组织增生、HP 感染、活动性中的分布[例(%)]

中医证型	例　数	肠化生	淋巴增生	HP 感染	活动性
肝胃不和	343	26(7.6)	71(20.7)	88(25.7)	115(33.5)
脾胃虚弱	291	43(14.8)	64(22.0)	95(32.6)	110(37.8)
脾胃湿热	241	22(9.1)	88(36.5)	110(45.6)	157(65.1)
胃阴不足	96	33(34.4)	17(17.7)	16(16.7)	21(21.9)
胃络瘀血	78	24(30.8)	25(32.1)	26(33.3)	34(43.6)
合　计	1 049	158(15.1)	265(25.3)	335(31.9)	437(41.7)

（二）各证型与病理类型的 Logistic 回归分析

中医证型与理化指标相关性的回归分析分别以是否为肝胃不和型、脾胃虚弱型、脾胃湿热型、胃阴不足型、胃络瘀血型作为因变量，是该型的值为 1，非该型的值为 0，以胃黏膜活检病理观察指标作为自变量，分别为淋巴细胞浸润、肠上皮化生、HP 感染、活动性，进行 Logistic 回归分析，选入或剔除变量的标准为

a=0.5。结果见表3。

表3 慢性胃炎中医证型与胃黏膜活检 Logistic 回归分析

中医证型	变 量	偏回归系数	回归系数的标准误	统计量	显著性	偏相关系数
肝胃不和	胃炎	−0.62	0.13	24.49	0.00	0.54
	肠化生	−0.49	0.25	3.99	0.05	0.61
	活动性	−0.38	0.19	3.99	0.05	0.69
脾胃湿热	肠化生	−0.60	0.25	5.66	0.02	0.55
	活动性	1.20	0.20	34.99	0.00	3.33
胃阴不足	胃炎	0.48	0.18	7.51	0.01	1.61
	肠化生	0.93	0.28	10.80	0.00	2.54
	活动性	−0.81	0.32	6.41	0.01	0.44
胃络瘀血	胃炎	0.91	0.19	24.31	0.00	2.49

三、讨论

慢性胃炎是不同病因引起的胃黏膜的慢性炎症继而形成萎缩性病变，目前认为 HP 感染是最重要的病因。对慢性胃炎的治疗至今无特殊疗法，以对症治疗为主，抗生素杀灭 HP，但总体疗效并不理想，特别是抗 HP 中某些药物刺激胃黏膜，复发率较高，往往不能为广大患者接受。

脾胃虚弱型与表中各因变量均无关该病在中医学中属“胃痛”“胃痞”“呃逆”“吐酸”“嘈杂”等范畴，病因有外邪犯胃、饮食不节、情志失调、脾胃虚弱等，病位在胃，与肝、脾关系最为密切，辨证分寒、热、虚、实。病初为实，日久伤脾，脾气不足，阳气亏虚，阳损及阴(胃阴不足)，则由实证转虚证。近年来中医工作者，对慢性胃炎的中西医结合研究取得明显进展，在许多方面找到了中西医诊疗方面的契合点，特别是在其湿热证的研究方面有较大突破，如研究显示其湿热型与 HP 感染密切相关，且表现为机体免疫力增高等，对临床辨证治疗慢性胃炎提供了一定的理论依据。中医药治疗占有优势，需要把握住中医辨证的实质，准确地根据病情选药组方，这就要求从整体上把握慢性胃炎中医证型与病理改变之间的内在关系，以便对症下药。

该课题研究结果提示：慢性胃炎中医辨证分型与病理改变之间存在实质性联系。病理诊断为慢性浅表性胃炎者，中医辨证多为肝胃不和型或脾胃湿热型的实证；病理诊断为慢性萎缩性胃炎者，中医辨证多为脾胃虚弱型或胃阴不足型；病理诊断为慢性胃炎伴 HP 感染者，中医辨证多为脾胃湿热，说明 HP 在中医属湿热外邪;病理诊断其炎症为活动性者,中医辨证多为脾胃湿热型,并与HP感染有密切关系;病理诊断伴肠上皮化生者,可发生于多种证型,但与胃阴不足型或兼有络脉瘀阻型有密切关系。慢性胃炎患者中医辨证为胃阴不足者,多见湿热日久伤阴或肝郁化热伤阴,但其病理改变多较重,多属萎缩性胃炎(占62.5%,其中中度萎缩性胃炎占38.33%),伴肠化生率亦很高(34.38%),可认为肝胃不和及湿热内蕴日久不愈的恶化转归;中医辨证为胃络瘀血者所占比例数较少(7.44%),其中萎缩性胃炎占70.51%,但病变较重,55.55%为慢性中重度萎缩性胃炎,伴肠化生率亦较高(30.77%),而且伴活动性亦较高(43.59%)。笔者认为肝胃不和、脾胃虚弱、脾胃湿热证涵盖了慢性浅表性或萎缩性胃炎的大多数病例(以上三证占该组83.41%),且包含慢性胃炎的并发症,如HP感染、活动性等,故可把补脾和胃、行气消滞、清热利湿作为治疗慢性胃炎的主要法则。值得注意的是胃阴不足一证,病变较重,从中医理论来讲,湿热蕴久可化燥伤阴;气郁日久亦可化热伤阴,且胃喜湿恶燥,故当以上二证伤阴尚未明显时,可表现出较明显的病情加重,所以胃阴不足危害大且难以治疗。至于胃络瘀血一证,虽较少见,或兼夹在他证中,所谓"久病入络",故在治疗时,不论何证,均可酌情加入活血通络之品以提高疗效。笔者针对其虚、热、滞、瘀等病机。治法应标本兼顾,以清热、导滞、化瘀为主,以益气健脾为辅,在临床上常用"康胃颗粒冲剂"清热化瘀,消滞祛湿,理气止痛,益气健脾等综合疗法。对缓解慢性胃炎的症状,消除炎症,杀灭HP,逆转肠化生等有非常显著的疗效。

[涂福音,聂明,郑启忠,等.2004.慢性胃炎中医证型与胃黏膜活检病理变化.中国中西医结合消化杂志,12(6):323-325.]

半夏泻心汤治疗慢性胃炎60例

陈一斌

慢性胃炎是以胃黏膜充血水肿或腺体萎缩为特征的消化系统常见病。其特点为起病较缓，传变较慢，病势缠绵，病程较长。笔者自2007年6月～2009年8月在中医辨证基础上内服半夏泻心汤治疗寒热错杂型胃炎60例，并与藿香正气胶囊治疗组进行对照，取得了较好的疗效，现报道如下。

一、资料和方法

（一）病例纳入标准

病例选择按国家药品监督管理局2002年制定的《中药新药治疗痞满证的临床研究指导原则》的病例入选标准及排除标准。

（二）一般资料

全部病例均为本院门诊和住院患者，共120例，其中男72例，女48例，年龄32～66岁，平均47.5岁。随机分为两组，治疗组60例，男38例，女22例；病程3～15年。对照组60例，男34例，女26例；病程3.5～12年。两组在性别、年龄、病程等资料经统计学处理，差异无显著性意义（$P>0.05$）。

（三）治疗方法

1. 治疗组　采用半夏泻心汤治疗。处方：半夏15 g（打），黄芩9 g，黄连6 g，大枣12枚，甘草6 g，党参12 g，干姜9 g。加减：吞酸者加左金丸、海螵蛸；呕吐者加旋覆花、代赭石；痛甚者加川楝子、延胡索；便秘者加大黄、槟榔；脾胃虚弱者加白扁豆、白术；腹胀者加沉香、大腹皮；胀引两胁者加柴胡、郁金。用法：水煎至总量1/2后，去滓再煎至总量的1/4，每天1剂，分2次温服。疗程为10天。

2. 对照组　口服藿香正气胶囊（杭州胡庆余堂制药厂生产），每次2粒，每天3次。疗程为10天。

二、结果

（一）疗效评定标准

按国家药品监督管理局2002年制定的《中药新药治疗痞满证的临床研究指

导原则》的病例疗效标准。

1. 显效　临床主要症状、体征消失，胃镜复查黏膜慢性炎症好转。

2. 有效　主要症状、体征明显减轻，胃镜复查黏膜病变范围缩小 1/2 以上。

3. 无效　达不到上述有效标准，或恶化者。

（二）治疗结果

两组临床治疗疗效比较，见表 1。治疗组总有效率高于对照组，差异有显著性意义（$P<0.05$）。

表 1　两组临床疗效比较（n，%）

组　别	n	显　效	有　效	无　效	总有效率
治疗组	60	29(48.33)	26(43.33)	5(8.33)	91.66%
对照组	60	20(33.33)	25(41.66)	15(25)	75%

三、讨论

胃炎属中医“胃痞”“胃脘痛”范畴。《素问・五脏别论》曰：“胃者水谷之海，六腑之大源也。五味入口，藏于胃以养五脏气。”胃为水谷之海，脾为仓廪之官，脾胃同居中焦以膜相连，互为表里。生理上，脾主运化升清，胃主受纳降浊。两者升降配合，相辅相成，共同完成人体消化吸收及排泄功能。病理上，脾胃常常同病，但有侧重之不同。古人云：“实则阳明，虚则太阴”，也就是说，侧重于脾则多虚多寒，侧重于胃则多实多热。若脾胃素虚，外感六淫，内伤七情，饮食劳倦以及攻伐失误，皆可使脾胃受伤，升降失常。胃失和降，上逆为呕；寒热互结，在中为痞；脾不升清，下为泄泻。脾胃病证的另一特点是多与饮食有关，常以湿、食为患。盖脾胃受伤，湿、食内停，郁久化热，故脾胃病证从邪正角度分析，邪实以食滞、湿热为多，正虚多为脾胃虚弱或脾肾阳虚。所谓脾胃病症多见寒热错杂者，究其本质，寒多指脾胃虚弱内生之寒，热多为宿食湿郁所化之热。

半夏泻心汤出自《伤寒论》，是张仲景为伤寒少阳病误下致痞而设，方由半夏、干姜、黄芩、黄连、人参、甘草、大枣等 7 味药组成。方中半夏、干姜温里散寒，和胃止呕；黄芩、黄连清热除痞；人参、甘草、大枣补中和营。合而有和胃降逆，开结除痞之功。

现代研究表明：益气健脾中药能降低体内血清表皮生长因子的含量，调控细胞原癌基因关闭和调节机体的免疫功能。清热解毒散结中药具有一定的防突变和抑制癌细胞的作用,能抑制胃细胞不典型增生与增殖。综上所述,半夏泻心汤配伍精妙,遣方用药恰到好处,正合寒热错杂型脾胃病之病机,所以用以治疗此病证,随证加减,其效较显著。

[陈一斌. 2010 年,半夏泻心汤治疗慢性胃炎 60 例. 光明中医,25(12):2250-2251.]

益胃方治疗慢性萎缩性胃炎60例

陈一斌

慢性萎缩性胃炎是以胃黏膜腺体萎缩为特征的消化系统常见病。其临床症状主要有上腹隐痛、胀痛，或仅有饱胀、嘈杂等不适感，多在进食后加重。笔者2002年6月～2005年8月在中医辨证基础上采用益胃方治疗慢性萎缩性胃炎60例，并与采用胃复春治疗的60例作对照，现将观察结果报道如下。

一、临床资料

（一）病例纳入标准

病例选择按《中药新药治疗慢性萎缩性胃炎的临床研究指导原则》的病例入选标准及排除标准。

（二）一般资料

全部病例均为本院门诊和住院患者，共72例，女48例；年龄32～66岁，平均47.5岁组，随机分为两组，治疗组60例，男38例，女22例；病程3～15年。对照组60例，男34例，女26例；病程3.5～12年。两组性别、年龄、病程等资料经统计学处理，差异无显著性意义（$P>0.05$）。

二、治疗方法

（一）治疗组

采用益胃方治疗。处方：黄芪30 g，炒白术10 g，茯苓15 g，白芍15 g，鸡内金10 g，九节茶30 g，枳实10 g，白花蛇舌草30 g，生蒲黄10 g，莪术10 g，威灵仙15 g，甘草5 g。加减：脾虚者加党参；胃热者加黄连、两面针。胃阴不足加麦冬、乌梅。日1剂，水煎2次，分2次服。疗程为3个月。

（二）对照组

口服胃复春（杭州胡庆余堂制药厂生产），每次4片，日3次。疗程为3个月。

三、疗效标准及结果

（一）疗效标准

按照《中药新药治疗慢性萎缩性胃炎的临床研究指则》的病例疗效标准。

1. 显效　临床主要症状、体征消失，胃镜复查黏膜慢性炎症好转，病理组织学检查证实腺体萎缩、肠上皮化生和异型增生恢复正常或减轻 2 个级度。

2. 有效　主要症状、体征明显减轻，胃镜复查黏膜病变范围缩小 1/2 以上，病理组织学检查证实慢性炎症减轻 1 个级度以上，腺体萎缩、肠上皮化生和异型增生减轻。

3. 无效　达不到上述有效标，或恶化者。

（二）治疗结果

两组疗效比较(表 1)。表 1 示治疗组有效率高于对照组，差异有显著性意义($P<0.05$)。

表 1　两组疗效比较例(n,%)

组　别	n	显　效	有　效	无　效	有效率
治疗组	60	29(48.33)	27(45.00)	4(6.66)	(93.33)
对照组	60	20(33.33)	26(43.33)	14(23.33)	(76.66)

四、讨论

慢性萎缩性胃炎属中医“胃痞”“胃脘痛”范畴。《素问・五脏别论》曰：“胃者水谷之海，六腑之大源也。五味入口，藏于胃以养五脏气。”脾胃健运，气血生化有源。脾胃虚弱，运化失常，湿从内生，气机不利，日久化热，湿热内蕴，久之胃络损伤，气血不畅，胃失荣养。虚、滞、热、瘀为本病的主要病机。治疗宜攻补兼施，以益气健脾为主，以清热、化瘀、行滞、祛湿为辅。笔者据此拟益胃方治疗本病，收到较好疗效。益胃方主要由益气健脾、清热化瘀及消滞祛湿中药组成。方中黄芪、炒白术、茯苓、白芍、鸡内金、枳实、甘草益气健脾，消滞祛湿；九节茶、白花蛇舌草、生蒲黄、莪术、威灵仙清热化瘀。现代研究表明：益气健脾中药能降低体内血清表皮生长因子的含量，调控细胞原癌基因关闭和调节机体的免疫功能。清热解毒散结中药具有一定的防突变和抑制癌细胞的作用，能抑制胃细胞不典型增生与增殖活血化瘀中药可以直接改善胃黏膜血流量，清除自由基，加强胃壁屏障。本观察表明益胃方在慢性萎缩性胃炎治疗中疗效满意，无不良反应。

[陈一斌. 2006. 益胃方治疗慢性萎缩性胃炎 60 例. 河南中医，26(3)：34－35.]

参芪康胃汤治疗慢性萎缩性胃炎 60 例

王文凡

一、临床资料

（一）纳入标准

符合国家药品监督局制定的关于《中药新药临床研究指导原则》中萎缩性胃炎入选标准和排除标准。

（二）一般资料

全部病例均为本院门诊和住院患者，共 100 例，年龄 33～74 岁，随机分为两组。治疗组 60 例，男 32 例，女 28 例，病程 2～15 年，胃黏膜损害伴有肠化生或异型增生者 48 例。对照组 40 例，男 22 例，女 18 例，病程 1.5～14 年，胃黏膜损害伴有肠化生或异型增生者 29 例。两组性别、年龄、病情等资料经统计学处理，差异无显著性意义（$P>0.05$）。

二、治疗方法

（一）治疗组

采用参芪康胃汤治疗。处方：黄芪 3 g，党参、炒白术、茯苓、白芍、丹参、徐长卿各 15 g，莪术、生蒲黄各 10 g。加减：胃热者加黄连、蒲公英；胃寒者加干姜、吴茱萸；胃阴不足者加麦冬、沙参、乌梅；气滞甚者加枳壳、佛手、绿萼梅；泛酸烧心者加乌贼骨、浙贝母；幽门螺杆菌阳性者加蒲公英、白花蛇舌草、三七粉。每天 1 剂，水煎 2 次，分 2 次服。疗程为 3 月。

（二）对照组

口服胃复春片（杭州胡庆余堂制药厂生产），每次 4 片，每天 3 次。疗程为 3 个月。

三、疗效标准与治疗结果

（一）疗效标准

参照 1989 年中国中西医结合研究会消化系统专业委员会制定的疗效标准。

1. 显效　临床症状、体征消失或基本消失，胃镜复查胃黏膜活动性炎症基本消失，慢性炎症好转，腺体萎缩、肠化生和异型增生消失或减轻 2 个级别以上（含 2 个级别）。

2. 有效　临床症状、体征明显减轻，胃镜复查黏膜病变范围缩小 1/2 以上，病理检查急、慢性炎症减轻，腺体萎缩、肠化生、异型增生减轻 1 个级别。

3. 无效　达不到有效标准而未恶化者。恶化：临床症状加重，胃镜复查黏膜病变加重，腺体萎缩、肠化生、异型增生上升 1 个级别以上。

（二）治疗结果

两组临床疗效比较（表 1）。治疗组总有效率高于对照组，差异有显著性意义（$P<0.05$）。

表 1　两组临床疗效比较例（n，%）

组　别	n	显　效	有　效	无　效	恶　化	总有效率(%)
治疗组	60	24(40.00)	29(48.33)	5(8.33)	2(3.33)	88.33
对照组	40	11(27.50)	19(47.50)	8(20.00)	2(5.00)	75.00

注：与对照组比较，$P<0.05$。

四、体会

慢性萎缩性胃炎属中医学"胃痞"范畴。胃者水谷之海也，主受纳腐熟水谷，胃之经脉络脾，与脾相表里，共司升清降浊，完成饮食物的消化吸收。故脾胃健旺则水谷运化，气血生化有源。脾胃虚弱则运化不及，湿从中生，气滞不行，日久由气及血，由经入络，气血俱病，络道不利，血行不畅，胃络疲滞。瘀血是萎缩性胃炎的病理产物，反之亦可阻于中焦，使脾胃气机阻滞，升降失常，胃肠功能进一步紊乱。另一方面，瘀血不去，新血不生，血行不畅，脏腑失养，脾胃亦可虚弱，如此形成恶性循环，而致病程迁延。所以脾胃虚弱，胃络瘀滞为本病根本的病理变化，治疗上予健脾和胃，活血祛瘀为基本治则，笔者据此拟定参芪康胃汤治疗本病，收到较好疗效。

参芪康胃汤主要由健脾和胃药物与活血祛瘀中药组成。而现代医学证实，健脾和胃药物可提高机体免疫功能，改善胃肠蠕动，调节胃泌素的分泌和胃蛋白酶的活力水平，增加细胞保护因子，增强胃黏膜的修复再生能力和屏障作用，改善 cAMP/cGMP 的调节机制。活血祛瘀中药能改善微循环，增加胃黏膜血流量，加速炎症细胞吸收和消散，促进胃黏膜再生，有效逆转腺体萎缩、肠化及异型增生。本观察表明，参芪康胃汤既可大补元气，提高机体免疫功能，又能改善循环，促进黏膜再生；既加强活血化瘀作用，又可防止过补滞气之弊，对于萎缩性胃炎的临床症状、胃镜征象、病理变化有较佳的逆转治疗作用，故临床疗效满意。

［王文凡. 2005. 参芪康胃汤治疗慢性萎缩性胃炎 60 例. 新中医，37(1)：74－75.］

黄芪建中汤加味治疗慢性胃炎临床观察

李超群　苏晓芸　吴耀南

慢性胃炎是由不同病因所引起的一种胃黏膜慢性炎症。病情易反复发作，缠绵难愈，目前单纯西药治疗效果不够满意，其发病率居各种胃病之首。故对其治疗方法进行探讨，具有重要意义。自2007年6月～2008年6月，导师吴耀南教授治疗了63例慢性胃炎患者，经中医辨证属脾胃虚寒证，采用黄芪建中汤加味治疗，并与雷贝拉唑对照观察，取得了较好疗效，现报道如下。

一、临床资料

（一）一般资料

124例慢性胃炎患者均来自本院专家门诊，按随机原则分为两组。治疗组63例，男34例，女29例；年龄19～64岁；病程6个月～40年；其中慢性浅表性胃炎36例，慢性萎缩性胃炎21例，胆汁反流性胃炎6例。对照组61例，男36例，女25例；年龄18～65岁；病程6个月～34年；其中慢性浅表性胃炎33例，慢性萎缩性胃炎24例，胆汁反流性胃炎4例。两组年龄、性别、病程、疾病分类等比较，具有可比性（$P>0.05$）。

（二）诊断标准

参照2003年中国中西医结合学会消化系统疾病专业委员会制订的《慢性胃炎的中西医结合诊治方案》。

（三）纳入标准

（1）年龄18～65岁；

（2）符合胃镜和病理诊断标准；

（3）符合脾胃虚寒证型；

（4）具有胃痛症状或合并有胃胀、烧心、泛酸、嗳气、纳呆、乏力等症状。

（四）排除标准

消化性溃疡、胃癌、心脑血管、肝肾和造血系统等严重疾病，慢性胃炎非脾胃虚寒证型者。

二、治疗方法

(一) 治疗组

选用黄芪建中汤加减治疗。方用：黄芪 15 g，桂枝 6 g，白芍 15 g，香附 10 g，高良姜 7 g，九节茶 30 g，大枣 10 g，生姜 6 g，鸡内金 10 g。虚寒甚者加附子 6 g；肝火犯胃者加黄连 6 g，吴茱萸 3 g；瘀血明显者加蒲黄 10 g，莪术 10 g；气滞明显者加枳实 10 g，郁金 12 g。每日 1 剂，水煎，头煎 2 碗水煎 8 分，次煎 1 碗半水煎 7 分，分早、晚 2 次温服。治疗 8 周，停药半个月观察疗效。

(二) 对照组

雷贝拉唑 10 mg，每日 1 次，早餐前服用，服药 8 周，停药半个月观察疗效。HP 感染者参照中华医学会消化病学分会制订的 2003 年幽门螺杆菌共识进行抗 HP 治疗，胆汁反流性胃炎加用莫沙比利治疗。

三、疗效观察

(一) 疗效标准

参照 2003 年中国中西医结合学会消化系统疾病专业委员会制订的《慢性胃炎的中西医结合诊治方案》。近期临床治愈：临床主症消失，次症基本消失或消失；胃镜复查活动性炎症消失，慢性炎症好转达轻度；病理证实腺体萎缩、肠化和异型增生消退或消失；胃酸基本恢复正常；胆汁反流消失。显效：临床主症消失，次症基本消失；胃镜复查黏膜急性炎症基本消失，慢性炎症好转；病理证实腺体萎缩、肠化和异型增生恢复或减轻达两个级度以上(含两个级度)；胃酸分泌功能和胆汁反流改善，原异常值减少 2/3 以上。有效：主症明显减轻；胃镜检查黏膜病变范围缩小 1/2 以上，炎症有所减轻；病理证实急、慢性炎症减轻 1 个级度以上，腺体萎缩、肠化和异型增生减轻；胃酸分泌功能和胆汁反流改善. 原异常值减少 1/2 以上。无效：未达到有效标准。

(二) 治疗结果

如表 1，两组疗效经秩和检验，治疗组优于对照组，且差异具有统计学意义($P<0.05$)。

表1 两组临床疗效比较(*n*,%)

组 别	*n*	痊 愈	显 效	有 效	无 效	总有效率(%)
治疗组	63	31	17	11	4	93.6
对照组	61	20	15	15	11	82.0

四、讨论

慢性胃炎是胃黏膜损伤与修复的一种慢性过程，其病因主要是幽门螺杆菌感染、长期不良饮食习惯、吸烟、饮酒、十二指肠液反流、免疫因素、服用非甾体药物等，目前西医主要以对症治疗为主，如烧心反酸者予抑酸护胃，HP感染者予三联或四联抗HP，但仍有相当一部分病人治疗症状缓解不明显，且停药后复发率高。

慢性胃炎在中医学中属“胃痛”“胃痞”“呃逆”“吐酸”“嘈杂”等范畴，病因有外邪犯胃、饮食不节、情志失调、脾胃虚弱等，病位在胃，与肝、脾关系最为密切，辨证分寒、热、虚、实。病初为实，日久伤脾，脾气不足，阳气亏虚，阳损及阴(胃阴不足)，则由实证转虚证。脾胃为后天之本，气血生化之源；胃病日久，气血必亏，脾阳必损。《内经》云：“劳者温之，损者益之”。导师以此为原则，结合多年临床经验，予黄芪建中汤加减治疗本病脾胃虚寒型患者，获得了良好疗效。方中黄芪，味甘微温，补中健脾益气；以辛温之桂枝温阳气，祛寒邪；酸甘之白芍养营阴，缓肝急，止腹痛；白芍、桂枝一凉一温，调和阴阳，阴阳相生则中气自生；生姜温胃散寒，大枣补脾益气。导师在此方基础上加高良姜温中散寒止痛，香附疏肝理气，鸡内金消食健胃，九节茶抗菌消炎，活血止痛；虚寒甚者加附子以增温阳散寒之功；肝火犯胃者加左金丸，其中黄连一来清泻肝火，肝火得清，自不横逆犯胃，二来可清胃火，胃火降则其气自降，吴茱萸可助黄连和胃降逆，且可制约黄连之苦寒，使泻火而无凉遏之弊，辛开苦降，肝火得清，胃气得降；瘀血明显者加蒲黄10 g，莪术10 g；伴有气滞，腹胀明显者，加用枳实、郁金行气除胀。临床随症加减，诸药合用，则脾胃得养，病邪得驱，诸症自愈。

[李超群，苏晓芸，吴耀南. 2009. 黄芪建中汤加味治疗慢性胃炎临床观察. 辽宁中医药大学学报，11(9)：92-93.]

活血化瘀法治疗慢性萎缩性胃炎的进展

刘其松　吴耀南

慢性萎缩性胃炎(chronic atrophic gastritis,CAG)是危害人类健康的常见病、多发病之一。目前西医尚无理想的治疗方法,多采用对症治疗为主,在伴有重度异型增生有癌变危险或可疑为癌变时给予外科手术。近年来中医药治疗本病已初步取得成效,具有明显的优势,中医对 CAG 的病因、病机及治疗等方面的研究与报道日益增多,从中发现瘀血证与 CAG 的发生有密切关系,现将近年来中医用活血化瘀法治疗 CAG 情况综述如下。

一、中医临床研究

(一) 辨证分型治疗

赵燕将 61 例 CAG 患者分为 4 型论治: ① 脾虚血瘀型,药用: 黄芪、肉桂、桃仁、红花、枳壳、赤芍、白芍、川芎、三棱、莪术、大枣。② 肝郁血瘀型,药用: 生地、桃仁、红花、赤芍、枳壳、柴胡、当归、桔梗、青皮、延胡、川楝、甘草、三棱、莪术、半夏、陈皮。③ 阴虚血瘀型,药用: 当归、生地、桃仁、红花、枳壳、赤芍、麦冬、天花粉、山药、麦芽、陈皮、石斛、乌梅、丹参、白芍、沙参。④ 湿热血瘀型,药用: 黄芩、黄连、当归、生地、牛膝、丹参、桃仁、红花、龙胆草、苍术、厚朴、半夏、三棱、莪术、川芎。以气滞胃痛冲剂为对照组治疗 27 例;治疗组总有效率 88.5%显著高于对照组的 59.2%($P<0.05$)。李云将 80 例 CAG 分为 4 型论治: ① 脾胃湿热,兼夹血瘀型,药用: 王氏连朴饮加大黄、丹参、虎杖、三棱、莪术等;② 肝胃不和,气滞血瘀型,药用: 柴胡疏肝散合郁金、赤芍、当归、乳香、没药等;③ 脾胃虚弱,寒凝血瘀型,药用: 五味异功散合丹参、川芎、红花、莪术等;④ 胃阴不足,气虚血滞型,药用: 益胃汤合赤芍、川芎、丹参、桃仁、红花等。总有效率为 95%。王知佳等将 CAG 分为 6 型论治: ① 气滞血瘀型,药用: 柴胡、香附、川芎、陈皮、枳壳、郁金、延胡素、苏梗、赤芍、当归、桃仁、红花、莪术、乳香、没药、鸡内金等。② 痰热瘀阻型,药用: 黄芩、黄连、苍术、厚朴、陈皮、枳壳、白豆蔻、茯苓、猪苓、泽泻、半夏、川芎、丹参、虎杖、牛膝、半枝莲等。③ 脾虚血瘀型,药用: 党参、白术、茯苓、半夏、木香、砂仁、陈皮、黄芪、白芍、甘草、当归、丹参、桃仁、红花、鸡血藤、刘寄奴等。④ 阴虚血瘀型,药用: 沙参、生地、麦冬、玉竹、玄参、石斛、山药、

枳壳、佛手、当归、白芍、丹皮、丹参、郁金、桃仁、乌梅等。⑤ 阳虚血瘀型，药用：黄芪、桂枝、党参、干姜、白术、白芍、茯苓、陈皮、木香、香附、川芍、当归、红花、乳香、五灵脂、炙甘草等。⑥ 胃络瘀血型，药用：丹参、檀香、砂仁、当归、川芎、赤芍、桃仁、红花、延胡、香附、三七、白及、蒲黄、五灵脂、白术、沙参、半枝莲等。杨丽华等将 CAG 分为 5 型论治：① 肝郁血瘀型：用柴胡疏肝散加减；② 脾虚血瘀型：用八珍汤加减；③ 虚寒血瘀型：用黄芪建中汤加减；④ 阴虚血瘀型：用一贯煎加减；⑤ 胃热血瘀型：用平胃消异汤加减，临床疗效显著。

（二）基本方加减治疗

王秋生拟活血化瘀汤：黄芪 20 g，当归 15 g，川芎 15 g，良姜 10 g，枳实 15 g，乳香 10 g，没药 10 g，炙甘草 10 g，治疗 CAG32 例，痛甚加延胡索 15 g，胀甚加厚朴 10 g，青皮 10 g，食滞加炒麦芽 15 g，炒神曲 15 g，炒山楂 15 g；对照组 24 例以奥美拉唑 20 mg，每日 2 次，阿莫西林 0.5 g，甲硝唑 0.4 g，每日 3 次，两组均连服 4 周。治疗组有效率 90.63%，显著优于对照组的 62.5%（$P<0.05$）。王晓红拟益气活血复萎汤：党参 15 g，白术 15 g，茯苓 15 g，丹参 20 g，三七粉 2 g，延胡索 12 g，陈皮 6 g，厚朴 12 g，砂仁 5 g，白芍 12 g，白花蛇舌草 30 g，炙甘草 6 g，治疗 CAG34 例，痛剧加制乳香、制没药；嗳气加旋覆花、代赭石；泛酸加海螵蛸、煅瓦楞；便溏加山药、扁豆；纳呆加炒神曲、炒谷麦芽；中、重度肠化加三棱、莪术、土贝母、山慈姑等；对照组 29 例口服维酶素片 1.0 g，3 次/日。治疗组总有效率 70.6%，显著优于对照组的 44.8%（$P<0.05$）。李德宽用沙参麦冬汤合失笑散：沙参 20 g，麦冬 20 g，生地 15 g，白芍 15 g，五灵脂 12 g，蒲黄 10 g，三七 3 g（冲服），丹参 30 g，当归 20 g，仙鹤草 15 g，木香 6 g，延胡索 12 g，甘草 6 g，治疗 CAG38 例，肝郁加柴胡、香附，湿热加黄芩、黄连、蒲公英，虚寒加肉桂、干姜、附子；对照组 38 例：① 用“三联疗法”抗 HP 2 周。② 维酶素 1 g，多潘立酮片 10 mg，每日 3 次，疗程均 4 周。治疗组总有效率 92.11%，显著优于对照组的 73.69%（$P<0.05$）。梁广生用参苓白术散合桃红四物汤：黄芪 30 g，党参 15 g，茯苓 15 g，炒白术 20 g，淮山药 20 g，扁豆 15 g，莲肉 10 g，砂仁 6 g，熟地 15 g，白芍 20 g，当归 20 g，川芎 12 g，桃仁 12 g，红花 10 g，治疗 CAG32 例，腹胀加柴胡、香附、枳壳，寒盛加肉桂、干姜、附子，湿热加黄芩，黄连，蒲公英；对照组 31 例，用多潘立酮片 10 mg 加维酶素片 1 g，口服，每日 3 次。治疗组总有效率 87.5%，显著优于对照组的 58.07%（$P<0.05$）。孙晓民等拟健脾活血方：党参、白术、茯苓、厚朴、半夏、木香、枳壳、佛手、五灵脂、延胡索、徐长卿、百合、鸡内金各 10 g，乌梅 15 g，治疗 CAG 伴肠化增生 55 例，虚寒加吴茱萸 3 g，阴虚加太子参

30 g，白芍 15 g，石斛 10 g，肝郁加青皮、川楝各 10 g，湿重加藿香、白豆蔻各10 g；对照组给予雷贝拉唑每日 1 粒口服；3 个月为 1 疗程；治疗组总有效率 96.36%，显著优于对照组的 87.50%($P<0.01$)。张太坤等拟消萎汤：三七粉 12 g，蒲黄 9 g，三棱 9 g，莪术 9 g，白及 12 g，党参 12 g，治疗 CAG62 例，脾虚加黄芪、炙甘草、大枣、砂仁、白术、川椒、良姜；肝郁加柴胡、香附、陈皮、枳壳、川楝等，湿热加黄连、吴茱萸、竹茹、枳实、瓦楞子、乌贼骨、浙贝母，阴虚加沙参、麦冬、生地、枸杞、甘草；总有效率为 93.55%。

（三）专方治疗

马洁用膈下逐瘀汤化裁：当归 15 g，山楂 12 g，香附 10 g，红花 10 g，乌药 10 g，青皮 10 g，木香 10 g，泽泻 12 g，黄芪 20 g，佛手 10 g，槟榔 10 g，丹参 10 g 治疗 CAG 患者 68 例；对照组 56 例口服多潘立酮片 10 mg，3 次/日。治疗组总有效率 83.8%，显著优于对照组的 64.3%($P<0.01$)。叶惠宁等自拟活血益胃方：黄芪、白术、山药、沙参、丹参、三七、莪术各 15 g，川芎、蒲黄、延胡、香附、枳壳各 10 g，白芍 12 g，甘草 6 g 治疗 CAG60 例；对照组 30 例口服胃复春 4 片，每日 3 次。治疗组总有效率为 96.67%，显著优于对照组的 70%($P<0.01$)。李敏等用益胃活血汤：黄芪 30 g，当归 15 g，桃仁 15 g，知母 15 g，石斛 15 g，蒲公英 10 g，鸡内金 15 g，枳实 15 g，白花蛇舌草 15 g，白芍 15 g，甘草 10 g，治疗 CAG30 例；对照组 30 例口服叶酸 5 mg，多潘立酮片 10 mg，3 次/日。治疗组总有效率 83.3%，显著优于对照组的 60.5%($P<0.05$)。颜振旗等自拟化瘀健胃汤：丹参、三七、蒲黄、白芍、麦冬、半夏、大黄、白术、枳实、厚朴、甘草，治疗 CAG60 例；对照组 60 例用猴头健胃灵胶囊 4 粒，3 次/日。治疗组总有效率 86.7%，显著优于对照组的 76.7%($P<0.05$)。凌霄等用参等白术口服液合复方田七胃痛胶囊治疗 CAG42 例，对照组 42 例用法莫替丁片治疗；治疗组总有效率 85.71%，显著优于对照组的 57.14%($P<0.05$)。黄开英用自拟方：黄芪 30 g，党参、白术、麦门冬、沙参各 15 g，砂仁 6 g，扁豆 30 g，赤芍、白芍各 12 g，丹参、延胡索各 12 g，川楝子 9 g，桃仁、红花、当归各 6 g，甘草 3 g，治疗 CAG 患者 46 例；对照组 31 例，用维酶素 5 片、猴头菌片 3 片，一日 3 次口服。治疗组总有效率为 89.1%，显著高于对照组的 61.3%($P<0.05$)。

二、现代医学研究

（一）胃镜所示胃黏膜的病理变化

周慎研究表明 CAG 的镜下见胃黏膜灰暗无光泽，黏膜皱襞细小，黏膜下血管网络显现，黏膜呈颗粒状增生隆起、结节、糜烂、溃疡等；王晓瑜所做病理研究显示，胃黏膜固有腺体减少，包括幽门腺减少或由肠化腺体替代，胃底（体）腺假幽门腺化生或肠上皮化生。郑东升提出以上变化均为瘀血所致，这使胃黏膜腺体血运障碍，营养匮乏，促使 CAG 的发生及腺体萎缩的逐步加重。

（二）胃黏膜血液循环的研究

杜群等提出 CAG 患者的胃黏膜血管扭曲，管腔狭窄，血流灌注不足，血流量明显低于正常，血管内红细胞和微血栓聚集成形，导致血瘀而供血不足，是腺体萎缩和黏膜变薄的关键。

（三）血液流变学及末梢微循环研究

血液流变学异常和微循环障碍均是血瘀证的客观指标。王茵萍等研究显示 CAG 患者红细胞聚集及变形能力降低，血液呈明显的高黏状态，全血黏度、血浆黏度、红细胞比积、红细胞电泳时间等与健康人相比均有显著差异，且萎缩程度越高，血液流变学异常程度越高。柴可夫对甲皱微循环及舌尖微循环观察显示，CAG 患者畸形毛细血管襻增加，管襻扩张瘀血，渗出明显，血液流态异常。

（四）活血化瘀中药治疗 CAG 的机制研究

林秀萍等研究显示活血化瘀药物可改善 CAG 胃黏膜微循环灌注，建立侧支循环，使局部缺血缺氧得到改善，增加胃黏膜血流量，清除微循环红细胞瘀滞聚集，促进局部炎症吸收，使萎缩腺体再生，其研究发现川芎可扩张细动脉，疏通微循环，防止全血比黏度上升，改善处于缺血状态的胃黏膜血液和氧的供给；祁宏等研究显示丹参、当归可明显降低黏膜损伤指数，缩小细胞间隙，恢复细胞的正常能量代谢，通过加强胃黏膜与黏膜屏障功能防治 CAG；柯莹玲等研究显示丹参还可清除超氧自由基，减轻或阻断组织脂质过氧化反应，同时提高超氧化物歧化酶和谷胱甘肽过氧化物酶的活性，从而保护胃黏膜免受损伤；葛文松等研究显示田七、白芍、延胡、川楝等可改善胃黏膜微循环、增加血流量，使局部缺血缺氧得到改善，促进局部炎症吸收及萎缩腺体复生等；孙茂峰等研究显示足三里注射黄芪、当归注射液可明显提高胃黏膜氨基己糖及磷脂值，缩小细胞间隙，通过加强胃黏液与黏膜屏障功能防止 CAG，且药物的选择有一定的特异性。张喜奎在实验中发现，CAG 造模大鼠胃黏膜血流量明显低于正常组，而中药胃萎灵胶囊可明显提高胃黏膜血流量，认为此可能是该方逆转 CAG 病理变化的机制之一。

以上证明在CAG的发生发展过程中存在血瘀这一病理状态，且贯穿于CAG病变的全过程，并随病情进展而加重，这为用活血化瘀法治疗CAG提供了充分的依据。

三、结语

综上所述，实验研究从多方位证实了血瘀这一病理状态贯穿于CAG的全过程，且随病情进展而加重；临床治疗CAG时一大多以活血化瘀法为主要治法，或在辨证论治的基础上加用活血化瘀药，都能取得良效。但目前还存在一些问题需要解决。

在临床研究方面：① 辨证标准、疗效标准尚不统一，统计方法有待提高。临床疗效的判断以近期疗效为主，较少进行远期疗效的研究；今后可在中西医双重理论指导下处方用药，以微观病理和宏观症状的改善为目标，制订CAG统一的辨证分型标准和疗效标准。② 目前治疗CAG大多以汤剂口服为主，且疗程长，患者依从性较差，故开发疗效确切、使用方便、作用迅速的中药新剂型迫在眉睫。

在实验研究方面：① 目前尚缺乏从活血化瘀法本身的作用特点，进行系统、深入的研究其治疗CAG的机制。② 要加强在中医理论指导下的CAG血瘀证动物模型的研制，最大限度地真实体现活血化瘀药治疗CAG的疗效。

随着现代科学和中医药学的研究不断深入，活血化瘀法治疗CAG的临床和实验研究将日益深入，相信在不远的将来，活血化瘀法治疗本病将得到越来越多广泛的应用，并且取得更好的疗效。

［刘其松，吴耀南. 2012. 活血化瘀法治疗慢性萎缩性胃炎的进展. 中医药通报，2：63－66.］

活血化瘀法治疗慢性萎缩性胃炎研究现状

涂志红

慢性萎缩性胃炎(CAG)是消化系统的常见病，主要临床特征为胃胀、胃痛、痞满、食少、嗳气、烧心吞酸、恶心呕吐等，属于中医的“痞满”“胃脘痛”“腹胀”等范畴。该病常由浅表性胃炎发展而来，缠绵难愈，治疗颇感棘手。近年随着研究工作的深入，许多资料显示瘀血证与本病关系密切，应用活血化瘀方药治疗疗效确切，现将研究现状做简要综述。

一、CAG 的血瘀证表现

CAG 病程长，常有中医的血瘀症状，如顽固性脘胀，或胃痛迁延，痛处固定，拒按，日轻夜重，面色少华，毛发不荣，手足心热，寐差，呕血、便血，舌质紫暗，或有瘀斑，脉多细涩等。有学者认为患者常见舌下脉络紫暗曲张，腭黏膜血管曲张，色紫暗是最有诊断价值的血瘀征象。现代检查手段是中医望诊的延伸，胃镜下可见胃黏膜红白相间，以白相为主，呈花斑样改变，色泽变淡，黏膜变薄，可透见黏膜下血管，或血管扭曲，血管壁显露，或见黏膜呈颗粒状或结节状改变，黏膜色暗或灰暗，表面凸凹不平，甚至出现缺血性炎症、糜烂、溃疡等改变，胃黏膜活检见肠上皮化生或不典型增生。这些证候符合 1986 年中国中西医结合研究会活血化瘀专业委员会制订的血瘀证诊断标准。

二、古代中医对 CAG 的认识

中医学没有“慢性萎缩性胃炎”这个病名，但古代医家对本病的认识，可见于古代中医典籍对“痞满”“胃脘痛”“腹胀”的论述，多认为本病由素体的阴阳偏盛、禀赋不足、脏腑亏损或精神因素、劳欲过度、饮食不节等多种因素交互作用所致，导致脏腑阴阳失调，脾胃虚弱，升降失常，血行瘀滞而发本病。如《诸病源候论》曰:“血气痹塞不通而成痞”。《症因脉治》云:“内伤胃脘痛之症……日轻夜重，或唧唧作声，得寒则痛，得热暂缓，此死血痛也。”《古今医统大全》认为:“故致心下痞满，宜理脾胃，以血治之。若全用气药通利，则痞益甚，而复下之，气愈下降，必变为中满鼓胀，非其治也。”《病机汇论》亦云:“治痞独益中州脾土，以血药治之，其法无以加矣。"CAG有病程长、反复发作、缠绵难愈等特点,叶天士强调:"久发频发之恙,必伤及络,络乃聚血之所,久病必瘀闭",正所谓"久病入络""久病入血"。CAG病变过程中表现出来的胃痛迁延,痛处固定,拒按,日轻夜重,或刺痛,或固性脘胀,舌质紫暗,均为"血瘀证"的体现,可见古人已有关于瘀血是CAG发病的一个重要因素的认识。

三、现代医学对CAG的研究

(一)活血化瘀治疗CAG的理论研究

中西医结合对血瘀证的理论研究认为各种致病因子所造成的全身或局部组织器官的缺血、缺氧、血循环障碍及血液流变学异常而导致各组织器官水肿、炎症渗出、血栓形成、组织变性、结缔组织增生等一系列的病理变化,都可概括在血瘀证的病理实质中。王爱云根据传统的"百病皆瘀"理论以及现代的血液流变学观察,认为血瘀贯穿本病的整个疾病过程,使胃黏膜腺体血运障碍,营养匮乏,促进本病的发生及腺体萎缩加重,甚至恶变。即使一些CAG患者没有明显的中医血瘀证表现,但现代医学检查发现,CAG病变过程中经常伴随的血液流变学改变、微循环障碍、血小板功能改变、凝血与纤溶系统功能改变及血管内皮功能损害等病理生理改变,这也是本病血瘀证的重要证据。因此,血瘀证存在于CAG的全过程并影响其发生发展,已成为CAG重要的病理机制。血液流变学异常可以为临床CAG的诊断、预后提供客观依据。

(二)活血化瘀治疗CAG的临床研究

近年临床研究表明,中医治疗CAG时,在辨证论治基础上酌加活血化瘀药可以提高疗效,符合《内经》"疏其血气,令其调达,而致和平"的观点,对于改善症状、逆转各项检查指标、改善预后具有重要意义,为从根本上治疗CAG拓展了新的治疗思路。近年中医采用活血化瘀治疗CAG的方法主要有下面几种。

1. 辨证论治　多数学者认为,血瘀是CAG的重要病机,但不是唯一病机,临床少见单纯血瘀证CAG,多兼见他证,运用活血化瘀治疗CAG应以辨证为前提。李云将80例CAG分为4型论治:① 脾胃湿热兼夹血瘀型,治宜清热泄浊,祛瘀和胃,药用王氏连朴饮加大黄、丹参、虎杖、三棱、莪术等。② 肝胃不和,气滞血瘀型,治宜疏肝利胆和胃,理气活血,药用柴胡疏肝散加郁金、赤芍、当归、乳香、没药等。③ 脾胃虚弱,寒凝血瘀型,治宜益气健脾,温中化瘀,药用五味异功散加丹参、川芎、红花、莪术等。④ 胃阴不足,气虚血滞型,治宜养阴益胃,益气活血,药用益胃汤加赤芍、川芎、丹参、桃仁、红花等。结果:总有效率95%。赵燕将61例CAG患者分为4型论治：① 脾虚血瘀型，治宜益气活血化瘀，温阳暖胃。药用：黄芪、肉桂、桃仁、红花、枳壳、赤芍、白芍、川芎、三棱、莪术、大枣。② 肝郁血瘀型，治宜活血化瘀，疏肝理气，和胃通络。药用：生地、桃仁、红花、赤芍、枳壳、柴胡、当归、桔梗、青皮、延胡、川楝、甘草、三棱、莪术、半夏、陈皮。③ 阴虚血瘀型，治宜滋阴活血，化瘀养胃。药用：当归、生地、桃仁、红花、枳壳、赤芍、麦冬、天花粉、山药、生麦芽、陈皮、石斛、乌梅、丹参、白芍、沙参。④ 湿热血瘀型，治宜清热化湿，化瘀和胃。药用：黄芩、黄连、当归、生地、牛膝、丹参、桃仁、红花、龙胆草、苍术、厚朴、半夏、三棱、莪术、川芎。对照组27例用气滞胃痛冲剂治疗。结果：治疗组总有效率88.5%，显著高于对照组的59.2%（$P<0.05$）。游涛等将61例CAG患者分为脾胃湿热、肝胃不和、脾胃虚弱、胃阴不足和胃络瘀血5个证型辨治，对胃络瘀血型治以活血化瘀，通络止痛，药用活络效灵丹合失笑散加减[当归、丹参、五灵脂（包煎）、蒲黄各15 g，陈皮、郁金、枳壳各12 g，乳香、没药各9 g]，总有效率93.3%。柯荣玲等将78例CAG分为中虚气滞、胃阴不足、脾胃湿热、肝胃不和和气滞血瘀5个证型论治，对气滞血瘀型治宜活血止痛，方选失笑散合丹参饮加减（五灵脂、蒲黄、丹参、延胡、白芍、白术、郁金、厚朴、苡仁、砂仁）。日1剂，1个疗程3个月。结果：中医证候疗效80.8%，总疗效69.2%。李克强等将37例CAG分为肝胃郁热、脾胃虚寒两型酌加活血化瘀药治疗，分别予消萎汤Ⅰ号（白花蛇舌草、蒲公英、栀子、砂仁、苏梗、佛手、川楝、延胡、莪术等）、消萎汤Ⅱ号（黄芪、太子参、蒲公英、茯苓、良姜等）治疗，总有效率89.04%。

2. 基本方加减治疗　吴义堂等用活血化瘀的红英汤（红藤、蒲公英各30 g，当归、黄芪、丹参各15 g，延胡、赤芍各12 g，甘草9 g）为基本方治疗CAG65例，肝郁加柴胡12 g，枳壳12 g，香附12 g；阴虚郁热加丹皮12 g，栀子12 g，大黄9 g；虚寒加党参20 g，附子12 g，吴茱萸9 g。对照组13例予维酶素配甲氧氯普胺等常规药物治疗。结果：治疗组总有效率89.3%，显著高于对照组的54%（$P<0.05$）。卫永琪以健脾益胃，活血化瘀中药（太子参50 g，黄芪50 g，茯苓30 g，白术12 g，丹参15 g，莪术15 g，木瓜12 g，乌梅9 g，柴胡9 g，厚朴9 g，白花蛇舌草30 g）治疗CAG54例，脾虚加党参（或红参另炖）50 g；阴虚加天冬15 g，麦冬15 g；湿重去太子参、黄芪，加南沙参10 g，苍术9 g，砂仁6 g；湿热加法半夏9 g，黄连3 g；肝郁加郁金12 g，八月札15 g；食滞加山楂30 g，鸡内金30 g；痛剧加白芍12 g，木香12 g，延胡索15 g，佛手15 g；嗳气加代赭石12 g，旋覆花15 g；便秘加火麻仁30 g，郁李仁15 g。对照组36例予枸橼酸铋钾，每次1包，每日4次。结果：治疗组总有效率92.59%，显著高于对照组的69.44%（$P<0.05$）。

梁广生用参苓白术散合桃红四物汤化裁(黄芪 30 g,党参 15 g,茯苓15 g,炒白术 20 g,淮山药 20 g,白扁豆 15 g,莲子 10 g,砂仁 6 g,熟地 15 g,白芍20 g,当归 20 g,川芎 12 g,桃仁 12 g,红花 10 g)治疗 CAG63 例,气滞腹胀加柴胡、香附、枳壳;阴寒内盛加肉桂、干姜、附子;湿热内蕴加黄芩、黄连、蒲公英。对照组 31 例,予多潘立酮片 10 mg,和维酶素片 1 g,口服,每日 3 次,疗程同前。结果:治疗组总有效率 87.50%,非常显著高于对照组的 58.07%($P<0.01$)。邱余新用活血化瘀中药[丹参 15～30 g,三七粉 6～9 g(冲服),莪术、郁金各 10～15 g,党参 12～15 g]治疗 CAG48 例,肝胃不和加柴胡、白芍药、香附、佛手;肝胃阴虚加沙参、玉竹、乌梅、天花粉;肝胃郁热加炒栀子、贝母、白芍、黄连、蒲公英;脾胃虚寒加黄芪、干姜、陈皮、炒白术。对照组 17 例予猴头菌片每次 4 片,每日 3 次口服。结果:治疗组总有效率 89.60%,非常显著高于对照组的 52.9%($P<0.01$)。张璞玉以失笑散合丹参饮加减[生蒲黄 6 g,檀香(后下)6 g,五灵脂 9 g,香附 9 g,丹参 15 g,当归 10 g,芍药 10 g]治疗 CAG60 例,呕血或黑便去丹参、檀香,将蒲黄、五灵脂炒炭用,并加三七粉 3 g 炒炭服;热盛加黄连;湿重加厚朴;阴虚加沙参、石斛;气滞加佛手、绿萼梅;嗳气加旋覆花。对照组 60 例予维酶素 0.6 g 及甲氧氯普胺 10 mg 口服,每天 3 次,两组疗程均为 8 周。结果:治疗组总有效率 91.7%,非常显著高于对照组的 76.7%($P<0.01$)。王晓红用益气活血复萎汤(党参 15 g,白术 15 g,茯苓 15 g,丹参 20 g,三七粉 2 g,延胡 12 g,陈皮 6 g,厚朴 12 g,砂仁 5 g,白芍 12 g,蛇舌草 30 g,炙甘草 6 g)治疗 CAG34 例,胃痛剧加制乳香、制没药;嗳气加旋覆花、代赭石;泛酸加海螵蛸、煅瓦楞子等;便溏加山药、扁豆;纳呆加炒神曲、炒麦芽;中、重度肠化加三棱、莪术、土贝母、山慈姑等。对照组 29 例予维酶素片每次 0.6 g,日 2 次,口服。结果:治疗组总有效率 70.60%,显著高于对照组的 44.8%($P<0.05$)。

3. 专方专病治疗　马洁用膈下逐瘀汤化裁(当归 15 g,山楂 12 g,香附 10 g,红花 10 g,乌药 10 g,青皮 10 g,木香 10 g,泽泻 12 g,黄芪 20 g,佛手 10 g,槟榔 10 g,丹参 10 g)治疗 CAG68 例,对照组 56 例予多潘立酮片 10 mg,每日 3 次口服。结果:治疗组总有效率 83.8%,非常显著高于对照组的 64.35($P<0.01$)。郭光业用健脾活血汤(白术 12 g,茯苓 12 g,陈皮 12 g,五灵脂 10 g,川芎 9 g,当归 15 g,厚朴 10 g,蛇舌草 15 g,山楂 12 g)治疗 CAG86 例,对照组 34 例予维酶素 0.8 g,每日 3 次口服,疗程均为 3 个月。结果:治疗组总有效率 96.51%,非常显著高于对照组的 70.50%($P<0.01$)。田丽霞等用参薏汤(党参、薏苡仁、黄芪、蒲公英、丹参、三棱、莪术、黄连、炮山甲、甘草)治疗 CAG45 例,对照组 30 例予硫糖铝 4 片和多潘立酮片 10 mg,每日 3 次口服,疗程均为 2

个月。结果：治疗组总有效率91.1%，显著高于对照组的73.1%（$P<0.05$）。范一宏等以清热和胃方（太子参、炒白术，丹参、血竭、柴胡、黄芩、赤芍、白芍、炙甘草、蜀羊泉等）治疗CAG26例，并与养胃冲剂治疗26例对照观察。结果：治疗组总有效率为73.1%，显著高于对照组的为42.3%（$P<0.05$）。张卫东用活血解毒药（蒲黄、公丁香、甘草各10 g，制没药6 g，蒲公英30 g，炮穿山甲、王不留行、白花蛇舌草各12 g，蚤休、焦山楂、黄芪、白芍、延胡索各15 g）治疗CAG36例，对照组予三九胃泰。结果：治疗组总有效率94.44%，显著高于对照组的70.00%（$P<0.05$）。阚士字等用养阴荣胃丸（生地、北沙参、当归、夜交藤、黄连、白芍、枸杞、麦冬、半夏、莪术、鸡内金、川楝子、炒扁豆、炙甘草、麦芽等）治疗CAG70例，与维酶素片治疗40例对照观察。结果：治疗组总有效率87.1%，显著高于对照组的52.5%（$P<0.05$）。

（三）活血化瘀治疗CAG的作用研究机制

活血化瘀药可疏通经络，破瘀散结，达到祛瘀止痛，除痞消积，恢复脾胃正常气血运行及生理功能，现代医学研究认为其治疗CAG有以下几方面的作用。

1. 促进胃黏膜修复　活血化瘀药能改善微循环，加快血流速度，改善组织供养，促进病变恢复，可促进侧支循环建立，改善局部胃黏膜微循环灌注，使局部缺血缺氧改善，增加胃黏膜血流量，并能降低血管通透性，减少炎性渗出等，促进局部炎症吸收，使萎缩腺体复生。

2. 改善血液流变学　血液流变学异常能够间接地反映相关脏器的瘀血，血液流变学资料提示CAG患者全血黏度、还原黏度、聚积指数及血细胞比容等明显高于正常值。这种高黏状态影响着CAG胃腑的微循环灌注，使胃失滋润，故胃镜下见胃黏膜变薄，黏膜呈颗粒状，黏膜血管显露，腺体萎缩。血液的黏、稠、凝、聚，壅塞血气，不得宣通，加重了萎缩病变，形成了CAG向癌前环节转化的病理基础，益气活血药经药理证实具有降低CAG全血黏度、还原黏度、聚积指数、血细胞比容的作用。

3. 增强和改善胃壁屏障功能　活血化瘀药可通过改善胃黏膜血流以及时带走反流入胃黏膜氢离子及加速黏膜新陈代谢，提供充足的营养物质；加强胃黏液碳酸氢根离子屏障，防止胃酸和胃蛋白酶破坏黏膜；增强胃黏膜细胞保护因子释放；清除氧自由基，减轻或阻止脂质过氧化反应。

4. 诱导细胞凋亡，防止癌变作用　细胞凋亡参与胃癌起始过程，并对胃癌发生起负调节作用。活血化瘀方药不仅可抑制增殖细胞核抗原、表皮生长因子受体等的过表达，进而抑制细胞的异常增殖，还可抑制细胞凋亡的Bcl-2基因的过表达，要一定程度上诱导异常细胞发生凋亡。

四、小结

综上所述，研究表明血瘀是 CAG 重要的病理机制之一，瘀血的形成贯穿于整个病变过程，临床应用活血化瘀法防治 CAG 及其并发症可取得较好的疗效。但由于 CAG 病程长短、病情轻重及导致血瘀的病理机制不同，在其病理过程中，血瘀证可作为主证或作为兼证而存在，因此运用中医治疗本病都可在辨证论治的基础上，酌情加用活血化瘀法。

［涂志红. 2010. 活血化瘀法治疗慢性萎缩性胃炎研究现状. 辽宁中医药大学学报，12(9)：203－206.］

活血化瘀法在老年脾胃病中的应用

陈少玫　吴耀南

老年人随着年龄的上升，全身各个系统的各种退行性变、器质性病变时时困扰老年人的身心健康，威胁老年人的生命。传统医学认为老年病的根本病理是“以虚为本”，故对老年病的治疗强调以补虚为多，随着对老年生理病理的深入研究，越来越多的结果表明，血瘀与老年病的发生发展密切相关，活血化瘀在老年病防治中有显著而肯定的地位。现综述如下。

一、血瘀与老年病的关系

中医认为，气血是构成和维持人体生命活动的基本物质。气血充沛，周流全身，运行不息是人体健康长寿的必要条件。随着年龄的增长，受到内外诸因素的影响，人体的气血由盛渐衰，运行由通畅而凝涩。老年人由于脏腑功能衰退，阴阳气血衰少，抗邪能力低下，外感与内伤发病的机会比青壮年多，因而形成血瘀的途径亦相应增多。如脏腑功能减退，气虚无力帅血而成瘀；或情志郁结，疏泄失常，气滞成瘀；或命门火衰，寒凝血瘀；或阴虚火旺，熬炼成瘀；或外邪留着，气机壅滞，血流不畅，停滞成瘀。因此，老年病都有不同程度的血瘀存在。武汉报告929例健康老人中的55%有血瘀表现；西苑医院报告健康老人或中年人中有青紫舌分别占46%和18.9%。张伯礼等(1990)对2 251例健康老人的调查显示，人一旦进入老年期，都有不同程度的血瘀存在，血瘀证的检出率和程度随年龄增加而呈递增趋势。现代研究表明：老年人存在着血液循环障碍，血液黏稠度增高，血管应力和微血管张力下降等；血小板黏附、聚集性增高，血浆纤维蛋白原增多，血栓素增高，微循环功能处于痉挛或瘀滞等状态，这些也是瘀血的客观表现，有些改变已成为中医瘀血证的辨证诊断标准。这些改变证实了老年人的血液具有黏、浓、凝、聚的病理生理特点，说明老年期确实具有天然形成的瘀滞质和兼瘀滞质存在，证明了血瘀是老年期潜在的病理状态，也是老年病重要的病理因素。因此，活血化瘀是防治老年病的重要途径。

二、活血化瘀法在老年脾胃病防治中的应用

（一）活血化瘀法治疗老年慢性萎缩性胃炎

中医认为“久病入络”，老年慢性萎缩性胃炎的病程较长，决定了血瘀病理

发生的必然，现代医学的研究也证明血瘀是老年慢性萎缩性胃炎的病理基础，该病患者的全血黏度、血浆黏度、全血还原黏度、红细胞电泳时间、纤维蛋白质、血沉方程 k 值均明显高于正常人，而且该病患者存在的高黏状态、血液流变学异常与萎缩病变的轻重程度呈正相关。研究发现，胃黏膜血流量（GMBF）随年龄增加而减低，老年人 GMBF 明显低于青年人（$P<0.05$），而慢性萎缩性胃炎患者的 GMBF 又比正常人低（$P<0.05$），尤以老年人为著。因此，活血化瘀，改善微循环，改变血液流变学的异常，是治疗老年慢性萎缩性胃炎的重要方法之一，可以增加胃黏膜血流量，供给较多的氧、葡萄糖等营养物质，可促进胃内产生黏液，保护胃黏膜屏障，促进胃黏膜基底细胞腺体的再生，从而提高疗效。

老年慢性萎缩性胃炎特点是虚实夹杂，实为瘀血内阻，虚为偏重气虚兼有胃阴虚、脾阳虚和肾气虚。因此，应用活血化瘀法治疗该病主要有 3 种方法：① 补气温中活血法：董淑平等以黄芪 20 g，党参 10 g，吴茱萸 10 g，肉桂 10 g，丹参 30 g，赤芍 12 g，香附 10 g，三棱 10 g，莪术 10 g，王不留行 10 g，炮山甲 15 g，甘草 6 g 为基本方，随证加减治疗 134 例老年慢性萎缩性胃炎，临床疗效为 94.67%，胃镜及病理疗效为 88.06%。② 益气养阴活血法：余天智用太子参 18 g，黄芪 30 g，白术 10 g，山药 18 g，白芍 15 g，乌梅 15 g，沙参 15 g，茯苓 30 g，归尾 9 g，薏苡仁 30 g，莪术 12 g，三七粉 6 g（冲服）治疗 32 例，总有效率为 84.38%，明显优于服用维酶素对照组的 56.67%（$P<0.05$）。③ 益气补肾活血法：陈小忆用黄芪 30 g，白术、淮山药、丝子、补骨脂、枸杞、白芍、麦冬、石斛各 15 g，丹参 18 g，莪术、田七各 10 g，治疗 46 例，总有效率为 87%。

（二）活血化瘀法治疗老年胃溃疡

黄小民认为老年人存在着微血管病变，其胃黏膜血流量明显降低，导致胃黏膜防御机制的减弱，在胃酸—胃蛋白酶的作用下，容易形成疡。梁乃津认为老年胃溃疡的病机为本虚标实，老年脾胃虚弱，本虚以脾气虚和胃阴虚为多，标实系气滞血瘀，重症则郁久化热，瘀久结毒，与现代医学认为年老机体免疫功能减退，胃黏膜血流量缓慢、胃黏膜屏障及胃动力功能减弱，幽门螺杆菌（HP）感染，胃黏膜异型增生与肠上皮化生等病理机制相吻合。治疗大法为通补并用，主以健脾益气，养阴益胃，兼以行气活血，重症则结合祛瘀清热解毒。健脾益气以补中益气汤为主方，养阴益胃以沙参麦冬汤为主方，选活血化瘀药常用郁金、延胡索、赤芍、田七、血竭、川芎等。若溃疡面积大、恐有癌变者，则要祛瘀清热解毒，加三棱、莪术、蒲公英、半边莲、白花舌蛇草等。从现代药理研究分析，这种通补并用法能提高机体免疫功能，改善胃黏膜血液循环，增强胃黏膜保护作用，调整胃肠运动及分泌功能，抑杀 HP，逆转胃癌前病变等，故不失为治疗老年胃溃疡的重要法则。余文斌认为老年胃溃疡的特性为虚实兼见，证候往往不典型且变化多端，易郁瘀化火，损伤气阴。治疗宜在扶正之基础上应用活血化瘀，清热解毒，采用紫雪散每服 1 g，每日 2 次，辅以中药失笑散水煎调服，20 天为 1 个疗程，间隔 10 天再行第 2 个疗程，病程长者可连服 3 个疗程，治疗 21 例老年性胃溃疡，痊愈 8 例，显效 7 例，好转 4 例，无效 2 例，总有效率为 90.48%。认为紫雪散的功能除了清热解毒，镇痉开窍外，还有明显的活血化瘀、消炎止痛等作用，并且对修复胃黏膜似有一定功效。

（三）活血化瘀法在老年大肠癌治疗中的应用

朱清海等分析 117 例老年大肠癌，认为老年大肠癌以管状腺癌为多，占 52.14%；深度浸润转移者多，占 75.21%；老年大肠癌的好发部位以直肠和乙状结肠为多，分别占 42.74%和 21.37%。董来荣分析 122 例老年大肠癌，认为其临床特点为病期晚，属 DukesC 及 D 期者占 72.1%；误诊多，高达 36.9%；并存病多和术后并发症发生率高，分别占 71.3%和 63.1%。观察到因老年人血液呈高凝状态，近年来老年大肠癌手术后并发下肢深静脉血栓致肺栓塞的病例增多，主张术后对血液高凝状态的患者用抗凝疗法，以降低肺栓塞的发生率。实践证明，中药确有抗大肠癌作用，尤其中药在大肠癌的综合治疗中效果是肯定的，临床报道虽多，但以单用中医药者少，中西医结合治疗（如手术加中药，放、化疗加中药）的较多。大肠癌确有血瘀证，但老年大肠癌并发病多，证型复杂，因此，临床较少单用活血化瘀，主要以活血化瘀结合其他治法并用。常用的处方有血府逐瘀汤、桃红四物汤等。常用活血化瘀药有三七、大黄、虎杖、丹参、穿山甲、血竭、莪术、鸡血藤等。对于老年大肠癌早期属湿热毒邪蕴结者，多采用活血化瘀方药结合清热利湿，解毒散结方药，常用方有白头翁汤、葛根芩连汤、槐花散等，常用药有红藤、败酱草、龙葵、蒲公英、白花舌蛇草、半枝莲、藤梨根、马齿苋、山慈姑、苦参、七叶一枝花等。对于属气血两虚者，则常用活血化瘀方药结合八珍汤、补中益气汤、十全大补汤等补益气血的方药；对于属脾肾阳虚者，常用活血化瘀方药结合右归丸、附子理中丸或四神丸加减；对于属肝肾阴虚者，常以活血化瘀药结合知柏地黄汤、一贯煎、左归丸加减。临床研究表明中医活血化瘀法结合其他中医治法，配合西医的手术和放、化疗治疗老年大肠癌，具有保护免疫器官和骨髓功能的作用，能协同抑制肿瘤生长，改善化疗后的不良反应，如减轻消化道反应、提升或稳定外周血象白细胞等，可提高患者的生存率。

活血化瘀法在老年脾胃病防治中应用广泛，为其治疗开拓了一个新的领域，大大提高了治疗效果，上述资料表明，运用活血化瘀法治疗老年脾胃病，从中医学和现代医学来看，都有其理论基础和科学依据，能从多个环节发挥作用，因此，活血化瘀法可贯穿于老年脾胃病治疗的始终。

[陈少枚，吴耀南. 2004. 活血化瘀法在老年脾胃病中的应用. 中国中西医结合消化杂志，12(6)：379－380.]

中医药治疗慢性萎缩性胃炎研究概况

涂福音

慢性萎缩性胃炎(简称慢萎)可属中医内伤杂病的胃脘痛、胃痞等脾胃病范畴,与“痞证”很相近。如《伤寒论》说:“若心下……但闷而不痛,化为痞”。《丹溪心法》云:“脾土之脏受伤,转输之官失职,胃难纳谷,脾不运化,精浊浑淆,隧道壅塞,郁而不行,气留血滞,遂成胀满。”这些论述,对“胃痞”的主症与我们临床观察的慢萎基本相符。现综合国内研究情况及个人临床介绍如下。

一、中医对病因的研究

(一) 外邪犯胃

如过食生冷寒积胃中,或嗜食辛辣,肥甘厚腻,吸烟,酗酒导致湿热内生又如寒热不适度、饮食不节损伤胃气,气机升降失常。这和现代医学认为:刺激性饮食引起胃黏膜急性炎症,反复发作为慢萎的观点一致。

(二) 情志所伤

如恼怒伤肝,肝气郁结,疏泄失常,横逆犯胃,导致肝胃气滞,日久气郁化火,灼伤阴胃阴亏损,胃失濡润。可以看出,临床上慢萎患者辨证肝气郁结者、常有精神状态反常的症状,可能与自主神经功能紊乱,造成幽门功能失常。胆汁反流有关。

(三) 忧思劳倦或饥饱失时

忧思劳倦或饥饱失时,导致中气虚损,运化无权,造成后天脾胃虚弱;有的是禀赋不足,先天脾胃弱(脾虚与体质有关)。从脾虚患者的 HLA(类白细胞抗原)测定中,发现脾虚证和免疫遗传有关。临床上部份患者,年龄在 35 岁以下有明显证候,可能与体质有关。

(四) 瘀血

瘀血的形成多,多由其他证候迁延而来,如气滞日久,则血脉凝涩,瘀血内结,或脾虚生痰,痰凝成瘀互结,或中焦虚寒,寒凝脉络,气血流通受阻,滞而成瘀，或脾气虚弱血失统摄，离经之血，不得消散，积而成瘀，或阴虚内热，灼伤津液，血质黏稠而成瘀。血即成，脉络阻滞，“不通则痛”。如叶天士也有“久痛入络”之说。

从上述可见，中医认为慢萎是一种全身性疾病，病初在胃，脾与胃相表里，渐及伤脾，脾胃同病，还有七情伤肝而肝气郁结，气机逆乱，势必横逆犯脾胃，肝、脾、胃同病。肝贮血，脾统血，胃为多气多血之腑，日久气病及血，病变缠绵难愈，造成虚实夹杂。这些因素可单一出现，也可合并为症。

二、分型施治

中医对慢萎分型，国内尚无统一标准。我们根据 103 例慢萎患者的临床表现，初步归纳为下列证型并按证论治。

（一）肝胃不和

1. 主症　胃脘胀痛，胸胁胀满，郁怒诱发或加重，神疲纳少。

2. 次症　嗳气呃逆，嘈杂泛酸，心烦口苦，苔白脉弦。

3. 诊断　有三项主症或二项主症加二项次症即可诊断。

4. 辨证　肝气郁结，横逆犯胃。本症以情志所伤为主，叶天士“脾为起病之源，胃为传病之所。”

5. 治法　疏肝、理气、和胃。唐容川云：“木之性主疏泄，食气入胃，全赖肝木之气以疏泄之，而水谷乃化。”

6. 方药　柴胡疏肝散、四逆散等加减。柴胡、白芍、香附、厚朴花、枳壳、佛手干、茯苓、鸡内金、苏梗、陈皮、川楝子。其中柴胡、枳壳、陈皮、佛手等均含有不同成分的芳香挥发性油，能直接兴奋胃肠，促进胃肠道蠕动，有助于消除胃脘胀痛或胃脘不适等症。

7. 随症加减　心烦不寐加栀子、豆豉；嘈杂泛酸加乌贼骨、浙贝母或吴茱萸、黄连；嗳气频作加沉香、旋覆花，肝郁化火、口苦口干，溲赤加绿萼梅、蒲公英，肝火伤阴加丹皮、生地；火热迫血妄行加黑地榆、紫珠草、生大黄。

本型多因情志变化所致，故容易造成气机紊乱，形成肝胃不和或肝郁脾虚症。现代医学则认为自主神经功能失调和幽门括约肌收缩功能障碍可引起胆汁反流或胃肠功能紊乱，是发生慢萎的原因之一。肝胃不和与胆汁反流和自主神经功能失调的胃肠功能障碍的临床表现相似，因此认为肝胃不和与胆汁反流的关系密切。考虑肝失疏泄影响到胃液分泌，胆汁反流，选加柴胡、郁金，以疏肝利胆为佳。多数学者认为选择不过分香燥之品，以防耗气伤津，我们认为疏肝和胃的同时见有阴亏者(疏肝药容易伤阴),可在疏肝和胃的同时佐以酸甘化阴之品。本方加乌梅、山楂、延胡索等或加凤凰衣,刺猬皮以护脾养胃。

(二) 脾虚痰湿

1. 主症　胃脘闷痛,呕吐清水痰涎,胸腹痞满,苔腻,脉弦滑。

2. 次症　肢体困重,头晕心悸,纳少便溏,食入则吐。

3. 诊断　有三项主症或二项主症加二项次症即可诊断。

4. 辨证　脾胃虚弱,痰湿内阻。

5. 治法　健脾和胃,化痰利湿。

6. 方药　苓桂术甘汤合二陈汤加减。茯苓、桂枝、白术、半夏、陈皮、枳实、九里香、甘草。

7. 随症加减　呕吐甚者加旋覆花、代赭石;湿热重者加藿香梗、绵茵陈;脾虚甚者改用香砂六君子汤合平胃散加减;痰湿偏重改用平胃导痰汤(可加苏梗、川厚朴、蔻仁之类)。

(三) 脾胃虚寒

1. 主症　胃脘隐痛,遇冷痛甚,喜温喜按,舌淡苔白。

2. 次症　倦怠乏力,形寒肢冷,面色㿠白,脉沉细缓。

3. 诊断　有三项主症或二项主症加二项次症即可诊断。

4. 辨证　脾胃虚寒。

5. 治法　温中健脾,益气止痛。

6. 方药　黄芪建中汤、六君子汤、五味异功散等加减应用。黄芪、白芍、桂枝、大枣、党参、白术、良姜、香附、砂仁、炙草。

7. 随症加减　偏于脾阳虚者,本方合桂附理中汤加减;偏于气血虚,用归脾汤化裁;若中焦虚寒,脾不统血,改用黄土汤加减;呕吐清水加制半夏、生姜。

本症型方药中认为黄芪、党参、白术类有改善体质的作用,慢萎的局部病变和整体有关,整体机制得到调整,局部胃黏膜可生化修复。有人曾用黄芪注射液治疗近100例,疗效显著者就有11例,其余有效甚多、说明黄芪对本证型慢萎有针对性疗效。有人通过实验证明黄芪建中汤能提高机体免疫功能。

(四) 胃阴亏虚

1. 主症　胃脘灼痛,口干咽燥,舌红苔少或花剥。

2. 次症　五心烦热,小溲短赤,大便干结、脉细数。

3. 诊断　有二项主症或一项主症加二项次症即可诊断。

4. 辨证　热灼胃阴，津液亏虚。

5. 治法　健脾润胃，益气养阴。

6. 方药　叶氏益胃汤合芍药甘草汤、沙参麦门冬饮等加减。沙参、麦冬、石斛、太子参、木瓜、乌梅、佛手干、扁豆、白芍药、甘草。

7. 随症加减　嘈杂似饥加黄连、吴茱萸；口干甚者加天花粉。有许多学者认为，不论辨证属于何型均应顾护胃阴，酌加甘寒滋阴之药，如沙参、麦冬、石斛等，或酌加酸甘化阴之药，如白芍、乌梅、木瓜等。

（五）瘀血内阻（气滞或气虚日久形成）

1. 主症　胃痛拒按，痛如刺割，痛有定处，呕血或黑便，舌晦暗或有瘀斑或舌下青筋暴露。

2. 次症　肋胀烦闷，呕吐痰涎，形寒肢冷，苔少或花剥，脉细涩。

3. 诊断　有三项主症或二项主症兼一项次症即可诊断。

4. 辨证　胃络损伤，瘀血内阻

5. 治法　活血化瘀，理气止痛。

6. 方药　丹参饮合金铃子散、失笑散等。丹参，砂仁、檀香、川楝子、延胡索、赤芍、五灵脂、黄芪、莪术、全蝎、两面针、鸡内金、当归、川芎。

7. 随症加减　兼气滞者合柴胡疏肝散加减，兼痰湿者含二陈汤加减，兼虚寒者合黄芪建中汤加减，兼阴虚者合益胃汤加减。

现代认为：慢萎是胃黏膜固有腺体减少的一种退行性改变，是局部微循环障碍而致胃黏膜充血、水肿、糜烂，致腺体萎缩等病理改变，根据国内研究，活血化瘀能够改善微循环，以促进胃黏膜腺体营养供应使萎缩的腺体再生。

活血化瘀药治疗慢萎机制：认为能扩张血管，增加局部血流量，改善微循环和代谢，抑制血小板，溶解血液黏稠，抗纤维化，有使萎缩的胃黏膜恢复等作用。

三、整体辨证与局部用药相结合

（一）脾胃虚寒证

内窥镜下见黏膜苍白外，亦有充血区（合并浅表胃炎），则加清热解毒药如蒲公英、白花蛇舌草、紫花地丁、虎尾轮。

（二）脾虚湿热证

内窥镜下见黏膜大片苍白区，则加用健脾温中药如黄芪、桂枝、干姜、白豆蔻、砂仁等。

（三）气滞血瘀证（肝郁犯胃）

内窥镜下黏膜有瘀斑出血点，血液流变学改变，其中见全血比黏稠、血浆比黏度均有不同程度增高，临床用药可加用丹参、全蝎、桃仁等活血化瘀类。

四、小结

慢萎的发病诱因以饮食不节和劳累过度居多。

慢萎中医分型可概括为肝胃不和、脾虚痰湿、脾胃虚寒、胃阴亏虚、瘀血内阻五个证型。

肝胃不和型与脾虚痰湿型多见于慢萎的轻度阶段，脾胃虚寒型和胃阴亏虚型多见于慢萎的中度阶段，瘀血内阻型多见于慢萎的重度阶段。

慢萎的证候特征是本虚标实，虚实错杂互见；治疗以扶正祛邪为大法，须时时注意顾护胃气，但补虚泻实应辨明主次，先后有序。

治疗慢萎应重视怡情放怀，饮食有节，起居有常等调养摄生。

（涂福音. 1991. 临证论医集. 厦门：厦门大学出版社：53－56.）

中医药治疗慢性萎缩性胃炎临床随机对照试验文献方法学评价

张竞之　陈弼沧　涂志红　常艳杰

笔者对近5年来中医药治疗慢性萎缩性胃炎(CAG)的临床随机对照试验文献的方法学进行系统评价,发现存在诸多问题,试评述如下。

一、资料和方法

(一) 检索对象

中国医学科学院的中国生物医学文献光盘(CBMdisc);中国中医研究院情报所的中医药科技文献数据库(TCMLRS,网上检索),检索年限:2000~2004年。

(二) 检索方法

先以"慢性萎缩性胃炎"为主题词进行第1次检索,然后根据"Cochrane协作网手册1997"标准,对所检索的文献进行逐篇评阅,再次检索出中医药治疗CAG的临床试验性文献;凡文献中含有"随机分组""随机对照"表述的均视为RCT。

(三) 纳入和排除标准

研究对象限制为中医药治疗CAG的RCT文献;并排除治疗组为中西药联合干预,对照组为另一种西药干预的文献。

(四) 评价内容

对每篇纳入的RCT的诊断标准、纳入和排除标准、随机分组、分组后各组基线可比性检验、样本含量及估算、分配隐匿、盲法运用、失访病例及意向性分析、统一方法、说明不良反应、干预措施、随访和疗效评价标准等进行评价。

制定统一的调查表,由前两位作者独立对所有纳入的文献进行评阅,如意见不一致,则由两人共同讨论分析,求得意见一致最后两位作者评阅结果的意见一致率为100%,Kappa值为1.00。

二、结果

共检出中医药治疗 CAG 的临床试验性文献 187 篇，其中 RCT69 篇，占 36.90%。在纳入的文献中：① 有明确的诊断标准的 55 篇，占 79.71%。② 有明确的纳入和排除标准的 49 篇，占 71.04%。③ 分组后进行各组基线可比性检验的 57 篇，占 82.61%。④ 随机分组方法正确的 9 篇，错误的 5 篇，未说明分组方法的 55 篇，分别占 13.04%、0.72%和 79.71%；5 篇采用分层随机法，占 0.72%。⑤ 分组后每组例数大于 50 例的 3 篇，占 4.35%。⑥ 统计方法应用正确的 43 篇，错误的 4 篇，没有说明统计方法的 22 篇，分别占 62.32.45%、5.80%和 31.88%。⑦ 无 1 篇提到样本量估算依据，分配隐匿，失访率大于 10%时作意向性分析、随访，防止向均数回归干扰。⑧ 仅 3 篇采用单盲进行干预观察，占 4.35%。⑨ 对不良反应进行观察的 5 篇，占 7.25%。⑩ 详细说明干预措施的 51 篇，占 73.91%。⑪ 仅 1 篇对生存质量进行观察。

三、存在的常见问题分析

（一）RCT 文献数量偏少

根据加拿大 MoMaster 大学的分类方法，RCT 为一级设计方案，能尽可能地避免和消除一些人为的、已知或未知的偏差因素的影响，使研究结果更加符合客观实际，是目前公认的临床治疗性试验的金标准方法；而叙述性研究为四级设计方案，由于没设立对照组，导致其研究结果缺乏可比性，且易受偏倚和混杂因素的干扰，研究结果的重复性差。所以，要提高中医药临床研究的论证强度，就必须多使用 RCT，而本组观察文献中仅占 36.90%。

（二）没有统一的诊断标准

在选定研究对象时应制定统一的诊断标准，这是保证研究质量及其真实性的首决条件和基础。对一项研究项目或成果的评价首先是审核其是否按统一的诊断标准确定和选择研究对象。如果不把研究对象限定在统一诊断标准的基线上，必将无法准确地估计研究因素与结局的联系。而纳入文献有 20.29%没有明确的诊断标准，这便直接影响到研究结论的可信度和重复性。目前大部分文献采用的多为《中药新药临床研究指导原则》，或 1989 年南昌会议制定的标准。

（三）没有制定详细的纳入和排除标准

在研究中由于不同患者的病情、病型、并发症和合并症存在差异使得临床研究在探讨某一种因素的效应时，许多非研究因素或非处理因素会影响到研究的结论。因此在选定研究对象时应制定详细的纳入和排除标准，使研究因素有相对的单一性，以排除某些非研究因素的干扰，确保研究的质量，并为重复研究提供基础。且具有详细的纳入和排除标准的研究结论不能盲目推广到所有的患者。而纳入文献中有28.04%没有制定详细的纳入和排除标准。

（四）随机分组中存在错误

1. 未对随机分组方法进行说明　纳入文献仅9篇正确地说明随机分组方法；而绝大多数仅提到“随机”而未对随机分组方法进行简要描述，这使读者无法判断其随机分组方法正确与否。例如：“观察病例共105例，随机分为两组。”而9篇文献中又大部分属半随机分组法，这便导致分组受选择性偏倚影响的机会较大。

2. 分组方法不正确　例如：“96例均为本院脾胃病专科门诊及住院患者。按2∶1随机分为治疗组、对照组。”该作者在两组人数相差悬殊时(2∶1)，既未进行调整又未对配对原则加以说明，这便导致该研究产生可比性偏倚和论证强度下降。

3. 采用分层随机法偏少　分层随机法是根据研究对象的重要临床特点或预后因素如年龄、病情、合并症或危险因素作为分层根据，先进行分层后再进行随机分组。这样的分组方法可使研究对象的重要临床特点以及某些已知的、未知的影响因素维持组间的平衡，增强研究结论的可比性。由于CAG分为3度，程度不同其预后存在较大差异，所以研究应用分层随机法。而纳入文献中仅5篇采用分层随机法。

4. 未交代样本含量的估算根据，样本含量偏小　纳入文献无一篇交代样本含量的估算依据，并且分组后每组例数大于50例(大样本)的仅3篇，普遍缺乏大样本多中心的协作研究。这便导致研究所得的指标不恒定，检验效能偏低，2型错误增加，结论缺乏充分依据，加上小样本的阴性结论未能被充分发表，从而产生发表性偏倚。

5. 未采用分配隐匿　分配隐匿是指不告知执行者研究对象的归组，而受试对象也无法推测自己的归组，这样就能有效避免分组时选择性偏倚及观察时测量性偏倚的发生。而纳入文献无1篇采用分配隐匿。

6. 未作基线可比性检验　随机分组后两组病例的年龄、性别、病程、病情等不一定均衡，所以分组后还必须对两组资料作基线可比性检验，以确保研究结果的差异是由防治措施本身所引起的，尽量避免客观因素对研究措施效果的影响，保证主要变量在组间的平衡。并且基线状况在一定程度上还能反映随机化的好坏而纳入文献有 12 篇未作基线可比性检验。

7. 未采用盲法进行干预和观察　中医临床研究常采用的反映主观判断指标如症状、舌象、脉象等，均属于“软指标”范畴，加上目前不少证候的诊断标准不尽一致，及中药剂型本身的特点，研究中如不采用盲法就会导致临床研究中选择性偏倚和测量性偏倚、主观偏见、安慰剂效应、霍桑效应和“面子效应”的产生。而纳入文献无 1 篇采用盲法。

8. 未采用意向性分析　在研究中尤其当所采用的病例为门诊患者时，常有样本失访、无应答、干扰、沾染及退出的情况出现，此时就应采用意向性分析，把上述病例作无效处理，以免夸大干预的效果而纳入文献无 1 篇用意向性分析。

9. 统计学中存在错误

(1) 统计方法应用错误：如“3 组慢性萎缩性胃炎”“计量指标用 t 检验”然 t 检验只能用于设计为两组相比较的统计分析，而多组比较则应采用在 F 检验基础上的 q 检验；另外许多文献在对计数资料分析时将 χ^2 检验和 Ridit 检验相混淆，然当计数资料符合正态分布才能使用 χ^2 检验。偏态分布则应用 Ridit 检验。

(2) 统计用语表述错误：统计学上的 P 值只说明有无统计学意义，而不代表临床意义的大小。例如：治疗组症状及胃镜及病理活检改变“有效率明显优于对照组($P<0.01$)”，而正确的表述应为治疗组症状及胃镜及病理活检改变有效率“较对照组有统计学意义”另外应说明具体的 P 值(如 $P=0.005$)，而不要笼统地表示 P 值(如 $P<0.01$)。

10. 未报告不良反应　许多研究措施存在不良反应，读者应全面了解该研究措施的有益和不良效应，才能对该措施有更客观的了解，以便权衡利弊。而纳入文献仅 5 篇报告不良反应。

11. 未采用国际通用的疗效评价标准　循证医学把病死率、致残率、生存期及心脑血管系统重要临床事件作为评价疗效的主要结局指标，并很重视对患者主观感受、功能状态、健康相关生存质量和卫生经济分析的评价。而纳入文献 68 篇将症状和胃镜、病理改变作为评价疗效的结局指标。循证医学认为上述指标均为次要指标和替代指标，不符合以患者为中心的新的医疗观。故笔者认为在今后的研究中应该加强对患者健康相关质量(HRQL)的测定和评价。

12. 未对干预措施加以详细说明　为使研究具有重复性，必须对治疗措施，如药物的剂量、剂型，给药的方法，和观察措施，如使用的仪器、试剂等加以详细说明，而纳入文献有 18 篇未对此给予说明。

另外，中医临床强调“辨证论治”“三因制宜”，即在个体原则下随症加减用药。然而随着《中药新药临床研究指导原则》的实施，中医药的RCT研究逐渐沿袭西药研究的一套方法，往往是一个处方固定不变，并且是众人一方。这种研究方法严重违背中医的“辨证论治”和“三因制宜”的原则，未充分发挥中医药的优势，对此我们应该在临床流行病学研究方法的指导下，探索出一套适合中医“辨证论治”精神的临床研究方法。

[张竞之，陈弼沧，涂志红，等. 2005. 中医药治疗慢性萎缩性胃炎临床随机对照试验文献方法学评价. 中医研究，18(10)：1－3.]

中医药治疗胆汁反流性胃炎研究进展

陈一斌

胆汁反流性胃炎是胆汁样十二指肠液反流入胃所致的胃黏膜炎症。本病病因多为情志失调，饮食不节，劳倦过度，中气不足，病机为脏腑失和，气机升降失调，病位在胆胃，涉及肝脾，病性为本虚标实，以脾胃虚弱，运化无力为本，以胆胃郁滞，胆邪逆胃，湿热壅阻为标，以胃脘疼痛，痞胀，烧心，口苦，呕吐酸苦，嗳气，纳呆为特点。近年来中医药治疗本症有一定进展，兹总结如下。

一、临床研究

（一）辨证治疗

王氏提出胃镜作为中医望诊的延伸，常运用中医证候结合胃镜象来进行辨证论治。认为该病的病机是脾虚、胆邪、胃逆 3 个因素重复组合，以脾胃虚弱、胃阴不足、胆邪犯胃、湿热中阻为临床多见。治疗上根据病在胆胃，以通降调理气机为原则，立疏胆和胃为根本治疗大法。并根据分型不同伍以健脾温中、理气、活血、消瘀、化湿、清热等治法。陆氏则根据临床体会，总结出 6 大证型和 6 大治法：① 肝胃郁滞，治以疏肝理气，和胃降逆；② 胆火犯胃，治以清胆泄热，和胃降逆；③ 中气不足，治以补中益气，升清降浊；④ 脾胃虚寒，治以温中健脾，理气降逆；⑤ 胃阴亏虚，治以养阴益胃，理气通降；⑥ 气滞血瘀，治以活血化瘀，行气止痛。张氏等治疗该病，将其分为 4 型：① 肝气犯胃，治以疏肝理气，和胃降逆，方用柴胡疏肝散合旋覆代赭汤加减；② 肝胃郁热，治以清泄肝热，降逆调中，方用黄连温胆汤合左金丸；③ 寒热互结，治以清热温中降逆，方用半夏泻心汤合旋覆代赭汤；④ 气滞血瘀，治以活血化瘀，行气止痛，方用膈下逐瘀汤。沙氏以清肝活血汤（黄连、赤芍、泽兰、姜黄、枳实、槟榔、姜半夏）为基本方，并分为以下 4 型加减：① 寒热错杂，基本方加吴茱萸、苏梗、干姜、竹茹、川楝子、瓦楞子；② 阴虚郁热，基本方加乌梅、麦冬、五味子、川楝子、蒲公英、瓦楞子；③ 湿热郁积，基本方加藿香、焦苍术、金钱草、柴胡、瓦楞子、草河车；④ 气虚郁热，基本方加党参、山药、茯苓、白术、干姜、炒薏苡仁。

（二）主方加减

黄氏用中药四逆散加味治疗胆汁反流性胃炎，其治愈率和总有效率分别为

60%、93.3%，疗效高于多潘立酮片对照组(23.3%、70%)。闫氏等用四逆散加味治疗本症，总有效率为94.7%。高于西沙比利、硫糖铝、庆大霉素对照组(73.03%)。瞿氏用柴胡疏肝散加减治疗，总有效率为87.88%，高于多潘立酮片对照组(66.67%)。胡氏用加味温胆汤(半夏、枳壳、陈皮、茯苓、八月札、蒲公英、生甘草、竹茹)治疗，总有效率89.47%。杨氏等用丹栀逍遥散治疗，总有效率为93.75%。张氏等用蒿芩清胆汤加味治疗，显效率为56.9%，总有效率91.4%。杨氏用半夏泻心汤加味治疗，总有效率为97.5%，高于奥美拉唑组(55%)。辛氏用香砂六君子汤加味治疗，总有效率为96.9%，高于多潘立酮片对照组(80%)。梁氏等用二蒲六君汤(蒲公英、蒲黄、陈皮、白术、茯苓、党参、半夏、甘草、大枣)为主治疗，治愈率48.39%，总有效率93.55%。李氏用旋覆代赭汤加味治疗，总有效率91.7%。周氏用槟榔丸加味治疗，总有效率93.3%。王氏用加味化肝煎治疗，总有效率72.77%。

（三）专方治疗

目前治疗上以疏肝降逆和胃为治疗大法。彭氏用疏肝益胃汤(柴胡、枳壳、香附、白芍、白术、海螵蛸、吴茱萸、黄连、佛手、甘草)治疗，总有效率和治愈率分别为96.7%、53.3%，高于多潘立酮片、甲氧氯普胺对照组(80%、20%)。陈氏用利胆和胃汤(柴胡、半夏、黄芩、旋覆花、白术、白芍、太子参、枳壳、苏梗、大黄、甘草)治疗，总有效率为89.6%。顾氏用利胆和胃汤(柴胡、黄芩、枳壳、半夏、木香、郁金、白术、白芍、大黄)治疗，治愈率和总有效率分别为80%、90.5%，高于多潘立酮片对照组(40%、63.3%)。陈氏用清胆和胃汤(龙胆草、栀子、木通、大黄、白术、瓦楞子、黄连、吴茱萸、代赭石、乌贼骨、竹茹)治疗，治愈率和总有效率分别为71.2%、95%。段氏等用自拟方(半夏、柴胡、郁金、白芍、厚朴、丹参、黄连)治疗，总有效率为88.6%，高于多潘立酮片对照组(73.4%)。邵氏用通降汤(代赭石、蒲公英、枳壳、姜半夏、五灵脂、黄连、玉蝴蝶、制大黄)治疗，治愈率和总有效率分别为29.63%、93.55%，高于庆大合剂(庆大霉素、苯甲酸钠、亚碳酸氢钠)对照组(17.65%、82.35%)。庄氏用疏利清降汤(柴胡、枳实、白芍、半夏、郁金、黄连、蒲公英、竹茹、代赭石、甘草)治疗，总有效率97.1%，高于多潘立酮片、雷尼替丁对照组(77.8%)。胡氏疏肝和胃汤(柴胡、香附、代赭石、郁金、黄连、栀子、半夏、陈皮、白术、神曲)治疗，总有效率为93.3%，高于西沙比利、养胃冲剂对照组(75.9%)。王氏等用清胆和胃汤(柴胡、枳壳、黄芩、陈皮、党参、白术、茯、茯苓、半夏、黄连、干姜、甘草)治疗，显效率和总有效率分别为61.25%、92.5%，高于多潘立酮片、阿莫西林对照组(43.75%、73.75%)。

（四）中成药治疗

桑氏用六味安消胶囊治疗，治愈率和总有效率分别为32.3%、93.8%。高于西沙比利联合雷尼替丁对照组（20%、68.6%）。李氏等用铝碳酸镁治疗，总有效率为83.9%，高于氢氧化铝对照组（42.1%）。王氏等用胆胃平冲剂（龙胆草、金银花、柴胡、延胡索、白术、甘草）治疗，总有效率为87.7%，显效率为62.3%。袁氏用胃3号冲剂（蚤休、蒲公英、柴胡、枳壳、半夏、茯苓、白芍）治疗，显效率为38.2%，总有效率为94.1%。

二、问题与展望

综上所述，中医药在治疗胆汁反流性胃炎方面显示了一定的优势。开展较多的是中医专方疗效的观察，并且大多数按统计学原理设计了对照组，进行了疗效比较。临床研究表明，中药制剂具有显著改善临床症状、减轻炎症反应的功能，为今后进一步开展新药开发研究打下了良好的基础。但中医治疗研究中也存在许多不足：① 辨证诊断标准、临床证型混乱，多法并存，诸方并立，用药博杂。② 临床上尚无统一的疗效标准，可采用的标准参差不齐，疗效结果相差悬殊。③ 中医药治疗本病的药理研究不多。④ 中医治疗的实验研究较少。

为了更好地进行本病的临床治疗研究，今后需加强以下工作：① 在现有资料基础上，重点对本病证候进行研究，并与胃镜下胃黏膜象、胃动态变化结合起来。② 从中医临床证候改善、胃黏膜炎症的改善、阻断胆汁反流入胃3个方面入手，建立统一的疗效标准。③ 有目的有计划地开展中药现代化药理研究及生物活性研究，并在此基础上筛选主药，开发新剂型。④ 以中医理论与现代实验技术为基础，建立动物模型，开展实验室研究。

［陈一斌. 2005. 中医药治疗胆汁反流性胃炎研究进展. 国医论坛，20(3)：55－56.］

4 120 例不同年龄段慢性胃炎临床病理分析

聂明　涂福音　王黎　许红英　顾立微

本文通过对分布在不同年龄段经病理诊断为慢性胃炎者(4 120 例)进行临床病理分析,以探讨慢性胃炎(CG)与幽门螺旋杆菌(HP)及胃癌三者的关系。

一、材料与方法

(一) 临床病例

选择病例来自多家医院胃镜检查并做胃黏膜活检病理检查计 4 874 例。选择其中诊断为慢性胃炎两种基本类型即慢性浅表性胃炎(CSG)及慢性萎缩性胃炎(CAG)临床资料完整病例共 4 120 例。

胃镜检查诊断标准参照重庆会议制定的《慢性胃炎的胃镜诊断标准试行方案》进行。

所有病例,按年龄大小分为三组:≥55 岁为老年组,>34～<55 岁为中年组,≤34 岁为青少年组。

(二) 病理检查方法及诊断标准

全部活检组织均经福尔马林固定,石蜡包埋切片,常规染色(HE),进行光镜观察。所有病例均采用碱性复红法进行 HP 染色。慢性胃炎病理诊断标准参照"悉尼胃炎新分类"进行。

CSG 及 CAG 又按主要病变的程度,如前者按炎细胞浸润的多少与深度,后者按固有腺萎缩的多少与深度分为轻度、中度、重度三级。同时判断有无并发肠上皮化生。

(三) 统计学方法

采用卡方检验、相关系数分析方法,用 CASIOfx－3900PV 型计算机计算。

二、结果

（一）CSG与CAG在各年龄组中的分布状况（表1）

表1 CSG与CAG在各年龄组中的分布例（n，%）

	CSG	CAG	CG
青少年组	884(87.35)	128(12.65)	1 012
中年组	1 251(58.05)	904(41.95)	2 155
老年组	362(37.99)	591(62.01)	953
合　计	2 497(60.61)	1 623(39.39)	4 120

本组CSG约占总人数的3/5，CAG约占2/5。随着年龄增长，CSG所占比例越来越小，与年龄增长呈负相关（$r_1=-0.974\ 3$，$P<0.01$），CAG在CG中所占比例越来越大，与年龄增长呈正相关（$r_2=0.954\ 1$，$P<0.01$）。

（二）HP相关性胃炎与CG各型的关系（表2）

表2 1 769例HP阳性者分布例（n，%）

HP	CSG	CAG
+	1 349(54.0)	420(23.7)
−	1 148(46.0)	1 349(76.3)

注：两组比较 $P<0.01$。

（三）HP与肠上皮化生的关系

本组并肠上皮化生者共1 126例，HP阳性243例（占21.58%），远低于HP在CG中的阳性率（$P<0.01$）。其中有89例分布在CSG中，病理表现为轻度小灶性肠化，其余均集中在CAG中，占92.01%（1 036/1 126例）。其中轻、中、重各亚型CAG中HP阳性者占该型肠化者总数分别为25.15%、11.54%及0.98%。在CAG并肠化1 036例中，HP阳性者主要分布在轻度CAG中，与CAG的萎缩程度呈负相关（$r=-0.959\ 8$，$P<0.01$），随肠化加重检出率反而下降。

三、讨论

CSG主要分布在青少年组，中年组次之；CAG则主要分布在老年组，中年组次之。如果说CG的发展是一个由CSG向CAG的发展过程,这个过程则与年龄增长同步相关,同时也揭示CSG向CAG发展是一个相当缓慢的过程。

从HP与CG亚型关系上看,HP主要分布在CSG,并与CSG程度(轻、中、重度)呈正相关,而与CAG程度呈负相关。近年来人们意见趋向一致,HP是CG的常见病因,这在临床诊治中也得到了证实。在我们的统计结果中也发现,HP的阳性率随着CSG加重而提高。HP阳性分布与CAG加重程度呈负相关,这主要与CAG所并发的肠化有关。

CSG向CAG发展与HP有密切关系,HP反复感染可直接导致固有腺特别是胃小凹底部区域的腺体受损,逐渐萎缩消失,形成CAG。与此同时,局部胃小凹底部的未分化细胞通过再生形成新生腺体,新生腺体在分化过程中可向肠上皮分化,从而产生肠化。

HP在中、重度CAG中比例很低,是因为中、重度CAG中肠化生比较明显。胃幽门腺所产生的中性黏液适合HP的生长繁殖,而肠化腺体所产生的硫酸黏液(大肠型肠化)和唾液酸黏液(小肠型肠化)其pH值不适合HP的生长繁殖,从这个角度上看,在CG中所出现的肠化,实际上体现了在HP反复感染的环境中胃黏膜所表现的一种适应性变化,这种适应对HP生长繁殖的抑制是有积极意义的。但是这种肠化在其分化增生过程中所具有的不稳定性,容易在一些促癌、致癌因素的作用下发生基因突变,抑癌基因异化,促癌基因活化,有研究认为,HP感染可引起癌基因(*H-ras*、*MDM2*)和抑癌基因(*P53*和*P16*)的表达产生异常变化,从而导致腺体异型增生,肠型胃癌的发生。Par-sonned也清楚地勾画了肠型胃癌的自然史,即HP—萎缩性胃炎—肠上皮化生—不典型增生—肠型胃癌,揭示了HP、CG与胃癌三者之间的关系。

[聂明,涂福音,王黎等.1998.4 120例不同年龄段慢性胃炎临床病理分析.当代医师杂志,3(12):32-33.]

慢性浅表性胃炎证候研究进展

陈丽凤

慢性浅表性胃炎(chronic superficial gastritis,CSG)是消化系统的一种常见病,属慢性胃炎中的一种。该病是指胃黏膜呈慢性浅表性炎症,其发病原因不一,可因嗜酒、喝浓咖啡,或因胆汁反流,或因幽门螺杆菌感染等引起。

患者可有不同程度的消化不良症状,进食后上腹部不适,隐隐作痛,可伴嗳气,恶心,泛酸,偶有呕吐,一般症状轻微,有的甚至无明显症状,可在胃镜检查时发现。现代医学对慢性浅表性胃炎的治疗仍然没有特效方法,多为对症治疗。如保护胃黏膜,减少胃酸分泌,促进胃肠蠕动,抑制幽门螺杆菌感染等。中医学将其归于"胃脘痛""痞证""反胃""呕吐"等的范围,以辨证治疗为主。中医历代医家对其辨证论治均有论述,治疗上积累了丰富的经验。现将近几年我国对CSG的证候相关研究概况综述如下。

一、中医辨证分型

易显锋将49例CSG分为饮食停滞型、肝郁气滞型、脾胃虚寒型、胃阴不足型4型进行辨证论治;韩丽华等将CSG分为肝胃不和型、湿热中阻型、脾胃虚弱型、脾胃虚寒型、胃络瘀阻型5型;卢成孝将80例CSG分为脾胃虚寒型、肝胃不和型、脾胃湿热型、胃阴不足型4型进行辨证论治;黄雪萍将54例CSG分为肝胃不和型、脾胃虚弱型(包括虚寒型)、胃阴不足型、脾胃湿热型、胃络瘀血型5型进行辨证论治;卫永琪将81例CSG分为肝胃气滞型、脾胃气虚型、脾胃虚寒型、胃阴不足型、胃热内蕴型(或肝胃热蕴型、湿热中阻型)进行辨证论治;杨郎将119例CSG分为肝气犯胃型、脾胃虚弱型、寒热错杂型3型进行辨证论治。

二、中医证候分布研究

张声生等对CSG证候分布进行了相关研究,研究结果认为:960例慢性浅表性胃炎中医证候的出现频率分别为肝胃不和证490例(51.10%)、肝郁脾虚证180例(18.18%)、脾胃虚弱证112例(11.17%)、脾胃湿热证98例(10.12%)、胃阴不足证80例(8.13%);不同的分类证候症状出现频次各不相同,具体为:肝胃不和证前5位症状的出现频次由高到低依次为呃逆嗳气、烦躁易怒、四肢倦怠、泛酸(嘈杂)、口干口渴;肝郁脾虚证前5位症状的出现频次由高到低依次为呃逆嗳气、四肢倦怠、烦躁易怒、食后腹胀、口干口渴;脾胃虚弱证前5位症状的出现频次由高到低依次为胃脘隐痛、四肢倦怠、大便稀或溏、食欲减退、食后腹胀;脾胃湿热证前5位症状的出现频次由高到低依次为大便稀或溏、呃逆嗳气、失眠多梦、胃脘隐痛、肢倦怠或烦躁易怒或口干口渴;胃阴不足证前5位症状的出现率由高到低依次为口干口渴、呃逆嗳气、四肢倦怠、烦躁易怒、泛酸(嘈杂)。结论:与传统相比,慢性浅表性胃炎证候分布发生了变迁,以肝郁相关证候最为常见;四分类证候症状出现频次各有不同模式特点,症状则与肝脾关系最为密切。

吴建一研究了372例CSG,将其分为胃热炽盛型、脾胃虚寒型、肝胃气滞型、胃阴亏虚型、寒邪犯胃型、瘀阻胃络型、食滞胃肠型等7型,进行分析后认为:本病男性发病率高于女性,年龄以青壮年为多见,病程较长,以慢性病为主,幽门螺旋杆菌感染率高(83.1%)。从中医证型来看,依肝胃气滞、脾胃虚寒、瘀阻胃络、胃热炽盛、胃阴亏虚、寒邪犯胃、食滞胃肠次序,所占比例依次递减。其中肝胃气滞、脾胃虚寒、瘀阻胃络3型共占87.9%。幽门螺旋杆菌感染率又以胃热炽盛、瘀阻胃络、脾胃虚寒、肝胃气滞、胃阴亏虚、寒邪犯胃依次递减,但差异不大。

三、各证型诊断标准的确立

周福生等对CSG脾气虚证诊断标准确立进行研究,结果:新建立慢性浅表性胃炎脾气虚证诊断标准包括4项主症和7项次症。主症:① 食后脘胀;② 舌胖大有齿痕;③ 舌质淡;④ 脉细或细弱。次症:① 苔薄白;② 胃脘疼痛;③ 肢体倦怠;④ 口淡;⑤ 面色萎黄;⑥ 大便溏;⑦ 脉细弦。诊断标准:主症①为必不可少之症;具备4项主症可诊断;具备前3项主症中的2项加任何次症3项可诊断;具备3项主症加任何2项次症可诊断。结论:新建立的标准更符合慢性浅表性胃炎脾气虚证的诊断,更贴近于临床。

劳绍贤等观察CSG病人146例,其中脾胃湿热证81例,非脾胃湿热证65例。初步建立慢性浅表性胃炎脾胃湿热证诊断标准和简化标准。结果:慢性浅表性胃炎脾胃湿热证的初步诊断标准为:以舌苔黄腻、胃脘痞满或胀或痛、大便溏、纳呆为主要症状;口苦而黏、胸闷、口渴少饮、肢体困重、恶心为次要症状;只要具备舌苔黄腻,再同时具备其余两个主症,或具备其余1个主症和2个次症,或具备3个以上次症,即可诊断。简化诊断标准为:同时具备舌苔黄腻和胃脘痞满或胀或痛,即可诊断。结论:初步建立的慢性浅表性胃炎脾胃湿热证诊断标准具有一定的科学性、客观性、可行性。

梅武轩等对 CSG 脾胃湿热证量化标准的初步建立进行了研究，结果显示慢性浅表性胃炎脾胃湿热证量化诊断标准为 49 分；量化诊断标准的回顾性检验，其敏感度、特异度、准确度、阳性似然比分别为：90.91%、90.57%、90.72%、9.64%。程度分级标准：轻度 49～57 分，中度 58～65 分，重度≥65 分。结论：慢性浅表性胃炎脾胃湿热证量化标准统计严谨，相关因素赋分合理，值得进一步深入研究。

四、现代医学辅助检查与中医证候相关性的研究

梅武轩等对 CSG 不同证型与胃黏膜水通道蛋白 3、4 基因表达的相关性进行研究，结果：脾胃湿热证组 AQP3、AQP4 高于胃阴不足证组和正常人组；脾虚湿困证组、寒湿困脾证组 AQP3 均高于胃阴不足证组；脾胃湿热证组、脾虚湿困证组、寒湿困脾证组 3 组间 AQP3、AQP4 比较没有明显差异；胃阴不足证组和正常人组间 AQP3、AQP4 比较也没有明显差异。结论：慢性胃炎中医证型不同，胃黏膜 AQP3、AQP4 基因表达不同，AQP3、AQP4 可能成为脾虚湿困、寒湿困脾、脾胃湿热、胃阴不足等病证的发生机制之一。

刘卫红等对 CSG 中医证型与胃黏膜分泌功能的相关性分析，结果单纯型浅表性胃炎胃泌素、胃动素及胃蛋白酶原Ⅰ、Ⅱ水平与伴有出血、糜烂、反流的浅表性胃炎无显著性差异。不同证型胃泌素、胃动素含量具有显著性差异，其中脾胃虚弱型、肝郁脾虚型和胃阴不足型患者胃泌素、胃动素含量较低，表明虚证和虚实夹杂证胃黏膜分泌功能较弱。结论虚证和虚实夹杂证胃黏膜分泌功能减弱。

张声生等对 CSG 不同证候胃黏膜神经内分泌免疫调节的研究，结果显示，与脾胃虚弱证比较，脾胃湿热证胃黏膜促胃液素(Gas)明显升高($P<0.05$)，脾虚痰湿证也显示了升高的趋势；脾虚痰湿证降钙素基因相关肽(CGRP)明显升高($P<0.05$)；脾虚痰湿证和脾胃湿热证胃黏膜辅助 T 淋巴细胞(CD4)明显升高，该两组之间及其他各组之间抑制 T 淋巴细胞(CD8)无明显差异。结论：胃黏膜神经内分泌、T 淋巴细胞免疫在慢性胃病及其不同证候的发展形成演变过程中起着重要作用。

谢冰颖等对 CSG 胃黏膜增殖细胞核抗原和热休克蛋白与中医证型的关系的研究，结果显示，CAS 脾气虚证 PCNA 胃黏膜内的细胞分裂指数高于脾胃湿热证($P<0.05$)；脾胃湿热证胃黏膜内的 HSP60 在间质和腺体均高于脾气虚证($P<0.05$，$P<0.01$)，而 2 种证型 HSP60 在胃黏膜上皮的表达比较差异无统计学意义($P>0.05$)。结论：中医的临床辨证分型与 PCNA 和 HSP60 表达有一定关系。

吴秀霞等对部分证型慢性胃炎患者胃黏膜组织中具有代表性的促凋亡基因Fas的蛋白质表达和抑制因Bcl-2蛋白质表达进行了检测，探讨从细胞凋亡的角度揭示慢性胃炎证候的实质。结果：脾胃湿热组Bcl-2阳性率显著高于肝胃不和组和对照组，肝胃不和组和对照组的Bel-2阳性率则没有显著差异，同时肝胃不和组的凋亡指数显著高于脾胃湿热组和对照组。

范妤等对CSG中医证候与幽门螺杆菌及抗凋亡蛋白的相关性研究，结果：脾胃湿热组HP感染率显著高于脾胃气虚组和正常对照组，有显著性差异($P<0.01$)；Bcl-2在脾胃气虚组的表达率略高于脾胃湿热组，二者无显著性差异，但与正常对照组相比差异显著($P<0.05$)。结论：慢性浅表性胃炎不同中医证型中，HP感染和抗凋亡蛋白Bcl-2表达存在差异，二者与证候的形成有关。

张玉峰等对CSG细胞凋亡指数与中医证型相关性研究，结果：脾胃湿热组和肝胃不和组HP感染率显著高于对照组，脾胃湿热组HP感染率显著高于肝胃不和组，肝胃不和组的凋亡指数显著高于脾胃湿热组。结论：除了HP感染的因素之外，机体气机阻滞也会导致细胞凋亡的发生加强。

刘利民等对108例慢CSG患者进行调查，HP的感染率从高到低依次为脾胃湿热84.2%、肝胃不和78.2%、脾虚夹热58.3%、脾胃虚寒38.5%、胃阴不足31.3%。实证(脾胃湿热和肝胃不和)型HP的感染率和虚证(脾虚夹热、脾胃虚寒和胃阴不足)型比较，经χ^2检验，存在显著差异($P<0.01$)。

蔡子鸿等对206例CSG患者进行调查，病程在10年以下者各证型HP感染的阳性率分别为脾胃虚寒型63.33%、脾胃湿热型87.1%%、肝胃气滞型48.89%、瘀阻胃络型70%、胃阴亏虚型40%，经比较差异非常显著($P<0.01$)，说明病程在10年以下者主要以脾胃湿热型多见。

陈晴清对85例胃镜诊断慢性浅表性胃炎患者按中医辨证分为脾胃湿热型、肝胃不和型、脾气虚证型，观察其与HP感染的状况。结果：慢性浅表性胃炎患者HP阳性率以脾胃湿热型最高，占总感染45.18%，与脾气虚证组HP感染率有显著差异，而与肝胃不和组HP感染率无显著差异。结论：慢性浅表性胃炎的中医分型有一定的科学性，脾胃湿热是本病的主要证型，且HP感染率最高，提出湿热之邪与HP在病因学上是相通的，为临床治疗提供依据。

五、各独立证型与现代医学辅助检查相关性研究

张诗军、劳绍贤等对CSG脾胃湿热证与水通道蛋白3基因表达的相关性研究。结果：正常人与慢性浅表性胃炎患者AQP3阳性表达率差异有显著性($P<0.01$)，正常人、脾胃湿热证患者AQP3阳性表达率差异有显著性($P<$

0.05)，脾胃湿热证、脾虚证患者AQP3阳性表达率差异无显著性($P>0.05$)。慢性浅表性胃炎脾胃湿热证中AQP3阳性患者出现口渴少饮、大便溏而不爽的比例要明显高于AQP3阴性患者($P<0.05$或$P<0.01$)，出现口干口苦、恶心、纳呆、腹胀或痛的比例两组无明显差异($P>0.05$)。慢性浅表性胃炎脾胃湿热证中AQP3阳性患者辨证为湿重于热的比例要明显高于AQP3阴性患者($P<0.05$)。结论：AQP3与水液代谢关系密切，AQP3在脾胃湿热证发生中起着某种作用。

周正等对CSG(脾胃湿热证)与水通道蛋白4表达关系的研究，结果：脾胃湿热证胃黏膜的炎症明显要重于脾虚证和正常人组($P<0.05$，$P<0.01$)；脾胃湿热证AQP4蛋白表达量强于脾虚证组($P<0.01$)和正常人组($P<0.05$)；脾虚证蛋白表达量低于正常人组，但两组差异无显著性($P>0.05$)。结论：AQP的异常表达可能是脾胃湿热证的发生机制之一。

梅武轩、劳绍贤等对CSG脾胃湿热证与胃黏膜水通道蛋白3、4基因表达的相关性研究，结果脾胃湿热中度组、重度组AQP3、AQP4基因表达水平均高于对照组和脾胃湿热轻度组($P<0.05$，$P<0.01$)；脾胃湿热重度组AQP3高于脾胃湿热中度组($P<0.05$)。结论脾胃湿热程度不同，胃黏膜AQP3、AQP4基因表达不同，脾胃湿热程度与胃黏膜AQP3、AQP4基因表达相关，它随着湿热程度的加重而增加。

周凡等对CSG脾胃湿热证患者舌苔脱落细胞活动周期的研究，结果：脾胃湿热组患者S期细胞高于正常对照组和脾气虚组，差异均有显著性意义($P<0.01$，$P<0.05$)，经过清化饮治疗1个月后，脾胃湿热组患者S期细胞数目下降，而G_1和G_2+M期细胞增加($P<0.05$)。凋亡细胞不论脾胃湿热组还是脾气虚组均高于正常对照组，经过治疗后的脾胃湿热组患者，虽然细胞周期有改变，但凋亡细胞无明显变化。结论：脾胃湿热证慢性浅表性胃炎患者的舌苔脱落细胞周期中，S期细胞最多，治疗后S期细胞减少，G_1期、G_2+M期细胞增加；凋亡细胞脾胃湿热组和脾气虚组均高于正常对照组。

周凡等对CSG脾胃湿热证患者舌苔脱落细胞CDK4和CDK6的表达及意义，结果：脾胃湿热组患者舌苔脱落细胞CDK4和CDK6阳性细胞显著高于脾气虚组和正常对照组($P<0.01$)。结论：CDK4和CDK6在脾胃湿热证舌苔脱落细胞保持高表达。可能与中医证型有关。

吴娟等对CSG湿热证胃黏膜G、D细胞变化及胃泌素、生长抑素的表达的研究，结果：与脾虚组比较，湿热组胃黏膜G细胞数目，D细胞数目，G、D细胞比值，G细胞总面积eFGas表达量，D细胞总面积即SS的表达量有显著性差异。

结论：G 细胞增多，胃黏膜 Gas 增多，D 细胞减少，胃黏膜 SS 减少，可能是湿热证的病理基础；而 D 细胞增多，胃黏膜 SS 分泌亢进，G 细胞减少，胃黏膜 Gas 水平低下，可能是脾虚证的病理基础。

武一曼等对胃泌素、生长抑素与脾胃湿热证 CSG 的相关性研究，结果：脾胃湿热组 G 细胞均高于脾气虚组（$P<0.01$）；脾胃湿热组 D 细胞显著低于其他两组（$P<0.01$），G/D 细胞比值脾胃湿热组高于其他两组。脾胃湿热组的 HP 感染率高于脾气虚组。脾气虚组患者年龄高于脾胃湿热组。结论：脾胃湿热组患者与 HP 感染有密切关系，由于 HP 介入导致 G 细胞增多，D 细胞减少，G/D 细胞比值增大。

冯春霞等对 CSG 脾胃湿热证胃黏膜病理、幽门螺杆菌感染及胃黏膜分泌特点研究，结果显示，脾胃湿热证患者的感染率、胃黏膜炎症程度要高于脾虚证组和正常组（$P<0.05$ 或 $P<0.01$）；脾胃湿热证胃黏膜组织中的 IL-8、TNF-α 要高于脾虚证组（$P<0.05$ 或 $P<0.01$），而 sIgA 却低于脾虚证组（$P<0.01$）；在脾胃湿热证中，阳性者的胃黏膜炎症程度明显重于阴性者（$P<0.01$），且阳性者胃黏膜组织中的 IL-8、INF-α 要高于阴性者（$P<0.05$），而 sIgA 在两组间无显著性差异（$P>0.05$）。结论：脾胃湿热证的胃黏膜呈现一种活动性炎症改变，这可能与局部炎症因子（IL-8、TNF-α）分泌增加、防御因子（sIgA）分泌减少有关；而 HP 感染可能是引起和加重脾胃湿热证内在病理变化的因素之一。

林传权等对 CSG 脾虚证消化吸收障碍亚型的临床分析，结果显示，脾虚证亚型出现频率超过 50%的症状有舌淡苔白、脉细弱、体倦乏力、食后腹胀、纳呆食少、胃脘胀满、脘腹疼痛、神疲懒言、嗳气、口淡等；脾胃湿热证出现频率超过 50%的症状有舌苔黄腻、脉滑或濡、胃脘胀满、脘腹疼痛、口干、嗳气、食后腹胀等。脾虚证亚型食后腹胀、纳呆食少、神疲懒言、消瘦的出现频率（分别为 82.5%、77.5%、52.5%和 47.5%）明显高于脾胃湿热证（分别为 50.5%、46.6%、15.5%和 18.4%），两组比较差异均有显著性意义（$P<0.001$）。脾虚证亚型以轻、中度慢性胃炎患者居多，重度较少。结论：脾虚证消化吸收障碍亚型临床上是客观存在的，脾虚亚型患者消化吸收功能不良、营养代谢障碍等有其特定的临床症状和基因背景。

六、问题与展望

目前我国对证的研究多为以上所述几类。

目前我国对 CSG 的证候的研究较多，分型不一，各有特色，但缺乏统一性，不利于临床教学及临床的实际应用，因此某些证型的诊断标准的相关研究崭露头角，以期能制定出一套比较固定可行的证型诊断标准，该类研究具有较好的前瞻性，继续扩展研究，有望获得预期目标，届时中医诊断方式上可望获得新的突破。

我国古代医家对CSG的治疗是通过望闻问切四诊的对患者病情的收集，以达到辨病辨证相结合，法随证立，从而进一步拟定治疗方案，对疾病进行论治。随着现代医学以及现代科学技术的发展，诊断手法越来越多，当代医者除了运用中医旧有的四诊技术收集病情外，还运用了各形各色的现代诊疗技术来完善疾病资料的收集，因而近年来也逐步产生了，各种现代诊疗技术与中医辨证相结合来治疗疾病，从而也逐步流行了对诊疗技术下所产生的各种指标与中医证型分类或形成因素关系的探讨，这是中医辨证上的一大进步，具有较高的前瞻性，目前相关的研究虽然不少，但研究的证型及种类较局限，有待进一步扩大研究其他类型证型。该类型研究亦是中医与西医相结合的切入点，值得进一步深入研究，为未来中西医结合事业做出更多的贡献。

[陈丽凤. 2010. 慢性浅表性胃炎证候研究进展. 云南中医中药杂志，31(2)：62-64.]

慢性浅表性胃炎中医证候分布的研究

陈丽凤　吴耀南

慢性浅表性胃炎(CSG)是一种慢性胃黏膜浅表性炎症,它是一种常见病、多发病,病程缠绵,易反复发作,若失治误治,易进展为慢性萎缩性胃炎(CAG),甚至导致胃癌的发生。西医治疗该病远期疗效欠佳,中医对本病的认识久已,通过辨证施治往往能取得满意的疗效。本研究通过流行病学调查的方法,对730例CSG中医证候的分布规律进行了探讨,现将结果报道如下。

一、临床资料

(一)一般资料

选取730例厦门中医院消化内科已通过胃镜和病理检查确诊为CSG的患者,不论初发或复发,均以首次就诊的时间作为本病发展过程中的某一阶段的开始,归纳其这一阶段的证候特点。由中医主治以上医师对所观察病例进行中医辨证,按患者实际表现证型结果如实记录。730例患者中男345例,占47.3%,女385例,占52.7%,年龄18～60岁,平均(36.95±8.73)岁。

(二)诊断标准

CSG西医诊断参照中华人民共和国卫生部《中药新药临床研究指导原则》1995年第二辑发布的《中药新药治疗慢性浅表性胃炎的临床研究指导原则》,中医证候诊断参照该指导原则中的中医证候诊断标准,出现兼杂证者,以患者实际表现出来的证型为准。

二、观察方法

(一)调查方法

参照中华人民共和国卫生部1995年版《中药新药临床研究指导原则》,设计统一的CSG中医证候研究表格进行观察,研究内容包括患者姓名、性别、年龄、病史、发病时间、中医证候、胃镜下胃黏膜表现、胃镜诊断、病理表现、病理诊断、HP感染及症状和体征的种类及评分等,采用流行病学调查方法对所有符合纳入标准且不符合排除标准任一项的病人收集资料进行观察。

（二）统计学方法

设计相应 EXCEL 表格，将观察所得初始数据输入表格，再使用 EXCEL 常用工具对初始数据进行简单的统计分析获得二次数据；然后将所得二次数据资料应用 SPSS17.0 统计软件，进行数据分析，确定所得相关结果是否存在统计学意义，计量资料若符合正态分布，用单因素方差分析；若不符合正态分布，用秩和检验；计数资料之间比较采用卡方检验；等级资料之间比较使用秩和检验。

三、结果

（一）各独立证候出现频次

各独立证候的出现频次（包括兼夹证中出现的）分别为脾胃虚弱证 560 次（42.7%）、肝胃不和证 373 次（28.4%）、湿热中阻证 200 次（15.3%）、胃络瘀血证 178 次（13.6%），详见表 1。

表 1　各独立证候出现频次（包括兼夹证型中出现的）

证　候	出现次数	百分比
脾胃虚弱证	560	42.7
肝胃不和证	373	28.4
湿热中阻证	200	15.3
胃络瘀血证	178	13.6
总　计	1 311	100

（二）各实际表现证型分布情况

730 例观察病例中，实际表现的证候出现频次分别为脾胃虚弱兼肝胃不和型 219 例（30%）、脾胃虚弱兼湿热中阻型 110 例（15.1%）、肝胃不和型 106 例（14.5%）、脾胃虚弱兼胃络瘀血型 79 例（10.8%）、脾胃虚弱型 78 例（10.7%）、脾胃虚弱兼湿热中阻及胃络瘀血型 51 例（7.0%）、湿热中阻型 39 例（5.3%）、肝胃不和兼胃络瘀血型 25 例（3.4%）、脾胃虚弱兼肝胃不和及胃络瘀血型 23 例（3.2%），详见表 2。

表 2　各实际表现证型分布情况

证　型	病例数（*n*）	百分比（%）
脾胃虚弱兼肝胃不和型	219	30
脾胃虚弱兼湿热中阻型	110	15.1
肝胃不和型	106	14.5

续 表

证 型	病例数(n)	百分比(%)
脾胃虚弱兼胃络瘀血型	79	10.8
脾胃虚弱型	78	10.7
脾胃虚弱兼湿热中阻及胃络瘀血型	51	7.0
湿热中阻型	39	5.3
肝胃不和兼胃络瘀血型	25	3.4
脾胃虚弱兼肝胃不和及胃络瘀血型	23	3.2

四、讨论

(一) CSG 中医各独立证候分布特点

本研究结果主要特点有：① 脾胃虚弱证出现频次显著高于其他证型，超过一半的患者具有该证型表现；② 肝胃不和出现频率为其次，与其他证型出现频率均存在显著的差异；③ 纳入病例中未见胃阴不足型患者。

本研究结果具有一定的理论依据和临床意义，表现在：① CSG 多为急性胃炎反复发作，慢性迁延不愈，病情反复所致，中医学认为“邪之所凑，其气必虚”，且久病多虚，因此脾胃虚弱证往往贯穿 CSG 的整个疾病过程，其出现频率最高有其基础理论依据，同时对临床治疗有重大的意义，提示在辨证治疗该病的同时要重视健脾扶正，以期获得更好的临床治疗效果。② 我国目前处于发展中国家，正是发展建设、创造财富的关键时期，广大人民的工作、精神压力均处于较紧张的状态，尤其是中青年人群，随着社会的发展，温饱、卫生问题已不再是广大人民的基本问题，精神、工作压力已跃居人民的重要问题之中，研究表明，精神过度紧张，可使大脑皮层受到抑制，以致胃的神经反射性调节能力减弱，对胃的保护功能降低，致使胃黏膜发生炎症性变化，如《沈氏尊生书・胃痛》所说：“胃痛，邪干胃脘病也……唯肝气相乘为尤甚，以木性暴，且正克也。”因此，肝胃不和证出现频率较高亦有一定的社会科学依据，同时也提示在治疗 CSG 患者尤其是合并精神压力较大患者时要着重疏肝和胃及从心理学角度开导患者，以提高远期临床疗效。③ 胃阴不足证多由于胃内郁热或湿热内阻日久伤津耗液所致，由于收集的 CSG 患者病例中未发现有属于该证型的，故笔者认为胃阴不足证虽可见于“胃痛”“痞满”等疾病范畴中，但也许与 CSG 的发病并无密切关系，根据导师多年临床经验认为胃阴不足证则更多见于慢性萎缩性胃炎患者，这与邓铁涛、张文尧、唐旭东等学者的观点不谋而合，他们亦认为脾胃阴虚是 CAG 的主要病机之一。但本研究病例中未发现有胃阴不足证，也许与观察病例的样本量不够大有关。

（二）CSG 中医各实际表现证型分布特点

本研究结表明 CSG 临床实际表现的证型以脾胃虚弱兼肝胃不和型为主，该证型与其他证型相比具有显著的统计学意义，提示脾胃虚弱兼肝胃不和为 CSG 最常见的病机之一，而且两者往往互为因果、错杂相兼，说明 CSG 的发病与肝、脾关系极为密切，该结果既验证了千百年来中医各家对该病病因病机的认识，又提示我们在临床上治疗该病的关键是运用健脾、疏肝这两个大法。目前国内外尚较缺乏对 CSG 兼证分布的研究，有待业内学者进一步行相关的统计研究。

综上所述，从 CSG 证候分布的特点来看，CSG 的发病与病机特点主要是脾虚与肝郁，治疗 CSG 时尤其要注重健脾与调肝。因为中医的证候是疾病过程中某一阶段或某一类型的病理概括，能揭示病变的机制和发展趋势，故中医学将其作为确定治法、处方遣药的依据。因此，本课题采用流行病学的调查方法，对到我院就诊的 CSG 患者进行中医辨证并统计分析其分布特点具有重要临床指导意义。由于时间有限，观察的病例不多，不能代表全部厦门地区的 CSG 患者，更不能涵盖整个中国甚至是世界 CSG 的发病人群，因此，观察结果尚不能完全反映 CSG 证候分布的客观规律，有待于进一步深入观察研究。

［陈丽凤，吴耀南. 2012. 慢性浅表性胃炎中医证候分布的研究. 中华中医药学会脾胃病分会第二十四次全国脾胃病学术交流会论文汇编：275－276.］

慢性浅表性胃炎中医证候分布与HP关系的研究

陈丽凤　吴耀南

慢性浅表性胃炎（CSG）是一种慢性胃黏膜浅表性炎症，发病因素众多，近年来西医学发现幽门螺杆菌（HP）感染与CSG的发病有着密切的关系，现代中医在此基础上认为HP感染属中医“邪气”范畴，诸多学者相继开始了对HP感染与中医证候关系的研究，但目前观点不一，各持己见，尚无统一。本研究通过流行病学调查的方法，对730例CSG中医证候的分布与HP感染之间的关系进行了探讨，现将结果报道如下。

一、临床资料

（一）一般资料

选取730例厦门中医院消化内科已通过胃镜和病理检查确诊为CSG并已行HP的检测的患者，不论初发或复发，均以首次就诊的时间作为本病发展过程中的某一阶段的开始，归纳其这一阶段的证候特点。由中医主治以上医师对所观察病例进行中医辨证，按患者实际表现证型结果如实记录。730例患者中男345例，占47.3%，女385例，占52.7%，年龄18～60岁，平均(36.95±8.73)岁。

（二）诊断标准

CSG西医诊断参照中华人民共和国卫生部《中药新药临床研究指导原则》1995年第二辑发布的《中药新药治疗慢性浅表性胃炎的临床研究指导原则》，中医证候诊断参照该指导原则中的中医证候诊断标准，出现兼杂证者，以患者实际表现出来的证型为准，HP诊断标准参照2003年安徽桐城中华全国HP共识会议中的科研诊断标准。

二、观察方法

（一）调查方法

参照中华人民共和国卫生部1995年版《中药新药临床研究指导原则》，设计统一的CSG中医证候研究表格进行观察，研究内容包括患者姓名、性别、年龄、病史、发病时间、中医证候、胃镜下胃黏膜表现、胃镜诊断、病理表现、病理诊断、HP 感染及症状和体征的种类及评分等，采用流行病学调查方法对所有符合纳入标准且不符合排除标准任一项的病人收集资料进行观察。

（二）统计学方法

设计相应 EXCEL 表格，将观察所得初始数据输入表格，再使用 EXCEL 常用工具对初始数据进行简单的统计分析获得二次数据；然后将所得二次数据资料应用 SPSS17.0 统计软件，进行数据分析，确定所得相关结果是否存在统计学意义，计量资料若符合正态分布，用单因素方差分析；若不符合正态分布，用秩和检验；计数资料之间比较采用卡方检验；等级资料之间比较使用秩和检验。

三、结果

各独立证候与 HP 感染的关系：730 例纳入病例中 HP 阳性的 195 例，每个独立证候出现 HP 阳性的频率从高到低顺序为湿热中阻 96 次（48.0%）（为占湿热中阻总次数的比例）、脾胃虚弱 161 次（28.8%）、胃络瘀血 44 次（24.7%）、肝胃不和 58 次（15.5%），详见表 1。

表 1 各独立证候与 HP 感染的情况（次，%）

证候	HP 阳性	HP 阴性
脾胃虚弱证	161(28.8)	399(71.2)
湿热中阻证	96(48.0)	104(52.0)
肝胃不和证	58(15.5)	315(84.5)
胃络瘀血证	44(24.7)	134(75.3)
总计次数	359(27.4)	952(72.6)
总计例数	195 例(26.7)	535 例(73.3)

四、讨论

HP 是由澳大利亚学者 Marshall 和 Warren 在 1983 年从慢性胃炎患者的胃窦黏液层及上皮细胞中首次被分离发现，此后经众多学者大量研究发现在 60%～90%慢性胃炎患者的胃黏膜中均能培养出 HP，进而发现胃黏膜的炎症程度与 HP 的感染程度之间存在正相关关系，并正式提出了 HP 感染是慢性胃炎的重要原因之一。现代医学对 HP 致病机制尚未完全明了，目前认为最可能的主要机制为通过使胃黏膜屏障破坏进而发生 H^+ 反向弥散，继而发生胃黏膜的炎症。

诸多学者研究认为 HP 感染与慢性胃炎、胃溃疡、胃癌的发病有着密切的关系，世界卫生组织(WHO)已把其列为胃癌的首要致病因子。

现代中医认为 HP 感染当属中医学的“邪气”范畴，是胃病发生的重要因素。如《儒门事亲》说：“夫病一物，非人身素有之也，或自外而入，或由内而生，皆邪气也”。了解本病中医证候及其分类证候的症状与体征与 HP 感染的关系，可以指导临床医生更好的综合诊断，以助更好的采取相应的治疗方案，以有效缓解病情，阻止本病向慢性萎缩性胃炎、胃溃疡、胃癌发展。

导师认为 HP 感染具有隐匿性、渐进性、反复性的特点，而中医的“湿热邪气”的发病特点与 HP 感染的胃病的临床表现也颇近似，表明湿热邪气—CSG—湿热证—HP 阳性之间存在着一定的关系。“湿热”既是病因之一，又是 CSG 常见的病理类型，它适宜 HP 的生长和繁殖。脾胃气虚者同样对 HP 易感，因为脾胃虚弱、正气不足，正是容易导致 HP 感染的重要因素，这与中医理论“邪之所凑，其气必虚”相吻合。HP 感染后，使脾胃损伤加重导致脾胃虚弱更甚。从而使脾胃运化升降失常、血气不调而出现一系列气滞、血瘀、食积、郁热、湿阻等病理表现，即“百病皆由脾胃衰而生也”，故虚证也可出现较高的 HP 感染率。

本研究结果显示：730 例观察病例中 HP 阳性的 195 例，每个独立证候出现 HP 阳性的频率从高到低顺序为湿热中阻 96 次(48.0%)(为占湿热中阻总次数的比例)、脾胃虚弱 161 次(28.8%)、胃络瘀血 44 次(24.7%)、肝胃不和 58 次(15.5%)。上述结果表明 HP 感染与湿热中阻关系极为密切，其次为脾胃虚弱，这与蔡子鸿等学者研究结果不谋而合(他们认为 HP 感染以脾胃湿热及脾胃虚寒证最多见，脾胃湿热型＞脾胃虚寒型)，李宝山等学者研究结果亦显示 HP 感染与脾胃虚弱及湿热中阻关系最为密切，但脾胃虚弱高于湿热中阻证。综上所述，可见众多学者均较认可 HP 感染与脾胃湿热及脾胃虚弱两者皆存在密切相关的关系，但各学者在两者关系密切程度的高低上观点尚不一致，考虑可能与各地的气候、卫生、饮食习惯等不同相关，亦可能与各学者收集病例数仍较有限相关。本研究结果提示我们在临床上治疗 CSG 伴 HP 感染患者时既要注重清热化湿，又要不忘健脾扶正，才能达到标本兼治，以防 HP 感染的反复发作。

综上所述，HP 感染与湿热中阻及脾胃虚弱密切相关，治疗 CSG 并 HP 感染时要不忘健脾扶正与清热化湿，以达标本兼治。因为中医的证候是疾病过程中某一阶段或某一类型的病理概括，能揭示病变的机制和发展趋势，故中医学将其作为确定治法、处方遣药的依据。因此，本课题采用流行病学的调查方法，对到我院就诊的 CSG 患者进行中医辨证并统计分析其分布特点与 HP 感染之间的相关性，具有重要临床指导意义。由于时间有限，观察的病例不多，不能代表全部厦门地区的CSG患者，更不能涵盖整个中国甚至是世界CSG的发病人群，因此，观察结果尚不能完全反映CSG证候与HP感染之间的关系，有待于进一步深入观察研究。

［陈丽凤，吴耀南．2011．慢性浅表性胃炎中医证候分布与HP关系的研究．中华中医药学会脾胃病分会第二十三次全国脾胃病学术交流会论文汇编：158－162．］

慢性浅表性胃炎中医证候分布与病理分级及性别、年龄关系的研究

陈丽凤　吴耀南

慢性浅表性胃炎(CSG)是一种慢性胃黏膜浅表性炎症，它是慢性胃炎中最常见的一种类型，本病15～60岁均可发病，男性发病多于女性，且发病率有随年龄增长而升高的趋势。CSG病理分级是胃黏膜炎症轻、中、重的具体表现，目前尚未有人深入探讨其与中医辨证的内在关系。本研究通过流行病学调查的方法，对730例CSG中医证候的分布与病理分级及性别、年龄之间的关系进行了探讨，现将结果报道如下。

一、临床资料

(一) 一般资料

选取730例厦门中医院消化内科已通过胃镜和病理检查确诊为CSG的患者，不论初发或复发，均以首次就诊的时间作为本病发展过程中的某一阶段的开始，归纳其这一阶段的证候特点。由中医主治以上医师对所观察病例进行中医辨证，按患者实际表现证型结果如实记录。730例患者中男345例，占47.3%，女385例，占52.7%，年龄18～60岁，平均(36.95±8.73)岁。

(二) 诊断标准

CSG西医内镜诊断和病理诊断均参照中华人民共和国卫生部《中药新药临床研究指导原则》1995年第二辑发布的《中药新药治疗慢性浅表性胃炎的临床研究指导原则》，中医证候诊断参照该指导原则中的中医证候诊断标准，出现兼杂证者，以患者实际表现出来的证型为准。

二、观察方法

(一) 调查方法

参照中华人民共和国卫生部1995年版《中药新药临床研究指导原则》，设计统一的CSG中医证候研究表格进行观察，研究内容包括患者姓名、性别、年龄、病史、发病时间、中医证候、胃镜下胃黏膜表现、胃镜诊断、病理表现、病理诊断、

HP感染及症状和体征的种类及评分等，采用流行病学调查方法对所有符合纳入标准且不符合排除标准任一项的病人收集资料进行观察。

（二）统计学方法

设计相应EXCEL表格，将观察所得初始数据输入表格，再使用EXCEL常用工具对初始数据进行简单的统计分析获得二次数据；然后将所得二次数据资料应用SPSS17.0统计软件，进行数据分析，确定所得相关结果是否存在统计学意义，计量资料若符合正态分布，用单因素方差分析；若不符合正态分布，用秩和检验；计数资料之间比较采用卡方检验；等级资料之间比较使用秩和检验。

三、结果

（一）各独立证候与病理组织学分级的关系

CSG病理分级轻、中、重度中各独立证候出现频率最高的分别为脾胃虚弱证174次（31.1%）、肝胃不和证189次（50.7%）、湿热中阻证112次（56.0%），详见表1。

表1　各独立证候与病理分级（轻、中、重）的关系

证　候	轻度[次（%）]	中度[次（%）]	重度[次（%）]
脾胃虚弱证	174(31.1)	211(37.7)	175(31.3)
肝胃不和证	91(24.4)	189(50.7)	93(24.9)
湿热中阻证	23(11.5)	65(32.5)	112(56.0)
胃络瘀血证	21(11.8)	86(48.3)	71(39.9)
总计次数	309(23.6)	551(42.0)	451(34.4)
总计例数	197例(27.0)	297例(40.7)	236例(32.3)

（二）各独立证候与性别的关系

女性发病以肝胃不和236次（63.3%）及脾胃虚弱证319次（57.0%）为主，男性发病则以湿热中阻151次（75.5%）及胃络瘀血证102次（57.3%）为主，详见表2。

表2　各独立证候与性别的关系

证　候	男性[次（%）]	女性[次（%）]
脾胃虚弱证	241(43.0)	319(57.0)
肝胃不和证	137(36.7)	236(63.3)

续 表

证 候	男性[次(%)]	女性[次(%)]
湿热中阻证	151(75.5)	49(24.5)
胃络瘀血证	102(57.3)	76(42.7)
总计次数	631(48.1)	680(51.9)
总计例数	345 例(47.3)	385 例(52.7)

（三）发病年龄分布及比例情况

该病发病年龄以 31～40 岁 320 例(43.8%)为好发人群，其次为 18～30 岁人群 188 例(25.8%)，18～40 岁人群共计 508 例(69.6%)，可见该病以青年人群为主要发病对象，详见表 3。

表 3 发病年龄分布及比例(n,%)

18～30 岁	31～40 岁	41～50 岁	51～60 岁
188(25.8)	320(43.8)	153(20.9)	69(9.5)

四、讨论

（一）CSG 病理分级与证候关系的探讨

CSG 的基本病变是上皮细胞变性，小凹上皮增生与固有膜内炎性细胞浸润。炎性细胞浸润仅限于胃黏膜的上 1/3 者为轻度，炎性细胞浸润胃黏膜超过 1/3 至 2/3 者为中度，浸润达全层者为重度。现代中医对 CSG 病理分级与中医证候关系的研究尚较缺乏，涂师根据多年的临床经验认为，轻、中、重度 CSG 与证候类型存在一定的相关性，本研究亦提示 CSG 病理分级与证候确实存在一定的关系：轻度的以脾胃虚弱证 174 次(31.1%)最为常见，中度的以肝胃不和证 189 次(50.7%)最为常见，重度的以湿热中阻证 112 次(56.0%)最为常见。该结果说明 CSG 病理分级与证候的虚实相关，虚证多表现为轻度，实证则更多地表现为重度，表明实证尤其是邪实证时对胃黏膜的损伤程度最大。因此，在治疗轻度 CSG 时可配合健脾扶正加以治疗，在治疗中度 CSG 时可加用调肝和胃之品治疗，在治疗重度 CSG 时则可适当辅佐清热化湿之品。

另外，本研究结果显示胃络瘀血型以中度及重度 CSG 患者更多见，说明在治疗中度及重度 CSG 患者时要注重活血化瘀。中医认为“久病入络”，瘀血证常见于疾病的后期、重症阶段，但该研究结果显示中度患者比重度患者出现胃络瘀血频次更多，与既往大家常规所认识的结果较不一致，考虑可能由于胃络瘀血证患者样本量不够大所产生的误差所致，有待进一步深入研究。

（二）CSG性别与证候分布关系的探讨

该样本研究结果显示：女性发病以肝胃不和236次(63.3%)及脾胃虚弱证319次(57.0%)为主，男性发病则以湿热中阻151次(75.5%)及胃络瘀血证102次(57.3%)为主。笔者认为该研究结果具有一定的社会科学依据及临床指导意义，分析如下。

(1) 肝胃不和多因长期精神紧张、焦虑以及思虑过多而致肝气不畅。中医学认为肝五行属木，性喜条达而恶抑郁，肝气条达则精神放松、情志愉悦，肝气抑郁则精神紧张、情志不畅、急躁易怒，甚则诱发精神失常，反之，精神对肝气的条达与否亦存在反作用，可起到调节作用。众所周知，随着生活水平的提高，当代人的精神压力有增无减，从频繁的大学生自杀、轻生，以及精神病患者的逐年增多都可以看出精神压力、情志不调已成为当代社会不可忽视的一大新生问题，从上述调查结果可见女性患者存在情志不畅的较男性为多，因此在辨证治疗女性CSG患者时，尤其要注意是否并有肝脾不和，有则须加强疏肝和胃的治疗，有时可适当加用解郁、安神等药以辅佐治疗，并应从心理上开导患者，让其认识到精神、情绪的主动作用。

(2) 脾胃湿热往往是由于长期饮酒、偏食辛辣炙煿油腻之物以及感染HP等所致。在我国，目前以男性饮酒为多，经相关调查显示：海淀区居民饮酒率为27.33%，其中男性饮酒率为57.11%，女性饮酒率为11.28%，男性约为女性的5倍，男女性别饮酒率具有显著差异。周旭辉等曾于1993年、2001年在全国五地区进行过第一次、第二次全国性酒精消费现状调查，结果均显示：改革开放后，随着我国经济的快速发展和人民生活水平的提高，中国的酒精消费量呈上升趋势，酒精所导致的公共卫生问题日益突出。由此可见男性湿热中阻证更为多见，有其社会科学依据，同时该数据亦提示我们在辨证治疗男性CSG患者时，应注意清热化湿治疗的重要性。

(3) 本研究结果还提示脾胃虚弱患者多见于女性，胃络瘀血多见于男性。涂师根据临床多年经验认为脾胃湿热与胃络瘀血间存在一定的因果关系，脾胃湿热患者往往容易导致胃络瘀血的发生，可能与脾胃湿热病势缠绵，病程往往较长，久病入络而致瘀血内阻有关，故在治疗脾胃湿热时应同时注意佐以活血化瘀之品。而女性患者则与肝胃不和及脾胃虚弱证多见，涂师根据临床多年经验认为木郁克土，皆因脾土偏弱，肝气偏旺所致，故在治疗女性肝胃不和时，疏肝还要健脾，则可加强疗效。

（三）CSG 年龄分布特点

本研究结果显示：CSG 发病年龄以 31～40 岁 320 例(43.8%)为好发人群，其次为 18～30 岁人群 188 例(25.8%)，18～40 岁人群共计 508 例(69.6%)，占据将近 2/3 的例数，可见该病以青年人群为主要发病对象。笔者认为该研究结果具有其一定的社会科学理论依据及临床指导意义，表现在：① 慢性胃炎分两大类：CSG 及 CAG，CSG 是慢性胃黏膜浅表性炎症，CAG 则是胃黏膜呈慢性炎变和固有腺萎缩，CSG 长期反复发作不愈可进一步转化为 CAG，而 CAG 经过积极治疗有时亦可逆转为 CSG，并且随着年龄的增大，尤其是老年人可存在生理性的 CAG，不列为病态，故从理论上讲 CSG 更多好发于年轻人，而 CAG 则更多好发于中老年人；② 经研究发现众多因素都可诱发 CSG，如细菌、病毒及毒素，鼻腔、口腔、咽部的慢性感染，吸烟，刺激性食物、饮食不规律，药物损害，胆汁或十二指肠液反流，循环及代谢功能障碍，HP 感染以及长期处于精神紧张、忧虑或抑郁状态等等因素，而经调查发现饮食不规律、偏食辛辣炙煿等刺激性食物、生活作息不规律、吸烟、精神紧张、焦虑等多见于青年人，而老年人则往往饮食较规律、摄食清淡、生活作息规律，故年轻人发病机会更大；③ 该研究结果提示我们面对 CSG 时，不仅要重视治疗，更要注重及早预防，尤其是从青年时期即要开始预防。

综上所述，CSG 病理分级与证候间亦存在相关，说明在治疗相应病理分级的患者时可借鉴各相应证候的治疗方法；男性 CSG 患者以湿热中阻和胃络瘀血多见，女性 CSG 患者以肝胃不和及脾胃虚弱多见，故在临证时可起到指导治疗的作用；CSG 好发于青年人，故在诊治该病的同时，应不忘从青年时期就要及早预防。因为中医的证候是疾病过程中某一阶段或某一类型的病理概括，能揭示病变的机制和发展趋势，故中医学将其作为确定治法、处方遣药的依据。因此，本课题采用流行病学的调查方法，对到我院就诊的 CSG 患者进行中医辨证并统计分析其分布特点与西医病理分级及患者性别、年龄之间的相关性，具有重要临床指导意义。由于时间有限，观察的病例不多，不能代表全部厦门地区的 CSG 患者，更不能涵盖整个中国甚至是世界 CSG 的发病人群，因此，观察结果尚不能完全反映 CSG 证候与各因素间的关系，有待于进一步深入观察研究。

[陈丽凤，吴耀南. 2011. 慢性浅表性胃炎中医证候分布与病理分级及性别、年龄关系的研究. 中华中医药学会脾胃病分会第二十三次全国脾胃病学术交流会论文汇编：158-162.]

慢性萎缩性胃炎中医分型证治探讨

——附64例临床分析

涂福音

慢性萎缩性胃炎(以下简称慢萎)是一种较难治的消化道疾病,中医学古典文献中并无慢萎这个病名记载,但一些经典著作里所描述的“胃痞”却有类似的症状。我院两年来共治疗慢萎64例,大致上可归纳为肝胃不和、脾虚痰湿、脾胃虚寒、胃阴亏虚、瘀血内阻5个证型,现将64例慢萎的中医分型证治分析与探讨如下。

一、临床资料

(一)病例选择

64例中,门诊患者8例,住院病人56例,所有患者均于治疗前经纤维胃镜及病理活检明确诊断为慢性萎缩性胃炎。其中伴慢性浅表性胃炎27例,伴胃下垂15例,伴胃、十二指肠球部溃疡18例,伴十二指肠球炎2例,伴胃息肉1例,伴胃癌1例。

(二)一般情况

1. 性别　64例中,男37例,女27例。男女之比为1.37∶1。

2. 职业　工人37例,干部15例,农民5例,家庭妇女3例,医护人员2例,教师1例船员1例。

3. 年龄

表1　本组各证型年龄分布

	例数	23岁~	31岁~	41岁~	51岁~	60岁以上	平均(岁)
肝胃不和	12	3	2	2	3	2	44.8
脾虚痰湿	10	1	0	0	5	4	56.2
脾胃虚寒	16	2	3	3	6	2	47.56
胃阴亏虚	7	1	1	1	3	1	48.7
瘀血内阻	19	3	3	5	4	4	46.95
合　计	64	10	9	11	21	13	48.84

从表1来看，慢萎患者的发病年龄较大，平均为48.84岁，多发年龄在30～60岁之间，共41例占64.06%，但23～30岁组有10例，占15.62%。

4. 病程

表2 本组各证型病程分布

	例数	1年以下	1年～	3年～	5年～	10年～	15年～	20年以上	平 均
肝胃不和	12	2	0	4	4	0	2	0	7.5
脾虚痰湿	10	0	1	3	0	4	1	1	12.9
脾胃虚寒	16	1	0	3	7	2	1	2	9.18
胃阴亏虚	7	1	0	3	2	0	0	1	7.71
瘀血内阻	19	2	2	0	1	7	2	5	13.95
合 计	64	6	3	13	14	13	6	8	10.24

从表2可知，慢萎的病程较长，平均病程为10.24年，其中瘀血内阻患者的病程最长，平均为13.95年，符合中医"久病入络"之说。

表3 各证型胃痛诱因分布

	例数	情志不畅（例）%	饮食不节（例）%	劳累过度（例）%	感冒（例）%	无明显诱因（例）%
肝胃不和	(12)	7	3	1	1	0
脾虚痰湿	(10)	0	6	3	0	1
脾胃虚寒	(16)	1	4	8	2	1
胃阴亏虚	(7)	1	2	2	1	1
瘀血内阻	(19)	4	6	5	2	2
合 计	64	13(20.31)	21(32.81)	19(29.66)	6(9.37)	5(7.81)

从表3可知慢萎胃痛的诱因主要有饮食不节（占32.81%），劳累过度（占29.68%），情志不畅（占20.31%）和感冒（占9.37%），这说明调养摄生失常是诱发本病的重要因素。

二、分型证治

中医对慢萎分型，国内尚无统一标准，我们根据64例慢萎患者的临床表现，初步归纳为下列五型进行论治。

（一）肝胃不和

1. 主症　胃脘胀痛，胸胁胀满，郁怒诱发或加重，神疲纳少。

2. 次症　嗳气呃逆，嘈杂泛酸，心烦口苦，苔白脉弦。

3. 诊断　有三项主症或二项主症加二项次症，诊断即可成立。

4. 辨证　肝气郁结，横逆犯胃。

5. 治法　柴胡疏肝散加减：柴胡、白芍、香附、枳壳、佛手干、茯苓、鸡内金、苏梗、朴花。

（二）脾虚痰湿

1. 主症　胃脘闷痛，呕吐清水痰涎，胸腹痞满，苔腻脉弦滑。

2. 次症　肢体困重，头晕心悸，纳少便溏，食入则吐。

3. 诊断　有三项主症或二项主症加二项次症即可诊断。

4. 辨证　脾胃虚弱，痰湿内阻。

5. 治法　健脾和胃，化痰利湿。

6. 方药　苓桂术甘汤合二陈汤加减：茯苓、桂枝、白术、半夏、陈皮、枳实、九里香、甘草。

（三）脾胃虚寒

1. 主症　胃脘隐痛，遇冷痛甚，喜温喜按，舌淡苔白。

2. 次症　倦怠乏力，形寒肢冷，面色皖白，脉沉细缓。

3. 诊断　有三项主症或二项主症加二项次症即可诊断。

4. 辨证　脾胃虚寒。

5. 治法　温中健脾，益气止痛。

6. 方药　黄芪建中汤：黄芪、白芍、桂枝、大枣、党参、白术、良姜、香附、砂仁、炙草。

（四）胃阴亏虚

1. 主症　胃脘灼痛，口干舌燥，舌红苔少或花剥。

2. 次症　五心烦热，小溲短赤，大便干结，脉细数。

3. 诊断　有二项主症或一项主症加二项次症即可诊断。

4. 辨证　热灼胃阴，津液亏虚。

5. 治法　健脾润胃，益气养阴。

6. 方药　益胃汤合芍药甘草汤加减：沙参、麦冬、石斛、太子参、木瓜、乌梅、佛手干、扁豆、白芍、甘草。

（五）瘀血内阻

1. 主症　胃痛拒按，痛如刺割，痛有定处，呕血或黑便，舌晦暗或有瘀斑或舌下青筋毕露。

2. 次症　胁胀烦闷，呕吐痰涎，形寒肢冷，苔少或花剥，脉细涩。

3. 诊断　有三项主症或二项兼一项次症即可诊断。

4. 辨证　胃络损伤，瘀血内阻。

5. 治法　活血化瘀，理气止痛。

6. 方药　丹参饮合金铃子散加味：丹参、砂仁、檀香、川楝子、延胡索、黄芪、莪术、全蝎、两面针、鸡内金。

三、体会

（一）病因病机以脏腑虚损为关键

慢萎的临床证候特点，可概括为中医的“胃痞病”。如《伤寒论》曰：“若心下……但满而不痛者，此为痞。”《丹溪心法》云：“脾土之脏受伤，转输之官失职，胃难纳谷，脾不运化，精浊浑淆，隧道壅塞，郁而不行，气留血滞，促气内停，遂成胀满。”《医宗金鉴》又有“热痞”“寒热痞”“虚热水气痞”“虚热客气上逆之痞”等区分。中医历代文献对“胃痞”的主症和病因病机的论述与我们临床观察的慢萎证型基本相符。

1. 肝胃不和型　因情志失调，忧思恼怒，气郁伤肝，肝失疏泄，横逆犯胃，气机受限而痛。如《素问·至真要大论》篇说：“木郁之发，民病胃脘当心而痛。”《沈氏尊生书·胃痛》亦指出：“胃痛，邪干胃脘病也……唯肝气相乘为尤甚，以木性暴，且正克也。”

2. 脾虚痰湿型　日久病脾，中阳不振，运化失司，水谷精微内停而为湿；或饮食不节，损伤脾胃，肥甘厚味，酿湿生热，聚而成湿，痰湿夹杂，内阻中焦，气机不畅而发胃痛。如《张氏医通·诸气门》所说：“肥人心下痞闷，内有湿痰也。”《临证指南医案·胃脘痛》说：“胃痛久而屡发，必有凝痰聚瘀也。”

3. 脾胃虚寒型　因素体脾胃虚弱，或饥饱失宜，劳倦过度或久病脾胃受伤，阳气亏损，则中焦虚寒致络失于温养而发胃痛。如《素问·举痛论》云：“寒邪客于肠胃之间，膜原之下，血不得散，小络引急，故痛。”《诸病源候论·腹痛病诸候》亦有：“腹痛者，由府藏虚，寒冷之气客于肠胃募原之间，结聚不散，正气与邪气交争相击，故痛”之说。

4. 胃阴亏虚型　因燥湿失常所致。尤在泾云：“湿土宜燥，燥土宜湿，便归于乎。”故中焦燥湿相济则运化正常，若燥湿不济，则运化失调，燥土过盛则脾胃阴伤，如过服辛热之品，或胃痛日久，郁热伤阴等，则胃络失于濡养，脉络拘急而作痛。

5. 瘀血内阻型　瘀血的形成多由其他证型迁延而致，如气滞日久，则血脉凝涩，瘀血内结，脾虚生痰。痰凝成瘀而痰瘀互结，中焦虚寒，寒凝脉络，气血流通受阻，滞而成瘀；脾气虚弱，血失统摄，离经之血，不得消散，积而成瘀；阴虚内热，灼伤津液，血质黏稠而成瘀；瘀血即成，脉络阻滞，“不通则痛”，如叶天士也有“久痛入络”之说。

据我们临床观察到，本组瘀血内阻型 19 例中兼气滞 8 例，占 12.10%，兼痰湿 2 例，占 10.53%，阴虚 7 例，占 36.84%。没有一例为单纯性的瘀血证。

在临床施治的观察中，我们认为肝胃不和型和脾虚痰湿型多见于慢萎的轻度，脾胃虚寒型和胃阴亏虚型多见于慢萎的中度，瘀血内阻型多见于慢萎的重度。

（二）临床施治以扶正祛邪为大法

根据临床观察，本病主要证候特点是本虚标实，虚则气虚、血虚、阴虚、阳虚；实则气滞、痰湿、血瘀。但临床各型往往错杂互见，虚中有实，寒热夹杂，故治疗慢萎宜以扶正祛邪为大法。须时时顾护胃气。至于采用补虚泻实，或先攻后补，或先补后攻，或寓攻于补，或寓补于攻，或寒热并行等具体治法应辨明主次，先后有序，遵照“急则治其际，缓则治其本”“间者并行，甚者独行”的原则，辨证论治，灵活运用。

（三）应重视调养摄生

根据本组 64 例临床观察统计，慢萎的主要诱因有饮食不节（占 33.81%），劳累过度（占 31.2%），情志不畅（20.31%），感冒（占 9.37%）。这说明调养摄生失常是诱发和加重本病的重要因素，而且调养摄生对慢萎的治疗和预后有明显的影响，如只顾治病，不顾其人，忽略患者的主观能动性，不注意情绪、饮食、起居等因徒恃药石，事倍功半。因此我们认为慢萎患者在治疗中还应做到以下几点。

1. 怡情放怀　慢萎患者常因思忧郁克土而胃痛。故其在治疗过程中宜保持心情舒畅，正确对待客观事物，解除思想忧虑，实有助于疗效的提高，正如《内经》所说“精神内守，病安从来”。

2. 饮食有节　慢萎是一种消化道的顽疾，过饮暴食，或饥饱不定，或偏嗜酸辣、辛燥、生冷及油腻之品，均是导致本病的重要因素。如《医学正传·胃脘痛》

所说:“致病之由多因纵恣口腹,喜好辛酸,愁饮热酒煎熬,复餐生冷,朝伤暮损。日积月深……故曰胃脘疼痛。”因此,饮食有节,重视后天脾胃的自我护理十分重要。

3. 起居有常 李东垣说:“苍天之气贵清净,阳气恶烦劳,病从脾胃生”。慢萎患者应保障足够的睡眠时间,使精神体力得到休息和改善,避免劳累过度,则有利于疾病的逐步康复。慢萎患者发病后,机体抵抗力下降,临床上有不少患者因感冒而诱发或加重胃痛。故注意地域气候的变化,适时增减衣服,避免感冒,并适当参加体育锻炼,如气功、太极拳及其他有益身心的文体活动。如《内经》所说“虚邪贼风,避之有时”“和于阴阳,调于四时”。

总之,调养摄生是慢萎患者配合治疗自我调理,取得疗效的重要步骤。

四、典型病例

(一) 肝胃不和型

李某,女,56 岁。家庭妇女,病历号 7257,初诊日期 1986 年 8 月 1 日。

病史:患者以胃脘痛 7 年,加剧 1 周为主诉入院。症见:胃脘胀痛,攻撑连胁,痛无定处,嗳气呃逆,心烦易怒,神疲纳呆,溲赤便溏,舌淡红苔薄白,脉弦细。1986 年 8 月 7 日于本院查胃镜(胃镜号 No. 0351)。

诊断:① 慢性浅表萎缩性胃炎;② 胃下垂。

辨证:属木郁克土,肝火犯胃,治拟疏肝健脾,理气清热,方用逍遥散合柴胡疏肝散加减。

处方:柴胡 6 g,白芍 10 g,香附 10 g,枳壳 10 g,茯苓 15 g,白术 10 g,佛手 15 g,萼梅 45 g,朴花 6 g,鸡内金 10 g。

服药三剂后胃脘痛明显减轻,嗳气呃逆消失,照原方连服 12 剂。病已痊愈,精神好转,纳增便调。后以香砂六君子汤善后调理,于 1989 年 8 月 23 日病愈出院,共住院 23 天。

(二) 脾虚痰湿型

洪某,女,65 岁,退休助产士,病历号 69281,初诊日期 1986 年 6 月 17 日。

病史:患者以反复胃脘痛共 5 年,加剧伴呕吐 2 天为主诉入院。症见:胃脘闷痛,辗转反侧,胸痞腹胀,呕吐痰涎,食入则吐,神疲乏力,面色苍白,尿少便溏,舌淡晦苔白腻,脉细而滑。1986 年 6 月 6 口于本院查胃镜(胃镜号 No. 0299)。

诊断:① 慢性萎缩性胃炎;② 幽门区溃疡活动期;③ 胃下垂。

辨证:脾胃虚弱,痰饮内停。治拟健脾化痰,和胃降逆。

处方：茯苓桂术甘汤合二陈汤加减：茯苓 30 g，桂枝 6 g，白术 10 g，半夏 15 g，陈皮 10 g，枳实 10 g，生姜 3 片，竹茹 10 g，苡仁 30 g，旋覆花 10 g(包)，代赭石 30 g，甘草 3 g。服药两剂后呕吐瘥；胃痛减，照原方去旋覆花、代赭石加砂仁 6 g，鸡内金 10 g，再进两剂诸症消失，于 1986 年 6 月 20 日出院，共住院四天。

(三) 脾胃虚寒型

郭某，男，39 岁，干部，病历号 4297，就诊日期 1985 年 5 月 18 日。

病史：患者以胃脘痛 10 余年，加剧 1 个月为主诉入院。症见：胃脘隐痛遇冷痛甚，喜温喜按，四肢不温，疲乏无力，纳少便溏，小溲清少，面色浮白，舌淡胖边有齿痕，苔薄白，脉沉细。1985 年 5 月 23 日于本院查胃镜(胃镜号 107)。

诊断：① 慢性浅表萎缩性胃炎；② 胃下垂。

辨证：脾胃虚寒，治以温中健脾，益气止痛。

处方：附子理中汤合黄芪建中汤化裁：炮附子 6 g，党参 15 g，良姜 6 g，白术 10 g，黄芪 15 g，白芍 15 g，桂枝 6 g，砂仁 6 g，大枣 15 g，炙甘草 6 g。服药 5 剂后胃痛减轻，余症均减，遂以黄芪建中汤为主，随症略有加减，治疗 2 个多月，病情痊愈，于 1985 年 7 月 29 日出院，共住院 73 天。嘱其出院后续服中成药补中益气丸以巩固疗效。

(四) 胃阴亏虚型

刘某，男，60 岁，退休工人，病历号 6187，就诊日期 1986 年 2 月 22 门。

病史：患者以反复胃脘痛 20 年，加剧 1 个月为主诉入院。症见胃脘烧灼而痛，口干咽燥。咳嗽痰黏难咯，心烦寐差，形体消瘦，纳少脘胀大便秘结，舌红苔根黄腻中剥，脉细数重按无力。1986 年 5 月 2 日于本院查胃镜(胃镜号 No. 297)。

诊断：① 慢性浅表萎缩性胃炎；② 胃下垂。

辨证：脾虚胃阴亏损，治以健脾养阴益胃。

处方：益胃汤合芍药甘草汤加减：沙参 15 g，麦冬 12 g，玉竹 10 g，石斛 10 g，白芍 15 g，乌梅 10 g，扁豆 10 g，佛手 15 g，枳实 10 g，甘草 3 g。服药 5 剂后症状减轻，继服 5 剂后胃痛止。心烦除，夜寐安，但尚有纳少口干，大便不畅，仍按上法随症加减，治疗 2 个多月诸症消失，舌脉正常。后以参苓白术散善后调理，于 1986 年 6 月 15 日病愈出院，住院共 113 天。

（五）瘀血内阻型

案1：李某，男，57岁，医生，病历号7273，就诊日期1986年8月4日。

病史：患者以反复胃痛20年。加剧10天为主诉入院。症见：胃脘刺痛，胸胁胀闷，心烦易怒，纳少神疲，口干口苦，舌暗红，苔腻微黄，舌下青筋毕露（舌下静脉Ⅱ°曲张），脉细弦。1986年7月15日于厦门市第一医院查胃镜（胃镜号0866）。

诊断：慢性浅表萎缩性胃炎。

辨证：气滞血瘀。

治疗：理气活血止痛。

处方：柴胡疏肝散合丹参饮加味：柴胡6 g，黄芩10 g，香附10 g，枳壳10 g，朴花10 g，丹参15 g，鸡内金10 g。服药4剂胃痛减轻，心烦易怒消除，余症仍然，后以丹参饮加味为主，分别合用丹栀逍遥散、五味异功散等，随证加减，治疗3个多月，于1986年11月25日病愈出院，共住院上11天。

案2：郑某，男，42岁，工人，病历号3002，就诊日期1981年10月19日。

病史：患者以反复胃脘闷胀刺痛近2个月，加剧1周为主诉入院。症见：胃脘刺痛，痛处固定。纳少腹胀，口干咽燥，大使干结，舌暗红边有瘀点，苔少，脉弦细而数。1984年11月24日于本院查胃镜（胃镜号001）。

诊断：① 慢性浅表性胃炎；② 胃窦部萎缩性胃炎。

辨证：胃阴亏虚，瘀血内阻。

治则：健脾润胃，行气活血。

处方：益胃汤合丹参饮加减：沙参15 g，麦冬10 g，玉竹10 g，石斛10 g，丹参15 g，砂仁6克，黄芪15 g，莪术10 g，两面针12 g，全蝎3 g，鸡内金10 g。服药3剂后胃痛明显减轻，守原方略有加减，再进15剂，胃痛基本告愈，口干咽燥消除，但仍神疲，纳少，腹胀，大便干结，舌淡暗，苔薄白，脉细弦，乃以丹参饮合六君子汤，参苓白术散等为主，随证加减用药，治疗3个月，诸症消失，舌淡红苔薄白，脉弦，于1985年2月14日出院，共住院119天。

五、小结

（1）慢萎的发病诱因以饮食不节（21例）和劳累过度（20例）居多，分别占本文所观察64例的32.81%和31.26%。

（2）慢萎的中医分型可概括为肝胃不和、脾虚痰湿、脾胃虚寒、胃阴亏虚和血瘀内阻五个证型进行论治。

（3）肝胃不和型与脾虚痰湿型多见于慢萎的轻度，脾胃虚寒型和胃阴亏虚型多见于慢萎的中度，瘀血内阻型多见于慢萎的重度。

(4) 慢萎的证候特点总是本虚标实，错杂互见，治疗以扶正祛邪为大法，须时时注意顾护胃气，但补虚法实应辨明主次，先后有序。

治疗慢萎应重视怡情放怀，饮食有节，起居有常等调养摄生。

(涂福音. 1991. 临证论医集. 厦门：厦门大学出版社：62－74.)

涂福音教授治疗慢性萎缩性胃炎经验

张竞之　吴伟伟　涂志红　指导：涂福音　张琼英

福建中医学院附属厦门市中医院名誉院长涂福音教授，为享受国务院特殊津贴的全国第二批名老中医，从医40余年，知识渊博，融汇古今，学风严谨，在慢性萎缩性胃炎（CAG）的中医药治疗方面有着丰富的经验和独到的见解。辨证与辨病相结合，治法简明，方药平正轻灵，独具匠心，疗效卓著。笔者有幸侍诊左右，蒙其亲授，获益良多。现将涂老治疗CAG的部分经验整理如下。

一、溯本求源审病机

CAG在中医学中属于“胃痛”“痞满”等范畴。涂老根据多年来的临床经验，认为脾胃同居中焦，刚柔燥湿相济，阴阳相和。饮食内伤、外邪侵袭、情志不畅、脏腑失调等因素，皆可伤及脾胃，久则脾胃虚弱。且胃乃多气多血之腑，易损易滞，易虚易实，气病血病多见；脾喜燥恶湿，脾虚湿蕴，化热伤阴，终至气虚血瘀、湿热郁滞而成本病。因此，该病的病机特点为虚实夹杂，寒热交错。虚，重在脾胃气虚；实，主要是气滞、血瘀、湿阻等；寒，多因饮食生冷、积冷成寒，或脾胃虚弱、寒从内生；热，多因嗜食辛辣厚甘、湿热内蕴，或脾胃阴分不足，阴虚生内热。所以脾胃虚弱为本，热、滞、瘀为标，虚、热、滞、瘀为CAG发生、发展、恶化的主要病机。

二、证病结合明诊断

涂老强调，辨证论治是中医的精华，准确诊断是取得良好疗效的基础。在临床实践中，涂老注重中医辨证与西医辨病相结合，宏观辨证与微观辨病相结合，准确诊断。“胃痛”“痞满”以胃脘疼痛、痞满、嗳气、泛酸、食欲不振、消化不良等为主症，而西医以病理和胃镜所见为CAG的诊断标准。涂老认为，病理和胃镜是望诊的延伸，不仅能避免误诊，而且能够准确地掌握目前的病情、有无合并症（如溃疡、胆汁反流）和癌变，对指导治疗和追踪观察有重要意义。

三、四诊合参重舌诊

涂老认为，四诊在诊病中缺一不可，但舌诊最为客观。如问诊受病人对症状的敏感程度、文化程度以及语言表达能力的影响较大；脉诊受患者年龄及医生主观影响较大；而望诊中的舌诊，受主观影响较小。且五脏六腑之脉皆循系于舌，其精气汇聚于舌，舌象能反映出人体正气之盛衰、病邪之浅深，客观地反映出病理改变。通过查舌验苔，可测知胃气的强弱、胃阴的荣损、寒热湿毒痰瘀的有无。在查舌验苔的同时，涂老重视对舌下脉络的诊察，并按舌下脉络迂曲程度、粗细及颜色深浅的不同，分为Ⅰ、Ⅱ、Ⅲ三度，认为“舌下脉络”是观察人体微循环的窗口，可较准确地反映出机体气血运行的状况和“血瘀”的程度。

四、个体原则崇三因

疾病的发生、发展和转归，是由多方面因素决定的。年代、地理环境、时令，尤其是患者的体质、情志、饮食都对疾病有一定影响，同一种疾病发生在不同的人身上会有不同的差异。所以涂老强调个体化原则和三因制宜。除根据不同的季节考虑治疗用药的原则外，涂老认为治脾胃的古方多用补益，与古时战乱频频、人民生活困苦有关。时过境迁，尤其80年代以后，人民生活富足，饮食多厚味，所以用药应注意健运消导。闽南地区地处东南，气候温热潮湿，病多挟湿热，故临证宜加入清热化湿之品。不同年龄所病亦有差异：少年所病，多因饮食不节，治宜消导；中青年工作、生活压力较大，所病多伴气郁，宜加用疏肝理气之品；老年人生机渐减，气血亏虚，故病多虚或虚实夹杂，治宜偏于补益，实证时攻之应慎。

五、紧扣病机，运脾和胃为总纲

本病病情迁延，久病必虚，故其本在于脾胃气虚，治当以补益脾胃为主。叶天士云：“脾宜升则健，胃宜降则和”。涂老认为，脾贵在运不在补，健脾常用太子参、白术、薏苡仁、扁豆等甘平微温之品。太子参健脾益气，而不化燥伤阴；白术配黄芪可健脾益气以促生化之源，配枳实可消食导滞，故《本草汇言》云：“白术乃扶植脾胃、散湿除痹、消食除痞之要药也。脾虚不健，术能补之；胃虚不纳，术能助之。”薏苡仁、扁豆健脾益胃，甘淡渗湿，除湿而不助燥，益气而不滋腻。醒脾喜用薄荷、荷叶，取其芳香醒脾，升清阳，降浊阴；且二药入肺经，肺与大肠相表里，可起启上开下之效。而降胃之法多样，包括理气、化滞、通腑、降浊、通阳、辛散等。临床用药中，常选用芳香轻灵的药品，如木香、佛手、香橼皮、苏梗、陈皮等。

六、临证权衡，理气化瘀清湿热

气机郁滞是CAG的一个重要病机，究其原因，涂老认为：一是肝气犯胃，二是脾胃因虚而滞，二者又相互影响。前者可用舒肝和胃之法，常用四逆散化裁。如有化热、伤阴，选用丹栀逍遥散化裁，一可理气疏肝，二可养阴柔肝，三可健脾抑肝，四可清肝胃郁热，切中病机。气虚而滞者常用玉屏风散、五味异功散化裁；阴虚而滞者常用沙参麦冬汤、一贯煎、百合台乌汤化裁。闽南地区，气候温热潮湿，病多湿热，且湿为阴邪，其性黏滞，热为阳邪，易伤阴液，二者常互结为患。涂老认为湿在中焦者，当以清热化湿，宽中健脾为治。分别采用芳香化湿、苦温燥湿、淡渗利湿诸法。喜用苏叶黄连汤、霍朴夏苓汤、三仁汤化裁，如湿热伤阴，则用甘露饮化裁。湿为阴邪，非温不化，涂老喜选用藿香、佩兰、豆蔻芳香化湿，苍术、白术苦温燥湿，茯苓、薏仁、冬瓜仁淡渗利湿，佐石菖蒲开窍醒脾，厚朴宽中理气。热重于湿者，热在肝喜用牡丹皮、栀子、蒲公英，在胃用黄芩、连翘。涂老强调，用苦寒清热药时，当佐生姜、吴茱萸、高良姜、小茴香、砂仁等辛温之品，以防苦寒伤胃，配伍上根据患者病情不同，循阴阳之道，温凉相佐，寒热并用，使清热而不苦寒败胃，化湿而不辛燥助热。CAG 病程绵长，久病成瘀，故涂老重视从瘀论治。气滞血瘀者喜用丹参饮，理气活血；血瘀有热者喜用下瘀血汤，化瘀清热。此外，还喜用莪术配黄芪益气化瘀，两面针佐九节茶行气清热活血。血瘀较久，疼痛较剧者用全蝎活血通络，解痉止痛。伴便秘者用桃仁配杏仁化瘀通便。

七、斡旋中州，和脾胃兼顾他脏

CAG 病程长，病机复杂，发生、发展与多个脏腑密切相关。张介宾提出“调五脏可以安脾胃”，即是强调脾胃与其他脏腑间的密切关系。涂老认为本病与肝胆、肺肾密切相关。肝胃相通，相互影响，“肝为起病之源，胃为传病之所，凡醒胃必制肝。”如肝火乘胃，胃脘痛、泛酸，多用泄肝和胃法，方用金铃子散、左金丸；肝气郁结乘胃引起脘胁胀痛者，多用四逆散加味，如兼有肝阴亏损，则加用白芍、熟地、山茱萸柔以治之，如郁而化热则加丹皮、栀子清热泻火；如脾虚肝乘，腹痛腹泻，泄则痛减，痛泻要方主之。脾为肺之母，且肺与大肠相表里，所以脾肺关系密切，如脾胃虚弱，兼见气短神疲，易外感，多为土不生金，涂老喜用玉屏风散以健脾胃，生肺气，亦可佐金平木以免肝旺克脾，可谓一石三鸟。如痞满、便秘，可启上开下，用瓜蒌、枇杷叶、桔梗等宣泄肺胃壅滞之气，使胃气和，腹气通，便畅痞消。本病病程长，久病及肾，或肾阳亏虚，不能鼓舞脾阳，出现大便溏泄，完谷不化，肢冷乏力，多用参苓白术散加鹿角霜、补骨脂、五味子、肉豆蔻以补肾健脾。

八、平正轻灵，病症合参巧用药

涂老遣方轻灵，用药有以下特点：一是用药平和，慎用峻药。涂老强调本病病程长，用药不宜峻猛，以防伤正，在辨证的基础上，多用平正轻灵之品。二是配伍多用反佐，补脾胃而不因补生滞，燥湿谨防过燥伤阴，清热而无苦寒伤胃，理气而不伤气，活血兼顾养血，养阴不忘和运。三是主张梯度用药，不可为取速效，辄用峻药。如胃脘痛对症用药，先用延胡索、柴胡，后用蒲黄、五灵脂，最后用地鳖虫、全蝎等理气化滞、活血化瘀或化瘀通络，择法用药，以防峻烈伤正。四是结合病理胃镜及现代药理研究，注重辨"病"用药。对于伴有肠化或不典型增生者，加用莪术、白花蛇舌草、半枝莲、薏苡仁以防癌变，使肠化及不典型增生逆转；伴HP感染者加无花果、蒲公英、白花蛇舌草、黄连、黄芩等；伴糜烂或溃疡时加三七粉、白及粉、浙贝粉、珍珠粉冲服；伴胆汁反流者，加代赭石、旋覆花；有充血、水肿时，多加蒲公英、败酱草、薏苡仁、浙贝母等清热解毒。涂老用药，既体现了辨证论治的原则，又发挥了辨病用药的优势。

九、治养并举，摄生调护善其功

涂老重视调护，因CAG病程绵长，强调三分治，七分养。主要包括三个方面。① 调节情绪：所谓护胃之道，首先要调节好情绪，清心寡欲，保持乐观的精神，以利胃气通畅。② 饮食有节：首先做到饮食有规律，即在食量和时间上有规律。避免暴饮暴食、偏食嗜食，少食或忌食刺激性及煎炸食品，尤其不要空腹服辛辣醇酒易致湿热内生，壅滞胃气。三餐要定时，勿使饥饱失常。其次还要注意食物冷热适度，细嚼慢咽。饮食有节，避免损伤胃气，可减少本病的发生或复发。③ 忌乱用药：过用大苦大寒、辛热温燥、滋腻厚味、峻下逐水的药物，易损伤胃阴或胃阳。西药消炎镇痛药、抗肿瘤药以及一些抗生素的片剂，对肠道有刺激，易损伤胃气。所以护胃要少用药，忌乱用药。

［张竞之，吴伟伟，涂福音，等. 2005. 涂福音教授治疗慢性萎缩性胃炎经验. 河南中医，25(11)：15－16.］

慢性萎缩性胃炎癌前病变的中医药临床和实验研究综述

徐清喜　金冠羽　指导：吴耀南

慢性萎缩性胃炎癌前病变一般认为是指慢性萎缩性胃炎伴胃黏膜上皮中、重度不典型增生及不完全肠化生。目前，西医对此病尚缺乏理想的治疗手段。大量的文献报道认为中药对慢性萎缩性胃炎伴肠化生及不典型增生具有明显的逆转作用。近年中医对本病的病因病机及临床治疗等方面的研究与报道逐渐增多，现综述如下。

一、病名和病因病机

研究根据本病的临床特征，多数人将其列入“胃痞”“胃脘痛”“癥结”等范畴。胡玲认为胃癌前病变是中医“痞满”之范畴，乔樵认为萎缩性胃炎癌前病变既有别于慢性萎缩性胃炎之“胃痞”，又不同于胃癌，归属于“癥结”比较合理。李玉奇认为本病与《圣济总录》描述的“胃脘痛”相吻合。

在病因病机方面，胡玲认为其病因主要有饮食不节、七情失调、脾胃虚弱。病机是本虚标实，本虚为脾气阴两虚，标实则有气滞、血瘀、热毒蕴胃。乔樵认为其病因是饮食不洁、精神抑郁、外邪诱发和脾胃虚弱，病机为虚中夹实、寒热错杂、气滞血瘀。崔儒涛将本病之病因归纳为饮食不洁、饥饱不均、损伤脾胃；肝失疏泻或木郁化火，横逆犯胃；忧思劳倦，脾失健运，水湿内生；禀赋不足，脾胃虚弱。病机夹虚夹实，本以气阴两虚多见，本病为久病，因邪致虚，因虚生邪，故其实皆脏腑功能失调所产生的病理产物，可有“气滞、血瘀、湿阻、痰滞”，是胃癌癌前病变重要病机。总之，本病病因主要与饮食不洁或不节、情志失调、脾胃虚弱、邪毒内犯有关，病机为本虚标实，本虚以脾胃气阴两虚为主，标实以气滞、血瘀、湿阻、痰凝及热毒为主。病位涉及脾胃肝胆等脏腑。

二、中医药治疗胃癌前病变的临床研究

（一）辨证分型治疗

关于慢性萎缩性胃炎的癌前病变的辨证分型目前尚无统一标准。乔樵将胃癌前病变分为四型进行治疗：① 肝胃气滞型：治宜疏肝和胃，理气祛瘀，以柴胡

疏肝散加减;② 脾胃湿热型:治宜清热和胃,化湿祛瘀,连朴饮和霍朴夏苓汤加减;③ 胃阴不足型:治宜养阴生津,和胃理血,麦门冬汤加减;④ 脾胃虚寒型:治宜益气健脾,理血和胃,方用养胃冲剂加减。同时根据"久病必虚""正气存内,邪不可干"等理论在中医辨证的基础上,注重益气养阴,以提高机体抵抗力,使正能胜邪,促使癌前病变的逆转。并认为活血化瘀的中药可以改善局部微循环、建立侧支循环,增加血流量,使局部缺血缺氧得到改善,促使局部炎症的吸收和腺体的营养供应,帮助其再生。张文尧等将胃癌前病变分为肝郁脾虚型、脾胃阳虚气虚型、脾胃阴虚型、脾虚湿热型,分别制定基本方进行治疗,结果显示中医辨证论治系列复方对慢性萎缩性胃炎癌前病变临床总有效率为 96.6%;胃镜病理检查病变改善率达 81.6%。张子理选择慢性萎缩性胃炎合并中度以上不典型增生和肠化生患者 68 例辨证分为脾胃虚寒、肝胃不和、脾虚气滞三型,分别给予黄芪建中汤、四逆散、香橼枳术汤加减治疗,并根据中医"久病入络""虚久则瘀"的理论及胃癌前病变的病理特点,在辨证的基础上加入活血化瘀及解毒抗癌之品,临床有效率达 94.12%,不典型增生有效率 58.14%,肠化生有效率 64%。董建华对慢性萎缩性胃炎伴有肠化生者根据辨证分为气阴两虚、虚火灼胃、脾胃虚热三型,分别以甘平养胃方、酸甘益胃方、甘温健胃方治疗,临床总有效率达 96.15%。其中癌前病变征象改善率达 95.12%。

(二) 基本方加减治疗

李恩复经过长期临床观察,创立了清润通络法,以木香、麦冬、天花粉、玉竹、威灵仙、败酱草、蒲黄、灵脂、三棱、仙鹤草、荔枝核、黄连、蒲公英、三七、白芍为基本方,随证加减,经临床、胃镜、病理观察均证实该法对胃癌前病变有明显的逆转作用。朱生樑以平萎汤(藿梗、苏梗、白术、枳壳、桂枝、黄连、黄芩、川芎、莪术、白蔻仁、党参、黄芪、大枣、生姜、甘草、地榆)为基本方随证加减,治疗胃黏膜轻度肠化生、不典型增生 50 例,临床有效率达 90%。其中轻度不典型增生 9 例,显效 7 例,有效 1 例,无效 1 例;重度肠化生 11 例,显效 8 例,有效 3 例。

(三) 专方治疗

樊冬香等将慢性萎缩性胃炎伴有肠化生及不典型增生 80 例,随机分为两组,采用自拟方芪夏连棱汤(黄芪 15 g,太子参 15 g,薏苡仁 15 g,半夏 12 g,莪术 12 g,三棱 12 g 等)治疗 40 例并设三九胃泰冲剂治疗 40 例作对照,结果治疗组总有效率 90%,对萎缩性胃炎伴有肠化生、不典型增生及 HP 阳性有效率分别为 77.5%、75%、87.5%,与对照组比较有显著性差异。芪夏连棱汤可以促进机体的体液免疫，增强胃黏膜的免疫力，阻断癌前病变的发展，促进肠化生和不典型增生的逆转。李克峻、郝保军用肝胃止痛胶囊治疗胃癌前病变 70 例，对照组 40 例给予猴头胃灵，疗程均为两个月，结果治疗组总有效率 92.9%，显效 82.9%，有效 10%，无效 7.1%，而对照组分别为 32.5%、45%、9%，两组有显著差别，该中药制剂对胃癌前病变的肠化生及不典型增生既有抗癌之效，又不伤胃气。尹光耀等将 115 例脾虚型慢性胃炎伴肠化生后不典型增生分为脾气虚、脾阳虚、脾血虚、脾阴虚四证，分别给予胃康复 1,2,3,4 号治疗，15 天为一个疗程，三到六疗程后，分别测 cAMP、SOD 及微量元素，血清过氧化脂质和淋巴细胞转化实验，结果显示临床有效率 90.1%，肠化生有效率 51.85%。提示该系列方通过改善胃黏膜 Zn、Cu、cAMP、SOD 的水平、促进细胞分化，提高细胞免疫功能，降低氧自由基和 LOP 来逆转肠化生的。李春婷以仁术健胃颗粒治疗胃癌前病变患者 20 例，并与胃复春作对照，结果治疗组总有效率为 91.25%，对照组为 75%，两者比较，差异有显著性意义。胃镜检查结果显示治疗组对萎缩、肠化生、异型增生的疗效分别为 71.25%、79.49%、87.40%，而对照组则分别为 60.50%、62.50%、66.67%。提示该药具有较好的抗氧化、清除自由基、抗细胞过度增殖抑杀和平、诱导细胞分化成熟作用。

（四）单味中药逆转胃癌前病变的实验研究

徐盘元用 100 μg 的甲基硝基胍(MNNG)溶液和标准颗粒联合饲养 wistar 大鼠共 28 周，诱发胃黏膜癌前病变，随即分为对照组继服 MNNG 而治疗组同时加服大蒜素 600 μg 满 36 周。对照组和治疗组肠化生、异型增生及胃癌发生率分别为 100%、73%、20%和 67%、23%、0%，两组差异显著。实验结果表明大蒜素对大鼠实验性胃黏膜肠化生、异型增生及癌变具有逆转及阻断作用。有人认为大蒜素具有阻断 MNNG 致癌变作用，还可消除胃液的 NO_2，防止致癌物质的形成与活化，保护宿主正常细胞不发生癌变；另有人认为大蒜素可刺激免疫反应，增强抗肿瘤的免疫调节作用。高泽立等用猴菇多糖治疗慢性萎缩性胃炎伴肠化生 20 例，伴异型增生 20 例，治疗 6 个月后进行治疗前后形态对比观察，并进行 DNA 含量分析及 Bcl－2 蛋白含量测定，结果：治疗后 20 例慢性萎缩性胃炎伴肠化生组 12 例肠化生消失，20 例伴异型增生组 8 例异型增生消失，Bcl－2 表达减少，表明猴菇多糖对胃黏膜上皮细胞增生有抑制及逆转作用，猴菇多糖含有丰富的多糖和多肽类，具有调节机体免疫功能，增强胃黏膜屏障功能。总之，一些单味中药及其单体成分对逆转胃癌前病变有一定的疗效，但作用机制不十分清楚。目前尚缺少临床试验的报道。

（五）胃黏膜癌前病变的动物造模

陆为民等把25只大鼠随机分为两组，对照组不造模，造模组采用甲硝基亚硝溶液自由饮用、雷尼替丁洗胃、饥饱失常的综合法造模20周，观察两组大鼠全身状况、血液、红细胞、LPO，SOD及胃黏膜病理变化等，结果显示该动物与临床慢性萎缩性胃炎癌前病变气虚血瘀证表现有较好的一致性，稳定可靠，重复性好，为中药研究治疗胃癌前病变提供了较为合理的动物模型。

（六）中医药治疗胃黏膜癌前病变的作用机制探讨

柴可夫将中药逆转胃癌前病变的作用归纳以下几个方面：① 替代治疗作用，即用中药代替稀盐酸、胃蛋白酶等；② 增强胃肠道运动功能、阻止胆汁反流作用；③ 抗幽门螺杆菌的作用；④ 增加血浆和胃黏膜组织 cAMP 的浓度；⑤ 免疫调节作用；⑥ 制酸解痉作用；⑦ 增强胃黏膜屏障作用；⑧ 纠正维生素微量元素缺乏等。

孙志广等研究发现，中药益气清热活血方治疗慢性萎缩性胃炎癌前病变的作用机制可能有：① 抗突变；② 抗氧化；③ 抑制幽门螺杆菌；④ 抗促癌，如抑制蛋白激酶 C 和鸟氨酸脱羟酶的活化；⑤ 诱导促进细胞分化；⑥ 改善黏膜血流供应，增强胃黏膜保护等。

综上所述，近年来，中医药治疗胃癌前病变显示出独特优势，取得较好的近期疗效，并使胃癌前病变出现不同程度的逆转。近年将胃镜和胃黏膜活检视为中医望诊的延伸而加以利用，采用宏观辨证与微观辨证相结合的方法以提高中医诊治效果，并且建立动物模型结合临床开展实验研究和基础研究，这是中医治疗胃癌前病变的可喜进展。但是，也应认识到中医对此病的辨证、治疗尚缺乏统一的辨证、诊断及疗效评价标准，缺乏大宗病例系统观察，且目前多数临床报道还仅限于近期疗效，尚未有远期疗效的临床报道。此外，其疗效亦有待提高。

[徐清喜，金冠羽，吴耀南. 2002. 慢性萎缩性胃炎癌前病变的中医药临床和实验研究综述. 中医药通报：37－39.]

胃癌前期病变的中医药研究进展

吴耀南　陈少玫

胃癌在胃恶性肿瘤中约占95%以上，其发病率及死亡率位居我国恶性肿瘤之首。胃癌前期分为癌前疾病和癌前病变，如何阻断该环节是胃癌二级防治的重要内容之一。目前西医对该病尚缺乏理想的治疗手段，近年来中医对本病的治疗已取得较满意的疗效，现将有关文献综述如下。

一、临床研究

（一）辨证分型

治疗关于胃癌前期病变的辨证分型目前尚无统一标准。尹光耀等将61例胃癌前期病变患者分为4型，以胃康复（黄芪、茯苓、白术、甘草、延胡、黄连、白芍）为主方治疗：① 脾气虚型，方选胃康复；② 脾阳虚型，胃康复加高良姜、吴茱萸；③ 脾阴虚型，胃康复加玄参、麦门冬；④ 脾虚气滞型，胃康复加陈皮、沉香；并与不辨证混用的胃苏冲剂为对照组进行对照观察。结果：治疗组显效52.46%，总有效率90.16%；对照组显效率37.04%，总有效率85.15%；胃康复的疗效优于胃苏冲剂。张子理将慢性萎缩性胃炎合并中度以上不典型增生和肠化生患者68例，分为脾胃虚寒、肝胃不和、脾虚气滞3型，分别以黄芪建中汤、四逆散、香橼枳术汤、加减治疗，同时各型都加入化瘀抗癌药，临床症状有效率94.12%，不典型增生有效率58.14%，肠化生有效率64%。田养年把胃癌前期病变分为2型：① 痰瘀气滞型，用防变灵1号（瓜蒌、橘皮、香附、清半夏、青木香、黄连、柴胡、炒枳实、炒白芍、甘草、木瓜、当归、莪术）治疗78例，显效率51.2%，好转率48.2%；② 血瘀脾虚型，用防变灵2号（桃仁、五灵脂、草果、黄芪、土白术、升麻、炒白芍、甘草、高良姜、吴茱萸、香附、白扁豆、白及）治疗42例，显效率50%，好转率45%。代二庆等将胃癌前病变分为3型：① 血瘀热毒型：用善胃1号方（丹参、三棱、莪术、姜黄、地鳖虫、半枝莲、白花蛇舌草、蜂房等）治疗34例，总有效率85.29%；② 阴虚有热型：用善胃2号方（天花粉、玉竹、女贞子、旱莲草、蚤休、赤芍、蒲公英、夏枯草等）治疗43例，总有效率86.05%；③ 气阴两虚型：用善胃3号方（白人参、太子参、黄芪、黄精、石斛、玄参、鳖甲、山慈姑）治疗29例，总有效率79.31%；3组分别与对照组用猴头菌片治疗48例的总有效率29.17%

相比，均有非常显著性差异($P<0.005$)。

（二）基本方加减

李恩复以木香、麦冬、花粉、玉竹、灵仙、败酱草、蒲黄、灵脂、三棱、仙鹤草、荔枝核、黄连、公英、三七、白芍为主方，随证加减，临床、胃镜、病理均证实对胃癌前病变有明显的逆转作用。夏绍军用四君子汤为基本方治疗胃癌前病变56例，瘀血重加丹参、川芎、当归、三棱；伴阴虚加沙参、麦冬、当归、大枣；并与西药(硫糖铝、复合维生素B液加庆大霉素)对比。结果：治疗组有效率86.7%，对照组有效率19.29%，有非常显著性差异($P<0.01$)。方雅君等用胃炎方(黄芪、当归、丹参、白芍、蒲公英、黄连、莪术、徐长卿)为基本方治疗胃癌前病变104例，气虚乏力加党参、白术、甘草；脘腹胀满加苏梗、枳壳、佛手；腹痛便溏加桂枝、吴茱萸、防风、炮姜；呕吐嘈杂加柴胡、黄芩、半夏、瓦楞子。结果：临床症状总有效率95.19%，胃镜和病理有效率81.7%。余瑞英等以玉竹黄精汤(玉竹、黄精、石斛、当归、白芍、川芎、绿梅花、玫瑰花、乌梅、五味子、炙甘草)为主加味治疗慢性萎缩性胃炎合并肠上皮化生和异型增生患者48例，气虚加生黄芪、淮山药；湿热加黄芩、川连、生甘草；肝郁气滞加柴胡、郁金；设三九胃泰冲剂加叶酸片为对照组42例，疗程3个月，结果：临床总有效率，治疗组为89.5%，对照组为61.9%，有显著性差异($P<0.05$)；肠上皮化生治愈率，治疗组为50%，对照组为24.3%，有显著性差异($P<0.05$)；不典型增生治愈率，治疗组为42.1%，对照组为33.3%，无显著性差异($P>0.05$)。

（三）专方治疗

杜艳茹等以胃康饮(黄连、当归、生苡仁、连翘、郁金、茵陈、生蒲黄、白蔻仁、五灵脂、川芎、败酱草、菖蒲、三七粉)治疗胃癌前病变98例，设胃复春对照组58例，结果：治疗组总有效率91.8%，对照组总有效率74.1%，有显著性差异($P<0.05$)。蔡锦莲等用萎胃散(黄芪、党参、白术、莪术、枳壳、白花蛇舌草、枸杞、黄精、山楂、天花粉、鸡内金)治疗胃癌前病变135例，设胃复春对照组65例，结果：治疗组总有效率77.04%，对照组总有效率66.15%，有非常显著性差异($P<0.01$)。梅建强等以胃痞汤(柴胡、黄芪、当归、白芍、蒲黄、五灵脂、瓜蒌、蒲公英、仙鹤草、半夏、茵陈、鸡内金、三棱、败酱草、苦参、白花蛇舌草、茯苓、麦冬、荔枝核、半枝莲、三七粉等)治疗胃癌前病变43例，以中医辨证分型用药作对照组43例，结果：治疗组总有效率97.67%，对照组总有效率90.70%，无显著性差异($P>0.05$)；不典型增生的有效率，治疗组为86.05%，对照组为65.12%，有非常显著性差异($P<0.01$)。裴林等将慢性萎缩性胃炎伴肠化生及不典型增生 86 例,随机分为两组,治疗组 66 例,用增生消胶囊(红景天、绞股蓝、田基黄、蛇莓、薏苡仁、枳实、白术、川芎、当归等)治疗,对照组 20 例,用三九胃泰冲剂治疗,3 个月为 1 个疗程,共 2 个疗程。结果:① 总有效率,治疗组为 93.9%,对照组为 68.0%,有显著性差异($P<0.05$);② 肠上皮化生的治愈率,治疗组为 47.0%,对照组为 20.0%,有显著性差异($P<0.05$)。曹志群等用芪莲舒痞颗粒治疗胃癌前期病变患者 61 例,设维酶素对照组 36 例,结果:① 综合疗效:治疗组为 80.3%,对照组为 47.2%,差异有显著性($P<0.05$);② 治疗组治疗前后自身及与对照组比较,临床症状积分、胃镜像、病理积分均有显著差异($P<0.05$)。莫剑波等以枳实消痞丸(枳实、厚朴、党参、白术、茯苓、麦芽、郁金、白芍、半边莲、黄连、制大黄、桃仁、红花、木鳖子、甘草,研末,炼蜜为丸),治疗胃癌前病变 30 例,用香砂养胃丸作对照组 30 例,结果:治疗组总有效率 86.70%;对照组总有效率 66.6%,有显著性差异($P<0.05$)。

二、实验研究

(一) 单味中药抗胃癌前期病变的实验研究

徐盘元等用 100 μg 的甲基亚硝基胍(MNNG)溶液和标准颗粒联合饲养 wistar 大鼠共 28 周,诱发胃黏膜癌前病变,从第 29 周起,对照组继服 MNNG 而治疗组同时服大蒜素 600 μg 满 36 周。对照组和治疗组肠化生、异型增生及胃癌发生率分别为 100%、73%、20% 和 67%、23%、0%,两组差异显著($P<0.05$)。表明大蒜素对大鼠实验性胃黏膜肠化生,异型增生及癌变具有逆转及阻断作用。石雪迎等用幽门弹簧插入加热糊法复制大鼠慢性萎缩性胃炎胃癌前病变模型,观察三七和维 A 酸对胃黏膜形态学改变的影响。结果表明三七对慢性萎缩性胃炎有较好的治疗作用,并能逆转肠上皮化生及不典型增生;维 A 酸对胃黏膜病变亦有明显的改善作用,但大鼠的全身状态较差,提示中药三七治疗慢性萎缩性胃炎胃癌前病变具有一定优势。高泽立等用猴菇多糖治疗慢性萎缩性胃炎伴肠化生 20 例,伴异型增生 20 例,治疗 6 个月后进行治疗前后形态对比观察,并测定 DNA 及 Bcl-2 蛋白含量,结果:20 例伴肠化生有 12 例肠化生消失,20 例伴异型增生有 8 例异型增生消失,Bcl-2 表达减少,表明猴菇多糖对胃黏膜上皮细胞增生有抑制及逆转作用。

(二) 复方中药治疗胃癌前期病变的实验研究

黄晋红等利用真彩色图像分析仪及高清晰度彩色病理图文报告分析系统,

监测、观察消萎灵1号胶囊(丹参、黄芪、黄芩等9味中药)治疗胃癌前病变26例与对照组维酶素18例治疗前后胃黏膜病变组织的DNA含量变化。结果：治疗组病变胃黏膜细胞DNA含量减少,二倍体细胞增多,多倍体及异倍体细胞减少($P<0.01$)。结论：消萎灵1号胶囊可能通过抑制病变组织的增殖活性达到治疗效果。蔡淦等用胃乐煎(党参、白术、陈皮、半夏、莪术、黄连、白花蛇舌草等)治疗大鼠胃癌前病变(GPL)模型12周,结果胃黏膜上皮细胞DNA含量和多倍体比率显著低于模型对照组($P<0.01$),与维A酸比较,胃乐煎能更有效地降低胃黏膜细胞DNA含量。结论：胃乐煎可能通过影响胃黏膜上皮细胞动力学而阻断GPL的发展。王松坡等建立大鼠GPL模型应用益气、活血、解毒中药复方及三者合方治疗12周后,统计各组大鼠GPL的发生率,同时测定血清及胃黏膜超氧化物歧化酶(SOD)、丙二醛(MDA)水平。结果：益气组、活血组、益气活血解毒组大鼠的中、重度GPL及肿瘤发生率明显低于模型组($P<0.05$),益气组及益气活血解毒组血清及胃黏膜SOD含量显著高于模型组($P<0.01$),益气组、活血组、益气活血解毒组胃黏膜MDA含量显著低于模型组($P<0.01$)。结论：中药复方能有效改善实验性大鼠胃癌前病变,抗氧化损伤作用可能是中药复方治疗实验性GPL取效的因素之一。柴可夫将中药逆转胃癌前病变的作用归以下几个方面：① 替代治疗作用,即用中药代替稀盐酸、胃蛋白酶等;② 增强胃肠道运动功能,阻止胆汁反流作用;③ 抗幽门螺杆菌的作用;④ 增加血浆和胃黏膜组cAMP的浓度;⑤ 免疫调节作用;⑥ 制酸解痉作用;⑦ 增强胃黏膜屏障作用;⑧ 纠正维生素微量元素缺乏等。孙志广等经实验研究发现,中药益气清热活血方治疗胃癌前病变的作用机制可能有：① 抗突变;② 抗氧化;③ 抑制幽门螺杆菌;④ 抗促癌,如抑制蛋白激酶C和鸟氨酸脱羧酶的活化;⑤ 诱导促进细胞分化;⑥ 改善黏膜血流供应,增强胃黏膜保护等。

(三) 其他研究

甘爱华等采用免疫组织化学方法,研究20例慢性浅表性胃炎、16例萎缩性胃炎、15例肠上皮化生、19例不典型增生、12例早期胃癌,28例进展期胃癌患者的环氧合酶-2蛋白的表达情况。结果：环氧合酶-2蛋白在浅表性胃炎、萎缩性胃炎、肠上皮化生、不典型增生、早期胃癌及进展期胃癌中的表达逐渐增强;其中肠上皮化生、不典型增生、早期胃癌及进展期胃癌与慢性胃炎相比有显著差异(P均<0.01);不典型增生与早期胃癌相比没有显著差异($P>0.05$)、与进展期胃癌相比有显著差异($P<0.01$)。结论：环氧合酶-2蛋白可能参与胃癌的发生发展过程。胡玲等采用幽门弹簧插入配合灌胃10%氯化钠溶液及65℃热糊复

制大鼠胃癌前病变模型，观察中药胃炎消对其胃液 pH 值、胆酸含量及组织病理学变化的影响，结果显示：大、小剂量的胃炎消都能降低模型大鼠胃液 pH 值和胆酸含量，并使其组织病理形态学得以明显改善。

三、结语

综上所述，目前中医药治疗胃癌前期病变主要采用辨证分型治疗、基本方加减治疗和专方治疗等方法，均已取得较好的近期疗效，使胃癌前期病变有不同程度的逆转，显示其独特优势，并建立动物模型，结合临床开展实验研究和基础研究，探讨中药疗效的作用机制，这是中医药治疗胃癌前期病变的可喜进展。但是，也应认识到目前中医对本病的辨证、治疗尚缺乏统一的分级量化诊疗标准；以科研设计、衡量、评价(DME)方法学为指导、按照循证医学方法系统观察研究的大宗病例不多；缺乏远期疗效的临床报道；对中药疗效的作用机制尚未探明。如果这些问题能得到解决，将为中医事业的发展做出新贡献。

[吴耀南，陈少玫. 2005. 胃癌前期病变的中医药研究进展. 云南中医中药杂志，26(3)：47-49.]

涂老师临证用药特点

吴耀南

一、治疗脾胃病用药特点

在治疗“胃痛”“胃痞”时，涂师体现宗李东垣“有胃气则生，无胃气则死”的学术思想，时时注意顾护胃气，常于方中加用鸡内金、焦三仙。对于脾虚患者，则常用黄芪、白术健脾益气，且能调整患者免疫功能。对于肝气郁结，肝气犯胃乘脾的患者，涂师常用枇杷叶、百合，涂师认为，这两味药虽为宣肺之品，但主一身之气，若肺能宣发肃降，则一身之气机通畅调顺，此乃根据中医整体观的传统理论，通过宣肺气而疏肝气，实为一大特色。对于肝胃化火，肝胃郁热，涂师擅用苏叶梗、黄连、绿萼梅来疏肝清热，认为绿萼梅清肝热，疏肝郁功用尤佳。对于胃痛明显的患者，偏气滞血瘀者，涂师常用两面针、全蝎行气活血止痛；兼有热象者，涂师常用蒲公英、九节茶清热止痛，认为此二味药既清热消炎，又不伤阴损正，且能抗 HP，确为治疗胃炎、胃痛之佳品；对于脘腹胀痉挛急者，涂师常有用大剂量芍药甘草汤缓急止痛，白芍用量 30 g，甘草用量 6 g，认为非大剂量不能获良效，而且现代药理研究证明，白芍能明显缓解胃肠平滑肌痉挛。对于消化性溃疡患者，涂师常用丹参、砂仁、甘草，因为胃黏膜反复炎症，糜烂至溃疡形成需要一个较长的发病过程，“久病入络”，故用丹参饮加减活血化瘀，而现代药理研究亦证实丹参、砂仁、甘草有抗溃疡，促进溃疡愈合的功效。对于胃脘痞满胀甚者，涂师常用莪术、槟榔行气消滞。对于结肠炎患者，涂师常于方中加鬼针草，本品原为闽南地区治疗“肠痈”(阑尾炎)的有效单方草药。涂师将之移用治疗结肠炎，痈即能治愈，用至肠炎当然效如桴鼓。

二、内科杂病的用药特点

涂师在治疗胆囊炎、胆石症患者时，常于辨证的基础上加郁金、乌梅、威灵仙利胆止痛，现代药理研究表明郁金、乌梅能降低胆总管的奥狄括约肌的紧张度，解除胆管痉挛所致之疼痛，并能促进胆囊收缩，以利胆汁排泄；威灵仙原是传统的祛风湿止痹痛药，但近年药理研究表明，大剂量威灵仙有较强的利胆，促进胆囊收缩，松弛奥狄括约肌的作用，尤其对泥砂样结石有很好的治疗作用。

对于咳喘咳痰患者，涂师常于方中加用桃仁、杏仁，因为涂师认为痰的形成即是一个瘀结的过程，故化痰必须化瘀。

对于热型咳喘、痰带血患者，涂师常用白贝珍珠散：人中白、川贝 2 份、珍珠粉 1 份，研末混匀，每次 2 g，1 日三次，开水送服。

对于阳虚血瘀型高血压病患者，涂师常用制附子、制川草乌、全蝎、益母草以温阳化瘀降血压，据近年研究，川草乌可减缓血液循环之速率，使血压降低，全蝎能对抗肾上腺素的升压作用，故能降低血压。

对于高胆固醇的血症患者，涂师常于方中加山楂、泽泻，药理研究表明山楂有良好的降血脂作用。而泽泻利水，则使邪有出路。

对于头痛患者，涂师常用"贝蝎散"：川贝 15 g，全蝎 9 g，蜈蚣 3 只，共研细末，每次 1.5 g，一日 2 次，开水送服。涂师认为：内伤头痛者，病程较长，反复发作，而"久病入络""百病多由痰作祟"，此症多由痰瘀内阻清窍而作，故治以化痰散瘀可获良效。

三、辨舌用药

涂师认为，舌象能反映脏腑生理、病理变化的客观表现，亦是遣方用药的依据，先举例如下。

（一）舌质淡苔白者

肖某，男性，45 岁，患者素有脾虚胃病，X 线钡餐提示：十二指肠球部溃疡。素感胃寒，大便溏薄，脘部隐痛，舌质淡苔白，每当感受外邪，则见畏冷，发热，鼻塞，头痛等。舌质淡，苔白，予服银翘散、桑菊饮等辛凉之剂，发热不退，胃脘不舒，改用辛温解表方，如荆防败毒散之类加减，则见效。

（二）舌见黄苔者

一般多见于炎症感染，中医辨证多属内有郁热或火郁，可采用黄连解毒汤（黄连、黄芩、栀子等）加减治疗。在临床上每见舌苔黄而干的"慢性胃炎"患者，其胃脘疼痛不宜应用一般常用的芳香理气，或温中止痛之药，而应采用芍药甘草汤加蒲公英等清胃和营以止痛。若要使用理气药，可采用理气而不伤阴的萼梅、佛手干等品，不宜采用砂仁、木香、蔻仁等温燥之类。

（三）舌淡而胖嫩，苔白腻者

患者洪某，男，42 岁，患者有慢性结肠炎 7 年，形瘦色苍黄，畏寒肢冷，纳食欠佳，左下腹隐隐作痛，痛则欲便，大便日下 7～8 次，质软，时带黏液，舌淡而胖嫩，苔白腻。患者曾服理气止痛佐清热之品，未见效果。前往门诊治疗，考虑虚证属脾肾阳虚夹湿邪之症，改为益气健脾温肾之法，用附子理中汤、四神丸加野麻草、马蹄金等治疗一个月余，后见神佳纳增，大便正常。仍然按以上之法巩固治疗，舌质转淡红。

四、治疗慢性萎缩性胃炎整体辨证与局部胃镜表现用药相结合

（一）脾胃虚寒征

内窥镜下见黏膜苍白，亦有充血区（合并浅表胃炎），则加清热解毒药，如蒲公英、白花蛇舌草、紫花地丁、虎尾轮。

（二）脾虚湿热征

内窥镜下见黏膜大片苍白区，则加用健脾温中药，如黄芪、桂枝、干姜、白豆蔻、砂仁等。

（三）气滞血瘀症

内窥镜下黏膜有瘀斑出血点，血液流变学改变，其中见全血比黏度、血浆比黏度均有不同程度增高。临床用药可加用丹参、全蝎、桃仁等活血化瘀药。

［阮诗玮. 2002. 涂老师临证用药特点//吴耀南. 全国第二批老中医药专家学术经验继承论文荟萃. 福州：福建省新闻出版局：106－107.（内部刊物）］

“胃炎汤”治疗慢性胃炎156例临床总结

涂福音

慢性胃炎是一种临床常见的消化道疾病，目前尚无特殊的疗法。我们根据临床经验，组成“胃炎汤”，5年多来共治疗本病156例，取得较满意的效果。现初步总结如下：

一、一般资料

156例中门诊病人107例(68.59%)，住院病人49例(31.41%)。男性91例，女性65例，男女之比1.4∶1。年龄19～71岁，平均年龄42.7岁。多发年龄为30～50岁之间，共计85例(54.5%)。病程3个月～32年，平均12.6年，以1～5年为多，共计77例(49.36%)。

二、辨证与诊断

（一）西医诊断

156例中68例(43.57%)经纤维组胃镜检查，88例(56.11%)经钡餐造影，明确诊断为各种慢性胃炎，其中浅表性胃炎61例(39.10%)，萎缩性胃炎53例(33.99%)，肥厚性胃炎8例(5.13%)，慢性浅表萎缩性胃炎34例(21.8%)。

（二）中医辨证

属中医肝郁脾虚型17例(30.13%)，脾虚湿热型41例(26.28%)，郁热伤阴型12例(7.69%)，气滞血瘀型56例(35.90%)。

1. 肝郁脾虚型　症见胃脘胀痛，胸胁胀满，心烦口苦、嗳气呃逆，嘈杂泛酸，神疲、纳少、大便溏薄、舌淡红、苔薄白、脉细弦。

2. 脾虚湿热型　症见胃脘闷痛，脘腹痞满，食欲不下，嗳气呃逆，口苦口干，尿赤便溏，舌质红，脉弦滑。

3. 郁热伤阴型　胃脘灼痛，苦干咽燥，五心烦热，小便短赤，大便干结，舌质红，苔少或花剥，脉弦细而数。

4. 气滞血瘀型　胃痛拒按，痛处固定，痛如刺割，或呕血，或黑便，心烦易怒，口干寐差，舌质晦暗，或有瘀斑，或舌下青筋毕露，苔白或黄，脉弦细或涩。

三、治疗方法与疗效判断标准

观察病例在治疗期间忌食刺激性食物及停服其他药物，均采用本方为主治疗，酌情加减或加用少量中成药对症治疗。

疗效根据下面这三个标准判断：

1. 显效　临床症状消失，有关检验结果基本正常。

2. 有效　临床症状改善，有关检验结果明显好转。

3. 无效　临床症状无变化，有关检验结果无好转。

四、疗效分析

（一）治疗结果

156例的临床疗效，显效65例（41.61%），有效86例（55.13%），无效5例（3.20%），总有效率96.80%。疗效与西医病理分型、医辨证分型的关系，经统计学处理 $P>0.05$，各型疗效均无显著差异，详见表1。

表1　各型疗效比较（*n*，%）

分　型	例　数	显效（%）	有效（%）	无效（%）	总有效率（%）
肝郁脾虚	47	21(44.68)	25(53.19)	1(2.13)	97.87
脾虚湿热	41	17(41.46)	23(58.10)	1(2.44)	97.56
郁热伤阴	12	3(25.00)	8(66.67)	1(8.33)	91.67
气滞血瘀	56	24(42.86)	30(53.57)	2(3.57)	96.43
合　计	156	65(41.67)	86(55.13)	5(55.13)	96.80

（二）疗程

疗程7～180天，平均疗程58.73天，以30～75天为多，占64.37%。治疗一个月者54例，其中获显效13例（24.07%），有效38例（70.37%），无效3例（5.66%）。治疗1～3个月者26例，显效34例（44.74），有效40例（52.63%），无效2例（3.95%）。治疗0～6个月者26例，显效17例（65.38%），有效9例（31.62%）。

将4～6个月组与1个月组对比，1～3个月组加4～6个月组与1个月组对比，$P<0.05$，有显著差异，说明慢性胃炎的治疗，需要1～3个月的时间，如能坚持3个月以上，疗效可明显提高。

（三）症状改善

主要观察患者胃脘部疼痛，胀闷，食欲、大便的情况。

1. 胃痛消失　3～90 天，平均 10.50 天。
2. 胀闷消失　3～120 天，平均 15.68 天。
3. 食欲正常　2～60 天，平均 12.64 天。
4. 大便正常　3～10 天，平均 11.37 天。

（四）血红蛋白提高

患者中有 35 例在治疗前后进行血红蛋白检查对比，治疗前男性 12 g/L 以下者 23 例，平均 9.12 g/L，治疗后恢复到 12 g/L 以上者 20 例，平均 12.37 g/L。女性 10.5 g/L 以上平均 10.89 g/L。

（五）胃镜及胃黏膜活检结果

治疗后有 24 例患者复查胃镜阳行胃黏膜组织活检，根据 1985 年 5 月中华全国中医学会内科专业委员会，第三次全国脾胃病会议拟定的疗效评定标准，其结果：显效 6 例(其中浅表性胃炎 4 例，萎缩性胃炎 2 例)，有效 9 例(其中浅表性胃炎 5 例，萎缩性胃炎 3 例，浅表萎缩性胃炎 1 例)。复查时间为 2 个月 1 例，3 个月的 6 例，6 个月的 10 例，1 年的 1 例，2 年的 2 例，3 年的 2 例，患者在复查前均间断服中药，21 例患者复查胃镜及病理检查的结果显示有效率为 62.50%。

五、体会

1. 慢性胃炎的临床证候特点　可概属于中医的“胃脘痛”“胃痞”“呃逆”“嘈杂”“泄泻”等范围，其中以“胃脘痛”及“胃痞”更为接近。本病的主要病因病机多因外受寒热，邪犯于胃；或过食生冷，肥甘，辛辣之品，食滞不化，湿热内生，损伤脾胃，或情志失调，气郁伤肝，肝失疏泄，横逆犯胃；或素体脾胃虚弱，或劳倦过度，或久病脾胃受伤，气虚阴虚，或久病入络，导致气滞血瘀。本病的证候特点是虚实互见，寒热错杂。因此，我们综合各种临床表现，归纳为肝郁脾虚、脾虚湿热、郁热伤阴、气滞血瘀等四个证型。

2. 治疗　我们根据中医学“脾主运化”“主升清”“喜燥”“胃主受纳”“主降浊”“喜润”“六腑以通为用”等学术理论，以及其他脏腑、气血与脾胃切关系的理论，拟定了“胃炎汤”进行治疗。本方具有益气健脾、疏肝解郁、清热不利湿、化痰散结的功用，既可改善全身状况，又可促使局部的病理恢复，通过临床 5 年来的观察，取得了一定的疗效。

3. 目前最新的医学研究报道　慢性胃炎、胃溃疡的发病与幽门螺杆菌感染有关，主张在治疗用药的基础上加用庆大霉素、痢特灵等抗生素可提高疗效。而“胃炎汤”的主药中以清热之品为主。

4. “胃炎汤”　“胃炎汤”的主药是厦门的中草药，不但具有地方特色，而且药源充足，药价低廉，有研究开发推广应用的价值。

5. 临床观察结果　临床总有效率为96.80％，胃镜及胃黏膜活检判断其总有效率为62.50％。从同等的显效率和有效率以及疗程来看，提示慢性浅表性胃炎较萎缩型胃炎的疗效为好，从中医辨证分型来看，郁热伤阴型的疗效似较差。胃镜复查诊断及疗效判断，具有重要的意义，但不易被患者接受，所以我们观察的病例中，治疗后复查胃镜的人数有限，因此，切实的疗效有等于进一步观察和探讨。

（涂福音.1991.临证论医集.厦门：厦门大学出版社：106－110.）

>>>>> # 反流性食管炎诊治经验

半夏厚朴汤合左金丸治疗反流性食管炎50例

王文凡

反流性食管炎(RE)是因胃、十二指肠内容物反流入食道而引起的食管黏膜炎性病变，严重者可合并食管溃疡或狭窄，临床上多表现为反酸、烧心、嗳气、胸骨后灼痛等症状，是临床上常见的消化道动力障碍性疾病。近几年，笔者应用半夏厚朴汤合左金丸治疗反流性食管炎50例，取得满意疗效，现将结果报道如下。

一、资料与方法

(一) 一般资料

将我院门诊近2年来反流性食管炎患者82例，随机分为治疗组50例和对照组32例。治疗组男28例，女22例，平均年龄(40.2±9.5)岁，胃镜分级：Ⅰ级26例，Ⅱ级17例，Ⅲ级7例。对照组男19例，女13例，平均年龄(37.4±10.2)岁，胃镜分级：Ⅰ级18例，Ⅱ级10例，Ⅲ级4例。两组病例均有不同程度的烧心、反酸、胸骨后灼热疼痛等反流性食管炎的症状，且经本院胃镜室检查，符合中华医学会消化内镜学会1999年制定的反流性食管病(炎)诊断及治疗方案(试行)，两组病例在性别、年龄、临床表现、镜下分级经统计学处理无显著性差异($P>0.05$)，具有可比性。

(二) 诊断标准

两组病例均符合以下条件：① 具有典型的反流性食管炎的症状，如烧心、反酸、胸骨后灼痛等。② 胃镜诊断及分级0级：食管黏膜正常(可有组织学改变)；Ⅰ级，食管黏膜点状或条状发红、糜烂，无融合现象。Ⅱ级，有条状发红、糜烂，并有融合，但并非全周性者。Ⅲ级，病变广泛，发红、糜烂融合呈全周性或有溃疡形成。③ 排除消化道溃疡、食管裂孔病、癌变、心脏病、糖尿病、哮喘等病，无消化道手术史。④ 至少2周未服用其他制酸药和影响胃肠道功能的中西药物。⑤ 病程不少于3个月。

(三) 治疗方法

对照组予雷贝拉唑肠溶片(江苏豪森药业股份有限公司，商品名瑞波特，国药准字 H20020330)，10 mg，每日 2 次。治疗组予中药半夏厚朴汤合左金丸加减治疗，每日 1 剂，水煎 2 次，分早晚 2 次服。处方：半夏 10 g，厚朴 10 g，紫苏 10 g，茯苓 15 g，生姜 2 片，黄连 6 g，吴茱萸 3 g，黄芪 20 g，党参 15 g，陈皮 10 g。肝郁气滞加柴胡、枳壳、郁金；胃阴不足加石斛、沙参、麦冬；脾胃湿热加蒲公英、白花蛇舌草、栀子；脾胃虚寒加制附子、吴茱萸、炒白术；久病入络，瘀血内阻加莪术、生蒲黄、延胡索；反酸、烧心明显者，加乌贼骨、浙贝母、煅瓦楞子。服药期间，戒烟、酒及刺激性食物，抬高床头，睡前 2 h 暂禁食等一般基础治疗。两组疗程均为 4 周，疗程结束后评价临床疗效及胃镜下疗效。

二、结果

(一) 疗效判定标准参照《中药新药临床研究指导原则》

1. 治愈　临床症状、体征消失，胃镜复查幽门口反流消失，食道下端、胃黏膜发红、糜烂、水肿消失，组织学改变基本恢复正常或明显好转。

2. 显效　症状、体征明显改善，胃镜复查幽门口反流减少，食道下端、胃黏膜充血、糜烂及组织学改变好转。

3. 有效　症状、体征有改善，胃镜复查幽门口反流减少，黏膜、组织学改变减轻。

4. 无效　症状、黏膜、组织学无变化或加重者。

(二) 治疗效果

治疗组 50 例中，治愈 23 例(46%)，显效 16 例(32%)，有效 7 例(14%)，无效 4 例(8%)，总有效率 92%。对照组 32 例中，治愈 10 例(32.25%)，显效 7 例(21.86%)，有效 7 例(21.86%)，无效 8 例(25%)，总有效率 75%。两组临床疗效及治疗后复查胃镜，治疗组疗效明显优于对照组($P<0.05$)，差别有统计学意义。

三、讨论

反流性食管炎是上消化道动力障碍性疾病，是由于抗反流防御机制下降和反流物对食管黏膜攻击作用增强的结果。其主要病机乃为胃失和降，胃气上逆，酸水泛溢。其病位在食管，为胃气所主，功能归于六腑，乃“传化物而不藏也”。胃为水谷之海，与脾相表里，脾气主升，胃气主降，一升一降，是全身气机升降的枢纽，共司受纳运化和输布功能。若因饮食不节，情志不畅而致脾胃气郁失其升降，不能腐熟水谷，谷浊之气化为酸水上逆，侵犯食管，则可表现为嗳气、反酸、呕吐，甚则噫嗝。“脾宜升则健，胃宜降则和”，故治其之法，乃补其不足以助升运和降，纠其反作以举陷降逆，调理升降以复气机顺行。投以半夏厚朴汤行气散结、降逆化痰，左金丸清泻肝火、和胃降逆。脾气升则湿得以化，胃浊降则热得以清，湿化热清，气机通畅，升降有序，则清气自升，浊气自降，脾胃调和，反流随之消失。气不行则郁不解，痰不化则结难散，故以半夏、厚朴、紫苏、生姜、陈皮行气化痰散结，降逆和胃；茯苓、黄芪、党参补脾助运，清气自升，如此则升降相因。以左金丸辛开苦降，降逆和胃，泻火而不致凉遏，降逆而不碍火郁，而且根据现代药理研究，其所含左金总碱可抑制胃液分泌，降低胃酸流量，且有抗溃疡作用。

在治疗过程中，可加入制酸之乌贼骨、煅瓦楞子及具有保护胃黏膜的白及、浙贝母。现代药理实验证明乌贼骨、煅瓦楞子主要成分为碳酸钙，可以中和胃酸，促使溃疡糜烂面充血水肿的吸收，减轻局部疼痛。白及质黏性涩，可直接黏附溃疡面，起到止血消肿生肌的作用，促进肉芽组织新生，加速溃疡面愈合。浙贝母醇提物可抑制小鼠胃溃疡形成，提示其有抗溃疡作用。

综上所述，中药半夏厚朴汤合左金丸治疗反流性食管炎疗效明显优于单纯西药治疗，值得临床推广。

［王文凡. 2010. 半夏厚朴汤合左金丸治疗反流性食管炎 50 例. 光明中医，25（5）：806－807.］

半夏泻心汤加减治疗反流性食管炎60例临床观察

黄墩煌　吴耀南

反流性食管炎(RE)是消化系统常见疾病,近年来患病率有逐年上升的趋势,我国人群患病率为1.92%,故对其治疗方法进行探讨具有重要意义。2005年3月～2007年4月,笔者导师吴耀南教授用半夏泻心汤加减治疗该病患者60例,并与奥美拉唑加莫沙比利进行对照观察,取得了较好疗效,现报道如下。

一、资料与方法

(一)诊断及排除标准

经24 h食管pH值动态监测已明确证实有异常酸反流的患者,具有下列任意1项或多项者可作为研究对象:① 胃食管反流的典型症状或不典型症状;② 胃镜检查有Ⅰ～Ⅲ级食管炎症状表现(Ⅰ级,内镜积分为1分;Ⅱ级,内镜积分为2分;Ⅲ级,内镜积分为3分);③ 排除妊娠、贲门失弛缓症、幽门梗阻、滑动型食管裂孔疝。

(二)一般资料

120例反流性食管炎患者均来自我院专家门诊,按随机原则分为两组。治疗组60例,男35例,女25例;年龄20～61岁;病程2个月～30年。对照组60例,男38例,女22例;年龄18～60岁;病程2个月～29年。两组年龄、性别、病程等比较,无显著性差异($P>0.05$),具有可比性。

(三)治疗方法

治疗组:选用半夏泻心汤加减治疗。基本方:半夏10 g,黄芩10 g,黄连3 g,干姜7 g,党参12 g,炙甘草6 g,乌贼骨12 g,旋覆花9 g,代赭石15 g。肝火犯胃者黄连加量为9 g,加用吴茱萸1.5 g;热证明显者加黄芩10 g,栀子10 g;寒证明显者加桂枝10 g,黄芪12 g;气滞明显者加玫瑰花10 g,绿萼梅10 g,郁金12 g。每日1剂,水煎,头煎两碗水煎8分,次煎一碗半水煎7分,于进食后30 min以上,分早、晚两次温服。治疗8周,停药3个月观察疗效。

对照组：奥美拉唑 20 mg，每日 1 次；莫沙比利 5 mg，每日 3 次。饭后服，服药 8 周，停药 3 个月后观察疗效。

二、疗效观察

（一）疗效标准

治愈：症状消失，内镜积分为 0；显效：主要症状消失，内镜积分减少 2 分；有效：症状减轻或部分改善，内镜积分减少 1 分；无效：症状无改善，内镜积分无变化或增加 1 分以上。

（二）治疗结果（表 1）

表 1　两组临床疗效比较[例(%)]

组　别	总数	痊　愈	显　效	有　效	无　效	总有效率(%)	*P* 值
治疗组	60	30(50.0)	18(30.0)	6(10.0)	6(10.0)	90.0	0.038
对照组	60	18(30.0)	16(26.7)	15(25.0)	11(18.3)	81.7	

注：由表 1 可见，治疗组总有效率与对照组比较，有显著性差异($P<0.05$)。

三、讨论

反流性食管炎是由多种因素造成的消化道动力障碍性疾病。主要发病机制是抗反流机制减弱（食管下括约肌松弛）、食管防御性机制下降或破坏（食管手术）、反流物对食管黏膜的攻击（胃酸与胃蛋白酶），老年人的发病因素中还有唾液分泌减少，贲门松弛等。以上因素导致胃、十二指肠内容物反流入食管，引起食管炎症、糜烂、溃疡而产生的一组症状，目前西医药物治疗反流性食管炎主要以抑酸和促进胃肠动力为主。

反流性食管炎属中医学“胃痛”“痞满”“吐酸”等范畴。中医学认为本病常因饮食不节、劳倦过度损伤脾胃；情志不遂，肝气不疏，横逆犯胃诱发加重。脾虚无以运化水湿，湿阻中焦，郁久化热，终致寒热错杂其中，肝气犯胃，胃失和降，胃气不降而上逆。故治疗应以和胃降逆为本，胃气安和，通降功能正常，则有助于改善胃排空与食管括约肌功能，防止胃十二指肠内容物反流入食管。笔者导师根据多年临床经验，予半夏泻心汤加减治疗本病，获得了良好疗效。方中君药半夏，味辛苦，性燥，功能散结除痞，降逆和胃；臣药有二：① 干姜，味辛，性热，功能温中散寒除痞，此为辛开；② 黄连、黄芩，味苦，性寒，功能清降泄热开痞，此为苦降，寒热平调，辛开苦降；佐药人参，甘温补脾气以和中、生津液，既可防黄芩、黄连之苦寒伤阳，又可制约半夏、干姜之辛热伤阴；使药炙甘草，补脾和中，调和诸药。该方散结除痞＋辛开（恢复脾的升清）＋苦降（恢复胃的降浊），是《伤寒论》中少有的君、臣、佐、使配合如此完整而严密的方剂。笔者导师在此方基础上，加用乌贼骨制酸，旋覆花下气降逆止嗳，代赭石甘寒质重，降逆下气，增强旋覆花降逆止嗳之效。肝火犯胃者加大黄连用量，一来清泻肝火，肝火得清，自不横逆犯胃；二来可清胃火，胃火降则其气自降；吴茱萸可助黄连和胃降逆，且可制约黄连之苦寒，使泻火而无凉遏之弊。热证明显者加黄芩清热开痞，栀子清泻三焦之火，火去则气自降。《证治汇补·吞酸》云："若客寒犯胃，顷刻成酸，本无郁热，因寒所化者，酸之寒也。"故寒证明显者加黄芪、桂枝温中散寒，寒去则酸自除。伴有气滞，腹胀明显者，加用玫瑰花、绿萼梅、郁金行气除胀，气顺则嗳自止。

［黄墩煌，吴耀南. 2007. 半夏泻心汤加减治疗反流性食管炎60例临床观察. 中国医药导报，4(33)：58－59.］

涂福音教授治疗反流性食管炎经验

张琼英　林　娜　涂志红

反流性食管炎是指胃或肠内容物反流入食管，引起食管下段黏膜炎症，主要症状为胸痛、胸骨后烧灼感、反酸等。涂福音教授从事中医临床三十余载，在治疗反流性食管炎时，师古而不泥古，根据病因病机的变化，分为胃失和降、肝胃不和、脾胃湿热、胃阴不足、脾胃虚寒五型辨证论治，疗效甚佳，总结如下。

一、胃失和降型

胃失和降型在本病最常见，多见于疾病的早中期，病机较为单纯。主症：胸骨后疼痛，呈灼痛、闷痛，胃脘痞满、嘈杂，恶心欲呕，泛吐涎沫，大便不畅，舌质淡红，苔薄白，脉弦。治法：和胃降逆。主方：旋覆代赭石汤(旋覆花 12 g，代赭石 30 g，党参 15 g，清半夏 9 g，茯苓 15 g，白术 12 g，大枣 5 枚，甘草 3 g)。

二、肝胃不和型

主症：胸胁胀痛，吞酸嗳气，胸骨后灼热闷痛，心情郁闷，情绪变化则病情加重，小便黄，口干，大便不畅，舌质红，苔黄干，脉弦。治法：疏肝理气，和胃降逆。主方：四逆散合四七汤加减(柴胡 10 g，枳壳 10 g，白芍 12 g，苏梗 10 g，清半夏 9 g，川朴 9 g，茯苓 15 g，黄芩 6 g，蒲公英 15 g，甘草 3 g)。肝胃不和型中变证较多，临床应随证加减，若吞酸明显可加左金丸；郁热太甚加黄连、丹皮、栀子；胸痛甚加郁金，便秘加生大黄、枳实。在本型的治疗中应注意有无郁火，阴伤或气虚的表现，用药轻重有别，不可香燥苦温太过，以免劫伤肝胃之阴，而致胃失润降，进一步加重病情。

三、脾胃湿热型

脾胃湿热型在闽南地区较多见，尤多见于青壮年男性，有烟酒嗜好者。不单纯为胃内容物反流，亦有部分兼有胆汁反流，治疗上较棘手，一般病情急重时以汤药辨治，待病情趋于和缓，则可以自制“胃圣袋泡剂”治疗。主症：胸膈满闷，泛吐涎沫，食欲不佳，口干口苦，口黏，头身困重，大便黏滞不爽，小便短赤，舌红苔黄腻，脉滑数。治法：清热化湿，和胃降逆。处方：黄连温胆汤合藿朴夏苓汤加减(黄连 10 g,竹茹 12 g,半夏 10 g,茯苓 15 g,藿香 10 g,川朴 10 g,苏梗 9 g,九节茶 15 g,两面针 15 g,生薏仁 30 g,甘草 3 g)。

四、胃阴不足型

胃阴不足型多见于形体消瘦,肝郁日久的患者。主症:胸骨后烧灼样疼痛,胃脘灼痛,嘈杂,干呕,口咽干燥,大便干结,小便短赤,舌红少津苔薄少,脉细数。治法:甘凉益胃,滋阴生津。主方:益胃汤加减(沙参 15 g,麦冬 15 g,生地 15 g,白及 12 g,石斛 12 g,天花粉 15 g,绿萼梅 9 g,玫瑰 6 g,佛手 10 g,郁金 10 g,竹茹 12 g,甘草 3 g)。在治疗中应掌握养阴需防滋腻滞气,行气需防香燥破气,以免加重阴伤气滞,亦可选用酸甘化阴之法,如乌梅、枸杞、山楂等药物。

五、脾胃虚寒型

本型多见于久病、年老体虚者,临床上一派脾气虚、阳虚之征。此型在镜下或X线下常可看到明显的反流表现,符合"脾主肌肉"的理论,乃食管下端生理性括约肌功能不全所致。主症:病延日久,胸脘隐隐作痛,喜温喜按,神疲乏力,面色少华,大便稀溏,小便清长,舌淡苔薄,脉沉缓有力。治法:温中健脾,和胃降逆。主方:香砂六君子汤加减(党参 15 g,白术 15 g,茯苓 15 g,木香 9 g,砂仁 6 g,姜半夏 9 g,干姜 5 g,吴茱萸 3 g,旋覆花 10 g,代赭石 30 g,甘草 3 g)。如阳气虚甚可加灶心土、附子、肉桂等药。

六、讨论

反流性食管炎乃一现代病名,已证实为食管下端生理性括约肌功能不全,食管蠕动功能下降,胃、肠内容物反流所致,目前学术界认为属胃食管动力异常引起的疾病,传统治疗在中和胃酸、抑制胃酸分泌的基础上加用胃动力药物,如甲氧氯普胺,多潘立酮片,西沙必利等,但两药合用降低了抑酸剂的吸收,而且此类病例症状顽固反复,用药时间长,医疗费用昂贵,副作用大,尤其对脾胃虚寒、胃阴不足型病例临床乏效,因此,中医中药的治疗作用日显重要。涂福音教授认为,本病乃一古老性疾病,在《景岳全书·嘈杂》中已有"其为病也,则腹中空空,若无一物,似饥非饥,似辣非辣,似痛非痛,而胸膈懊侬,不可名状,或得食而暂止,或食已而复嘈,或兼恶心,或渐见胃脘痛"的记载,上述描述客观具体,中医药在治疗此类疾病上已有丰富经验,散见于各类文献之中。涂教授认为本病的病位于食管,食管的功能是通过蠕动将食团送进胃中,为传化物而不藏,以通降为顺,故应属"胃"的范畴,脾胃是气机升降的枢纽,胃主降,司受纳,胃气以和降为顺，脾主升，司运化，脾以升为健，而脾胃气机的升降，又与肝疏泄的功能密切相关，若肝郁脾虚或肝旺犯胃均可影响脾胃气机的升降，因此，将本病的病机总结为脾胃虚损为本，胃气不降，肝失疏泄，湿热阴伤为标，分为五型论治，遵脾胃升降理论，施以健运脾气，和胃降逆，疏肝和胃，化湿养阴，而使气机调顺，诸症告愈。

[张琼英，林娜，涂志红. 2000. 涂福音教授治疗反流性食管炎经验. 中国中西医结合脾胃杂志，8(1)：36－37.]

>>>>> 消化性溃疡诊治经验

中医药治疗消化性溃疡研究进展

李志勇　吴耀南

消化性溃疡(PU)是临床上的常见病、多发病，据国外学者报告，人群中大约有10%的人患有消化性溃疡病。西医治疗主要以抗酸药来解除胃酸对溃疡面的刺激和腐蚀，使胃蛋白酶失去活性来修复溃疡面，但其作用时间短、副作用多而易于复发。PU可归属中医学"胃脘痛""嘈杂""痞满"等范畴，近年研究表明中医药在治疗消化性溃疡方面具有整体调节、复发率低、副反应小等优势，故中医药在治疗PU上越来越受到医学界普遍关注，现将中医药治疗消化性溃疡的概况简介如下。

一、病因病机

（一）本虚标实，正虚邪

宋兴认为：本病多发于思虑情郁、劳倦体虚、暴饮暴食等因素之后。从疾病发展趋势看，本病大多易转为慢性，迁延难愈，具有正虚邪恋的典型特点。由于大多患者溃疡反复发作数年或数十年不愈，故以脾气虚弱为本。邱健行认为各种原因损伤脾胃导致脾胃虚弱，或素体脾胃不足者，易受饮食不节、劳倦、情志失调以及气候变化等外来不良因素的影响，引起或加重脾胃功能失调，酿成溃疡病的发生或复发。幽门螺杆菌是导致消化性溃疡发病的重要原因，属中医邪气的范畴，脾胃虚弱是HP侵袭的前提之一，而HP又可损伤脾胃，进一步加重脾胃虚弱，最终使病程迁延不愈，反复发作。总之，脾胃虚弱是导致消化性溃疡发生的根本原因，而邪之所凑，加剧其本虚，表现为虚实夹杂。

（二）情志失调，木郁乘土

胡荣认为，消化性溃疡的病因主要是情志失调、饮食不节。情志失调则伤肝，肝木乘土，横逆犯胃；饮食不节直接损伤脾胃功能。临床必须分清木亢乘土与土虚木贼，前者关键在肝，后者关键在脾胃，二者病机有主次之分，证情有虚实之异。王幼立结合中医"天人相应"理论，认为在春气升发之时，若木郁而不达，疏泄失常，乘及土位，则令中焦气机壅塞不通，脾胃升降失和，日久气血瘀阻，损伤胃络，终发为溃疡。

（三）痰湿蕴结，气滞瘀阻

王洪京等认为长夏之际，气候炎热且多雨，水气升腾，潮湿充斥，加之近年全球性气温升高，致外界湿热邪气复加，起居调摄稍有不慎，即可导致湿热从外而入，加之人们为了享受，山珍海味，辛辣滋腻叠进；又由于各方面原因，饥饱失常，餐饮无规律，进餐过快等皆能损伤脾胃，运化失司，湿困中州，聚而成痰，痰湿热中阻，湿热内生，损伤胃膜而病发溃疡。李冀等认为，瘀血乃溃疡病复发的"宿根"，临症表现为胃脘部刺痛，痛处固定，以夜间为甚，且多在出血之后疼痛即缓解，舌质紫暗，舌底青筋暴露等均为瘀血之佐证。若脾胃虚弱，无以化生气血易致气虚血瘀，或情志不遂，肝气不舒，气滞血瘀，或脾胃阳虚，阴寒内生，寒凝血瘀。瘀血存留，妨碍血之化生，黏膜缺乏气血之供养，抗邪能力下降，或瘀血直接损伤膜络而致溃疡复发。

二、临证施治

（一）辨证分型

孙立杨等用溃疡煎剂（白及、薏苡仁、白蒺藜、甘草、海螵蛸为基础方药）治疗消化性溃疡42例，并据脾胃湿热、肝郁乘脾胃、脾胃虚寒、肝胃郁热型不同进行辨证加减。结果总有效率为92.8%。陈凯等观察乌贝溃愈汤（乌贼骨、大贝母、南沙参、芍药、延胡索、生甘草、黄连、白及）治疗消化性溃疡58例，肝胃不和者合柴胡疏肝散加减；瘀血阻络者合丹参饮与失笑散加减；脾胃虚寒者去黄连合黄芪建中汤加减；对照组口服盐酸雷尼替丁胶囊、多潘立酮片、阿莫西林胶囊。结果：治疗组总有效率91.8%；显著优于对照组总有效率74.1%（$P<0.05$）。罗秀珍将124例消化性溃疡患者随机分为两组：对照组给予奥美拉唑、阿莫西林、克拉霉素三联疗法；治疗组予以中医辨证施治：气滞血瘀型予以失笑散合丹参饮加减，肝郁气滞型予以柴胡疏肝散加减，脾胃虚寒型予以黄芪建中汤加减，胃阴亏虚型予以一贯煎合芍药甘草汤加减，肝胃湿热型予以化肝煎加减。结果治疗组临床有效率明显高于对照组，且幽门螺杆菌的根除率、胃镜下溃疡愈合率明显高于对照组，而复发率低于对照组。冯群法等将65例经胃镜检查确诊的消化性溃疡患者采用辨证分型治疗：气滞型23例，予以香苏散加味；瘀血型14例，予以失笑散加味；阴虚型17例，予以益胃汤合一贯煎加减；虚寒型11例，予以黄芪建中汤加味。治疗2个月后，结果总有效率达95.38%。

（二）基本方加减

詹农高用愈疡汤加减（木香、砂仁、吴茱萸、黄连、大黄、白及、槟榔、厚朴、黄芪、白术等)治疗消化性溃疡 84 例,偏热者重用黄连：偏寒者重用吴茱萸、加干姜;气虚甚者加党参、升麻、柴胡;胃阴虚者加石斛;兼血瘀者加三七粉。对照组病例采用西药(雷尼替丁、硫糖铝)治疗,治疗结果：治疗组总有效率为 82.1%。显著优于对照组的 58.2%($P<0.05$)。高望望观察半夏泻心汤加味(半夏、黄芩、干姜、太子参、炙甘草、黄连、白及、浙贝、海螵蛸、蒲公英、木香)治疗消化性溃疡 53 例,治疗组加服雷贝拉唑;对照组仅用雷贝拉唑;两组中如有 HP 阳性者,第一周服杀 HP 三联药物(雷贝拉唑片、阿莫西林胶囊、克拉霉素胶囊)。结果：治疗组总有效率为 96.23%,显著优于对照组的($P<0.05$)。严付红用溃疡宁(仙人掌、丹参、黄芪、海螵蛸、白及、延胡索、象贝母、甘草、三七粉)治疗消化性溃疡,对照组予雷尼替丁口服。结果：治疗组 60 例中总有效率 91.7%,高于对照组 35 例中总有效率 82.9%($P<0.05$)。黄慧用小建中汤加味(饴糖、肉桂、党参、当归、白芍、甘草、生姜、土茯苓、蒲公英、三七粉、白及粉、乌贼骨)治疗消化性溃疡 25 例,对照组予以口服奥美拉唑、阿莫西林、甲硝唑。治疗 4 周后,治疗组 25 例中总有效率为 96.0%,显著优于对照组 25 例的 88.0%($P<0.05$)。白中山用公英快疡散(蒲公英、海螵蛸、白及、川楝子、延胡索)治疗难治性消化性胃溃疡 60 例,对照组予法莫替丁口服治疗,结果治疗组 60 例总有效率 95%;非常显著高于对照组 60 例的 73.3%($P<0.01$)。

三、单味中药治疗的实验研究

(一) 大黄

大黄粉能够直接黏附于溃疡部位,促进血液凝固,保护消化道黏膜,从而起到较好的促进溃疡愈合,预防溃疡出血等作用。毛晓燕等用大黄白及散(大黄、白及)合雷尼替丁联合治疗消化性溃疡 60 例,对照组用雷尼替丁治疗,2 个疗程后,观察组痊愈 56 例(93.3%)显著高于对照组痊愈 46 例(76.7%)($P<0.05$)。时昭红等将 240 例消化性溃疡出血患者随机分为去甲肾上腺素对照组(对照组)、微米大黄炭喷洒治疗组(治疗组)和喷洒联合口服微米大黄炭治疗组(喷洒口服治疗组)3 组。治疗后比较患者止血疗效：喷洒口服治疗组总有效率 95.0%;喷洒治疗组总有效率 92.5%,喷洒口服治疗组及治疗组疗效均优于对照组($P<0.05$),其中以喷洒口服治疗组效果最好($P<0.01$)。张晓华将消化性溃疡并出血患者 40 例,随机分成治疗组和对照组各 20 例。治疗组口服生大黄粉,并加对照组的西医治疗;对照组采用单纯西医治疗。结果治疗组总有效率为 90.0%;非常显著优于对照组的 70%($P<0.01$),结论生大黄加西医救治消化性溃疡并出血的疗效明显,优于单纯西医治疗。

（二）黄连

现代医学研究发现，黄连可能具有独特的抗 PU 作用，其主要成分为小檗碱和黄连碱。该作用可能与其抑制胃酸分泌、提高胃黏膜屏障功能、改善胃黏膜血流供应、调节自主神经系统功能、抑制炎症因子的产生、抗 HP 和抗脂质过氧化等有关。黄连及其生物碱被认为是治疗消化性溃疡和急、慢性胃炎的一种极有潜力的药物。吴静等研究显示黄连与盐酸小檗碱对 HP 均有一定的抗菌活性，黄连的抗菌活性相对较好。众多抗 HP 效果较好的复方中药制剂中都含有黄连，如：半夏泻心汤、黄连解毒汤、戊己丸（黄连、吴茱萸、白芍）等。但目前尚无单独使用黄连治疗 PU 的临床研究报道。

（三）海螵蛸

王劲松研究发现海螵蛸可降低胃液总酸度，还能增进胃黏膜 PGE 的合成及增加正常和应激大鼠胃组织 cAMP 的含量，说明该药物能有效地减轻应激性胃黏膜损伤的形成和促进溃疡的愈合。

（四）两面针

庞辉等研究结果证实两面针碱对实验性急性胃黏膜损伤具有明显保护作用，两面针碱可剂量依赖性地抑制动物模型的胃黏膜损伤，并初步证实，两面针碱的这种保护作用与其抑制胃蛋白酶活性和抗氧化作用有关。民间常取其两面针根与金豆根、石仙桃适量，水煎服，治疗胃、十二指肠溃疡。

（五）川芎

杨卫文等认为丹参治疗 PU 可能存在如下机制：① 清除氧自由基，抑制脂质过氧化，使胃及十二指肠黏膜免受损害而促进溃疡愈合。② 降低血浆 ET（内皮素）水平，改善微循环，增加胃、十二指肠黏膜的血流量。近年研究发现，胃肠黏膜上皮细胞可产生 ET，ET 致溃疡的机制与其导致的胃、十二指肠血管收缩使黏膜缺血、缺氧和酸中毒等有关，而缺血、缺氧及内皮细胞损伤又可刺激 ET 释放形成恶性循环。林瑜等观察消化性溃疡中医证型与 ET、NO 的关系，结果：消化性溃疡各中医证型较正常对照组血浆 ET 水平增高，而血清 NO 水平降低。丹参作为 ET 拮抗剂降低了血浆 ET 含量，改善了胃、十二指肠黏膜的血液供应，从而防止溃疡形成。

（六）黄芪

黄芪为补中益气要药，甘微温，健脾补中、以其补气之功收托毒生肌之效，疮疡中期，正虚毒盛不能托毒外达，补气生血，扶助正气，托毒外出。《神农本草经》曰："主治痈疽，久败疮，排脓止痛……补虚。"黄芪能促进损伤组织修复，生肌力强。此外，还具有提高机体免疫功能抗氧化、抗衰老及免疫调节作用，改善血液流变学异常，保护肝肾等作用。

四、中医其他疗法

牛红月等针刺中脘治疗消化性溃疡 138 例，选用中脘穴，长针深刺；对照组 138 例，口服西咪替丁，共观察 6 周。结果：针刺组总有效率为 90.6%，对照组总有效率为 88.4%，针刺组疗效略优于对照组，但考虑中心效应，组间疗效无差异（$P>0.05$）。随着时间推移，两组症状均改善明显（$P<0.01$），但组间疗效无差异（$P>0.05$）；两组胃镜疗效比较无差异（$P>0.05$）。结论：针刺中脘穴治疗消化性溃疡疗效可靠，值得临床推广应用。梁繁荣等观察代针膏穴敷治疗消化性溃疡，将 93 例消化性溃疡患者随机分为穴敷组 33 例、针灸组 30 例和西药组 30 例，结果中医证候总有效率分别为 87.88%、86.67%、63.33%；胃镜总有效率分别为 84.85%、86.66%、63.33%；3 组比较差异无显著意义（$P>0.05$）。代针膏穴敷与针灸均明显减少溃疡面积（$P<0.01$），使幽门螺杆菌明显消失（$P<0.05$）。宁晓军用针挑疗法治疗难治性和顽固性消化性溃疡 32 例（以局部选穴为主，配合循经选穴），对照组 26 例用 H 受体阻滞剂或 LOSEC、抗炎（阿莫西林和/或甲硝唑或其他抗生素）、保护胃黏膜（胶体果胶铋胶囊/中成药）治疗。结果治疗组临床症状改善总有救率为 93%，溃疡愈合或缩小总有效率为 90.6%，与对照组比较均有显著性差异（$P<0.05$）。

五、问题与展望

目前西医对 PU 治疗研究并未取得新的重大进展，因此大量研究方向转向中医药领域寻找突破口，目前针对中医药治疗 PU 的研究已取得显著进展。临床证明中医药治疗消化性溃疡疗效确切，尤其近年来中医药在治疗难治性 PU 及预防 PU 复发方面前景广阔，患者追求相对安全的治疗途径也促进中医药研究快速发展。但是临床上中医药在 PU 的辨证分型、具体用药方面个人主观因素过多，难以形成统一的行业标准，后学者难以掌握，前人经验难以大规模继承，此外，中药质量、制作方法等因素也限制了中医药应有疗效的发挥。今后应该充分利用现代科技手段，从不同角度着手，综合研究得出更全面、可靠、重复性强的治疗方法。

［李志勇，吴耀南. 2011. 中医药治疗消化性溃疡研究进展. 江西中医学院学报，23(3)：77－40.］

消化性溃疡的中医药临床和实验研究进展

于昊新 指导：吴耀南

消化性溃疡(pepticulcer, PU)是以局部有局限性的黏膜缺损，其深度超过黏膜肌层，治愈后留有瘢痕为主要特征的一种常见病、多发病，其发生部位包括食管下端、胃、十二指肠、胃和肠吻合术吻合口附近的小肠以及含有胃腺组织的Meckel室。最常见的是十二指肠溃疡(DU)和胃溃疡(GU)。据估计，约10%的人口在其一生中患过本病。任何年龄均可发病，本病男性多于女性，DU较GU多见。PU属于中医的"胃脘痛"范畴，大量研究表明，中医对PU有良好的治疗作用，现将近年来有关这方面的研究情况概述如下。

一、临床研究

(一) 辨证分型治疗

阮玉东将68例消化性溃疡分为六型：① 脾胃虚寒型(25例)：治拟温中散寒，处方：当归10 g，桂枝、甘松各6 g，炒白芍、煅瓦楞子各20 g，山药30 g，甘草5 g，生姜3片，大枣3个；② 肝胃不和型(12例)：治拟舒肝和胃，处方：柴胡、甘草各5 g，白芍30 g，佛手、郁金各9 g，枳壳、白芍、延胡索各6 g；③ 寒热夹杂型(12例)：治拟辛开苦降，处方：干姜、黄芩、甘草各6 g，黄连、法半夏、白术、党参各10 g，无花果、佛手各9 g，柴胡、枳壳、桔梗各5 g；④ 痰湿内盛型(8例)：治拟燥湿化痰，处方：枳壳、竹茹、陈皮、苍术、厚朴各6 g，茯苓、法半夏、杏仁各10 g，甘草3 g，蔻仁2 g(冲)；⑤ 肝胃阴虚型(6例)：治拟养阴益胃，处方：北沙参、麦冬、枸杞子、当归各10 g，白芍30 g，佛手片、绿萼梅、玫瑰花各6 g，山楂15 g；⑥ 气滞血瘀型(5例)：治拟行气化瘀，处方：柴胡、香附、乌药、川芎各6 g，丹参、红藤、当归、茯苓各10 g，桂枝、桃仁、赤芍各5 g。对照组60例以西咪替丁治疗，HP阳性者加阿莫西林，过敏者改用甲硝唑。治疗组总有效率98.5%，非常显著优于对照组的86.7%($P<0.01$)。

王细凤将60例消化性溃疡患者分为七型：① 胃气壅滞型：治予理气和胃止痛，方用香苏散加减；② 肝气犯胃型：治予疏肝理气，和胃止痛，方用柴胡疏肝散加减；③ 肝胃郁热型：治予疏肝理气，泄热和胃，方用丹栀逍遥散加减；④ 瘀血阻滞型：治予活血化瘀，和胃止痛，方用失笑散合丹参饮加减；⑤ 湿热中阻型：治予清热化湿，理气和胃，方用清中汤加减；⑥ 胃阴虚型：治予滋阴益胃，和中止痛，方用益胃汤合芍药甘草汤加减；⑦ 脾胃虚寒型：治予温中健脾，和胃止痛，方用黄芪建中汤加减。对照组 30 例：口服克拉霉素、法莫替丁、甲硝唑。治疗组总有效率 97%与对照组总有效率 93%比较，差异无显著性($P>0.05$)。两组恶心呕吐、头晕乏力、皮疹等不良反应发生情况比较：治疗组发生率 16.67%，显著的低于对照组发生率 66.67%($P<0.05$)。

罗关靖将消化性溃疡 98 例，分为两型治疗：① 饮食伤胃型：以甘草泻心汤(炙甘草 30 g，党参 30 g，半夏 18 g，川黄连 6 g，干姜 9 g，大枣 10 g，黄芩 9 g)加减治疗；② 情志伤胃型：以一贯煎(生地黄 18 g，沙参 30 g，麦冬 12 g，白芍 9 g，枸杞子 12 g，川楝子 12 g，当归 9 g，延胡索 12 g，炙甘草 30 g，山茱萸 12 g，川黄连 10 g)加减治疗。以上两型，如脾虚血亏者，交替投予小建中汤[炙甘草 9 g，桂枝 9 g，白芍 18 g，生姜 9 g，饴糖 30 g(冲兑)，大枣 10 g]。对照组 65 例服用奥美拉唑、替硝唑、阿莫西林。结果：治疗组总有效率 96%，显著优于对照组的 84%($P<0.05$)。

何善明等辨证用药抗消化性溃疡的复发，将 36 例患者分为三型治疗：① 脾胃虚寒型：用健胃Ⅰ号方(黄芪、党参、茯苓、白术、甘草、桂枝、高良姜、丹参、莪术、乌药、海螵蛸)；② 肝胃郁热型：用健胃Ⅱ号方(黄芪、茯苓、白术、甘草、黄芩、茵陈、蒲公英、枳实、海螵蛸、木蝴蝶)；③ 气滞血瘀型：用健胃Ⅲ号方(黄芪、茯苓、白术、甘草、枳实、白芍、川楝子、延胡索、丹参、莪术、木蝴蝶)。对照组 30 例服用奥美拉唑。治疗结束一年后，复查胃镜，治疗组复发率 11%，非常显著低于对照组的复发率 80%($P<0.01$)。

(二) 基本方加减

陈丽霞等用补气运脾汤加味[党参、黄芪 20 g，生牡蛎(先煎)30 g，砂仁(后下)，厚朴各 10 g，法半夏 9 g，乌贼骨 15 g，白术、茯苓、白及、香附、枳壳各 12 g]治疗消化性溃疡 45 例。胃热加黄连；食滞加神曲；出血(大便潜血阳性)加三七末。对照组 36 例口服雷尼替丁及甲硝唑。治疗组总有效率 91.1%，显著优于对照组的 75.0 g/%($P<0.05$)。

冯恒基以加味逍遥散(柴胡、当归各 10 g，白芍、茯苓各 15 g，炙甘草 6 g)随证加减治疗消化性溃疡 52 例，对照组 50 例服用雷尼替丁、枸橼酸铋钾胶囊、灭滴灵、阿莫西林。治疗组总有效率 96.16%，非常显著优于对照组的 84%($P<0.01$)。李勇用半夏泻心汤加减(清半夏 10 g，黄芩 15 g，白及 20 g，干姜

9 g,玄胡 10 g,枳实 9 g,木香 6 g,黄连 3 g,党参 15 g,丹参 20 g,乌贼骨 15 g,大枣 10 g,炙甘草 10 g,砂仁 10 g)治疗消化性溃疡 60 例。脾胃虚寒者去黄连、黄芩,加白术 10 g,吴茱萸 10 g,对照组 30 例口服雷尼替丁。治疗组总有效率 96.67%,非常显著优于对照组的 73.33%($P<0.01$)。

林一帆等以中西医结合微观辨证治疗上消化道复发性溃疡,中西医结合治疗组,先以甲硝唑、雷尼替丁、硫糖铝治疗 4 周。4 周后复查胃镜,再进行中医辨证施治。其证主要为脾胃虚寒,主方用黄芪建中汤加减(黄芪 9 g,芍药 18 g,桂枝 9 g,甘草 6 g,生姜 9 g,大枣 12 枚,饴糖 30 g)。寒甚加吴茱萸;虚甚加人参;寒热互结加黄连。对照组的治疗与治疗组西医治疗相同。对两组同时进行 6、12、18 个月的临床随访,结果:中西医结合治疗组 30 例的 6、12 及 18 个月复发率分别为 3.3%、10%、16.7%,非常显著低于对照组 32 例的 28.1%、37.5%、46.9%($P<0.01$)。

罗清娇用附桂理中汤加味(白及、附子、党参、白术、干姜、肉桂)治疗顽固性十二指肠溃疡 40 例,反酸加瓦楞子、乌贼骨,腹胀加木香。对照组 40 例服用雷尼替丁、甲硝唑、阿莫西林,治疗组总有效率 92.5%,非常显著优于对照组的 82.5%($P<0.01$)。

蒋映明用自拟复胃汤(白术、人参、高良姜、海螵蛸、广木香、延胡索、黄芩、茯苓、黄芪、干姜、厚朴、黄连、甘草)治疗消化性溃疡 124 例,对照组 63 例服用羟氨苄、甲硝唑、雷尼替丁、吗叮啉。结果治疗组总有效率 97.6%,非常显著优于对照组的 88.9%($P<0.01$)。

梁永以自拟健中愈疡汤[党参 15 g,茯苓 15 g,白及 10 g,黄芪 15 g,白芍 30 g,蒲公英 30 g,炙甘草 30 g,乌贼骨 10 g,川贝母 10 g,柴胡 8 g,郁金 10 g,乌药 10 g,三七粉 5 g(冲),川楝子 10 g,莪术 5 g]治疗消化性溃疡 62 例,上腹痛有定处而拒按,舌质滞暗或见瘀斑者加桃仁 10 g,腹痛而见黑便者加生蒲黄 15 g;便秘者加瓜蒌仁 15 g;口燥咽干、大便干结、舌红少津、脉弦数者加沙参、麦冬各 15 g;腹痛有冷感、喜按欲热饮者加高良姜 3~6 g。对照组 56 例口服法莫替丁,治疗组总有效率 90.32%非常显著优于对照组的 76.79%($P<0.01$)。两组复发比较差异有显著性($P<0.01$)。

郭翠萍等以溃疡散[黄芪 15 g,当归 10 g,白芍 15 g,前胡 10 g,白及 10 g,三七粉(分吞)4 g,川贝母 10 g,瓦楞子 15 g,黄芩 12 g,丹参 10 g,土茯苓 15 g,白术 10 g,海螵蛸 10 g,黄连 6 g,川楝子 10 g]治疗消化性溃疡 41 例,伴神疲乏力,胃脘部隐痛,喜温喜按者加炮姜、吴茱萸;胃脘胀痛有灼热感,口干易怒,舌红苔黄者加滑石、苍术、茯苓;伴两胁胀满,嗳气频作,情志不舒时加重者加香附、枳壳、青皮、木香；伴胃脘隐痛，午后尤甚，纳少口干，手足心热，大便干者加沙参、麦门冬；若兼有瘀血者加桃仁、红花、郁金、赤芍。对照组 37 例口服奥美拉唑、阿莫西林、甲硝唑，结果治疗组总有效率 97.56%，显著优于对照组的 78.39%（$P<0.05$）。

（三）专方治疗

李乾构以健胃愈疡片（党参、白芍、延胡索、青黛、珍珠层粉、柴胡、甘草等）治疗消化性溃疡 791 例，对照组 254 例口服雷尼替丁，结果治疗组总有效率 93.05%，非常显著优于对照组的 78.35%（$P<0.01$）。

魏霞等以益溃宁口服液（白及、白术、山药、白芷、砂仁、三七参、乌贼骨、黄连）治疗消化性溃疡 120 例，对照组 60 例口服快胃片，治疗组总有效率 98.3%，非常显著优于对照组的 91.6%（$P<0.01$）。

林芸以安胃愈疡汤（党参 20 g，赤芍 10 g，丹参 10 g，当归 10 g，白芍 10 g，乌贼骨 15 g，白术 10 g，蒲公英 30 g，白及粉 10 g，土茯苓 30 g）治疗消化性溃疡 68 例，对照组 62 例口服奥美拉唑、阿莫西林、甲硝唑，主要症状疗效，治疗组总有效率 92.65%，显著优于对照组的 83.87%（$P<0.05$）；胃镜疗效，治疗组 91.18%，显著优于对照组的 80.65%（$P<0.05$）。

杨顺标等以治溃散（黄连 350 g，海螵蛸 500 g，白及 500 g，木香 300 g，延胡 400 g）治疗难治性消化性溃疡 60 例，对照组 24 例服用法莫替丁，治疗组总有效率 95%，非常显著优于对照组的 73.4%（$P<0.01$）；治疗组病灶愈合率 86.7%，非常显著优于对照组的 61.7%（$P<0.01$）；治疗组 1 年后复发率 7.7%，非常显著低于对照组的 83.8%（$P<0.01$）。

李一明等以健脾愈疡汤（党参、白术、鱼骨、茯苓、白及、旱莲草、白芍、三七、丹参、蒲公英）治疗消化性溃疡 136 例，对照组 116 例服用法莫替丁、阿莫西林、甲硝唑，治疗组总有效率 98.5%，显著优于对照组的 87.9%（$P<0.05$）。

张晋云等以自拟疏肝理脾愈疡汤（黄芪、白芍、当归、炒枳实、乌贼骨、白及、柴胡、蒲黄）治疗消化性溃疡 120 例，对照组 40 例口服雷尼替丁、阿莫西林、硫糖铝，治疗组总有效率 94%，非常显著优于对照组的 75%（$P<0.01$）。

马锡金等以胃康胶囊（三七、珍珠、白及、乌贼骨、黄芩、黄连、大黄、丹参、郁金、乌药、砂仁、白芍、白术、党参、甘草等）治疗消化性溃疡 56 例，对照组 50 例口服雷尼替丁、枸橼酸铋钾胶囊、阿莫西林、甲硝唑，治疗组总有效率为 96.4%，幽门螺杆菌根除率为 82.1%，镜下溃疡面愈合率为 85.71%，对照组总有效率为 98.0%，幽门螺杆菌根除率为 84.0%，镜下溃疡面愈合率为 88.00%。两组比较差异无显著性($P>0.05$)。

辛献运等以胃康宁胶囊内服(由党参、白术、黄连、黄芩、黄柏、仙鹤草、陈皮、枳实、丹参、白芍、甘草、五灵脂、蒲黄、珍珠层粉)治疗消化性溃疡 60 例,对照组 40 例口服奥美拉唑、阿莫西林、甲硝唑,治疗组总有效率 93.3%,对照组总有效率 92.5%,两组愈合率与总有效率相近,差异无统计学意义($P>0.05$)。

(四) 针灸、穴位埋线法

吴绪荣等针灸治疗消化性溃疡 80 例,治疗组 50 例,第 1 组取穴足三里、内关、公孙;第两组取穴中脘、脾俞、胃俞;痛甚加梁丘,寒甚加灸中脘,胀甚加天枢,反酸多加太冲,便秘加支沟,失眠加神门,乏力加灸气海、足三里。以上两组穴位交替使用,平补平泻手法,留针 30 分钟;对照组 30 例取穴内关、公孙。操作方法同治疗组,溃疡出血(轻度)可辅助用药。治疗组总有效率 92%,显著优于对照组的 83.3%($P<0.05$)。谭静川等选取胃脘、足三里等穴应用 BD8998 胃电治疗仪结合中医辨证药物治疗消化性溃疡 32 例,对照组 32 例辨证分型及所用中药同治疗组,同时服用西咪替丁,治疗组总有效率 96.8%,显著优于对照组的 81.2%($P<0.05$)。尤千里等用穴位埋羊肠线法,按中医辨证分 3 组选穴:① 足三里(左)、胃俞;② 中脘透上脘、足三里(右);③ 下脘、梁门;并配合西药四联疗法(法莫替丁、枸橼酸铋钾胶囊、替硝唑、克拉霉素)治疗消化性溃疡 50 例,对照组 50 例仅用四联疗法,治疗组总有效率 94%,显著优于对照组的 80%($P<0.05$)。

二、实验研究

李宇航等以半夏泻心汤(半夏、干姜、黄芩、黄连、人参、炙甘草、大枣)及其拆方,对慢性胃溃疡大鼠溃疡灶形态变化的影响进行研究,用纯醋酸处理大鼠胃黏膜,再向大鼠喂食幽门螺旋杆菌(HP)进行造模,将 120 只大鼠随机分为正常对照组、模型组、手术对照组、辛开药组(半夏、干姜)、苦降药组(黄芩、黄连)、甘补药组(人参、炙甘草、大枣)、辛开苦降药组、苦降甘补药组、辛开甘补药组和全方组,共 10 组。结果:黏膜厚度组间差异除全方组外均存在非常显著性差异($P<0.001$)。各治疗组被覆黏膜厚度排序如下:全方组>辛开甘补组>甘补组>苦降甘补组>辛开组>辛开苦降组>苦降组。溃疡肉芽瘢痕层厚度统计结果,模型对照组未经治疗,愈合不良,肉芽瘢痕层厚度值最大,与各治疗组比较,除苦降组外均存在显著差异($P<0.05$ 或 $P<0.01$)。各治疗组溃疡肉芽瘢痕层厚度排序如下:全方组≤甘补组<辛开甘补组<苦降甘补组<辛开苦降组<辛开组<

苦降组。严光俊等以金不换冲剂对消化性溃疡进行实验研究，对大鼠腹腔注射利舍平，造成实验性利舍平溃疡模型，给实验组(10 只)和对照组(9 只)分别给予金不换冲剂或糊精糖水灌胃，结果金不换冲剂的溃疡抑制率 51%，非常显著优于对照组的 0($P<0.01$)。张红宇等以白族药保元胃康胶囊对消化性溃疡进行实验研究，采用 Shay 幽门结扎法诱导大鼠胃溃疡，设正常对照组、模型对照组及保元胃康胶囊高、低剂量组，每组 10 只。结果高、低剂量保元胃康胶囊均可非常显著降低大鼠胃溃疡指数($P<0.001$ 及 $P<0.01$)。张惠勤等以溃疡灵(海螵蛸、甘草、白术、延胡索、茯苓等)抗消化性溃疡的实验研究，采用小鼠水浸应激性胃溃疡模型，将 30 只小白鼠随机分成模型组(蒸馏水)、低剂量和高剂量药物治疗组。结果低剂量组溃疡抑制率为 45.38%，显著优于模型组的 0%($P<0.05$)；高剂量组溃疡抑制率为 68.72%，非常显著优于模型组的 0%($P<0.01$)。

三、展望

综上所述，近年来的临床和实验研究表明，中医药治疗 PU 确有良好疗效，能提高溃疡愈合的质量，减少复发，且副作用少。但是研究中也存在一些问题，主要是临床辨证分型没有统一的金标准，缺乏明确的疗效评判规范，设计不够严格，对中药的药理研究较少，研究缺乏深入性，重复性较差，且没有进一步阐明中药治疗消化性溃疡的作用机制。另外，中医药在防治消化性溃疡复发方面仍处于起始阶段，应从临床与实验两方面着手，设置对照组，进行大样本长期随访，从临床症状、体征到胃镜、病理组织学各方面进行观测，对中药与单纯西药在抗溃疡复发的治疗疗效上进行综合评判，通过统计学处理得出其治疗效果的差异性，尤其值得注意的是对溃疡愈合质量(QOUH)的作用。今后我们研究的重点应放在以上这些方面，做到临床与实验相结合，提高研究的水平。

[于昊新，吴耀南. 2006. 消化性溃疡的中医药临床和实验研究进展，中医药通报，5(6)：63-67.]

消化性溃疡中医证候与相关因素的研究进展

陈宝珍

消化性溃疡(pepticulcer,PU)是以胃酸和胃蛋白酶为基本因素,对上消化道黏膜的消化而形成的慢性溃疡,包括胃溃疡(gastriculcer,GU)和于二指肠溃疡(duodenalulcer,DU)是消化系统的常见病、多发病。中医学将本病归属于胃脘痛、胃痞等病症范畴,以辨证治疗为主,多年来已取得显著疗效,现将近年来我国对 PU 的中医证候与相关因素的研究概述如下。

一、PU 的中医证型分布及辨证施治

刘运雄将 100 例 PU 患者分为两组,其中治疗组分为肝胃气滞、脾胃虚寒、湿热中阻、胃阴亏虚、气滞血瘀 5 型,采用中药治疗,有效率达 95%,显著高于对照组(奥美拉唑胶囊+克拉霉素片+甲硝唑片)的 82%($P<0.05$)。罗秀珍将 PU 分为气滞血瘀、肝郁气滞、脾胃虚寒、胃阴亏虚、肝胃湿热 5 型,采用中药辨证施治,有效率达 92.65%。王如茂等将 188 例 PU 分为肝气犯胃、脾胃湿热、瘀血停滞、脾胃虚寒、胃阴亏虚型,得出 PU 早期多在气分,实证居多,以肝气犯胃、脾胃湿热型多见;中后期以瘀血停滞、脾胃虚寒、胃阴亏虚 3 型多见。周晓虹等分析 173 例 PU 患者各证型出现频率依次为:脾胃虚弱型>肝胃不和型>肝胃郁热型>寒热错杂型>胃阴不足型>胃络瘀阻型。李毅对近 20 年来国内公开报道的 PU 辨证分型文献 44 篇进行分析,病例共 3 413 例,最少分 3 型,最多分 7 型;最常见证型依次为:脾胃虚寒证、肝胃气滞证、瘀阻胃络证、胃阴亏虚证、胃热炽盛证,占总例数的 85.64%,经聚类及主成分分析,初步证型标准化为脾胃虚寒、肝胃气滞证、瘀阻胃络证、胃阴亏虚证、胃热炽盛证、肝郁脾虚证、寒热夹杂证、湿热中阻证 8 个证型。《消化性溃疡中医诊疗共识意见》将本病分为:肝胃不和、脾胃虚弱(寒)、脾胃湿热、胃阴不足、胃络瘀阻 5 型辨证施治。

二、PU 的症状与中医辨证分型

李岩分析 120 例 PU 患者的主要证候按发生频度的高低依次为胃脘痛(89%),泛酸(44%),二便异常(41%),口干口苦(39%),嘈杂(16%),急躁易怒

(40%),胁肋疼痛(9%),且胃脘疼痛以灼痛居多;证型分为肝气犯胃 23 例(19.16%),肝胃郁热 60 例(50%),脾胃虚弱 30 例(25%),气滞血瘀 6 例(5%),胃阴不足 1 例(0.83%)。王萍等用聚类分析 PU 患者一症状的证型分布,得出 5 类:① 胃脘隐痛、空腹时加重、腹泻、肠鸣、畏凉食、嘈杂、腰痛、尿频;② 腹痛、烦躁、发热、口臭、口苦、口干、汗出、心慌、乏力、头晕;③ 胃脘胀痛、餐后加重、胁肋疼痛、腹胀、嗳气、纳差、消瘦、胸闷、气短、大便时干时稀;④ 胃脘灼痛、恶心、呕吐、呃逆、烧心、泛酸、大便干、尿黄少、头痛;⑤ 胃脘刺痛、夜间痛重、黑便。归纳 5 个症状群为:脾胃虚寒证、肝胃郁热证、肝郁气滞证、脾胃阴虚证和胃络瘀血证。李毅用聚类分析 1 036 例 PU 患者,得出 5 类:① 脉沉细、面色无华、舌质淡红、舌胖边齿痕、遇劳或寒加重、食后腹胀、舌质淡、神疲懒言、胃脘隐痛、胃痛喜温喜按等;② 与情志有关、胸胁胀满、脉弦、矢气、太息、大便不畅、烦躁易怒、嗳气、胃脘胀痛等;③ 舌质紫暗、胃脘刺痛、胃脘疼痛拒按、胃脘食后痛、舌瘀点、瘀斑、面色晦暗、脉涩等;④ 口渴喜冷饮、脉弦数、口苦、舌质红、苔薄黄、便秘、口燥咽干、恶心呕吐、胃脘灼热、胃脘灼痛;⑤ 脉细数、舌红少苔、舌红少津、干呕、口渴少饮、胃脘隐隐灼痛胃虚寒证饥不欲食等;归纳为肝脾胃气滞证、瘀阻胃络证、胃热炽盛证、胃阴亏虚证。

三、PU 内镜表现与中医辨证分型

(一) 中医证型与胃镜溃疡分期的关系

商娟娟发现在 PU 活动期中,脾胃湿热证占 71 例,而肝胃不和证和胃阴不足证多见于愈合期和瘢痕期,差异有显著性($P<0.05$);但三期中其他各证型间比较,均无显著性差异($P>0.05$)。提示溃疡活动期以脾胃湿热证多见,而愈合期和瘢痕期则多见于肝胃不和证和胃阴不足证。刘夏等分析 146 例 PU 患者内镜图像:在活动期,脾胃湿热证占 39 例,而肝胃不和证和胃阴不足证多见于愈合期和瘢痕期,差异有显著性($P<0.05$),提示溃疡分期中活动期以脾胃湿热证多见,愈合期及瘢痕期则以肝胃不和证及胃阴不足证多见。陈国忠等研究 95 例 PU 患者,发现肝胃不和证多见于愈合期和瘢痕期,脾胃热证多见于活动期。周晓虹等统计分析 173 例 PU 患者一得出脾胃虚弱型、肝胃不和型、肝胃郁热型、胃阴不足型、寒热错杂型在活动期多见;胃络瘀阻型在瘢痕期多见。而活动期以肝胃郁热型最多(78.1%),胃络瘀阻型最少(28.6%);愈合期以肝胃不和型最多(26.8%),胃阴不足型最少(0%);瘢痕期以胃络瘀阻型最多(57.1%),肝胃郁热型最少(3.1%)。

（二）中医证型与胃镜黏膜征象的关系

商娟娟分析胃镜像，发现脾胃湿热证多见糜烂、充血、水肿；脾胃虚弱证多见苍白、糜烂及出血；肝胃不和证多见充血、水肿和糜烂；胃阴不足证多见苍白、充血、水肿。刘夏等研究 146 例 PU 患者胃镜像，发现脾胃湿热证多见糜烂、充血、水肿；脾胃虚弱证多见苍白、糜烂及出血；肝胃不和证多见充血、水肿及糜烂；胃阴不足证多见苍白、充血、水肿。周俊亮等研究 120 例 PU 患者发现：寒邪犯胃型、脾胃虚寒型 PU 患者的溃疡面较肝胃气滞型、胃热炽盛型、胃阴亏虚型更多见白色，差异有显著（$P<0.05$）；肝胃气滞型、胃热炽盛型、胃阴亏虚型 PU 患者的溃疡面较寒邪犯胃型、脾胃虚寒型更多见黄色，差异有显著性（$P<0.05$），黏膜病变，肝胃气滞型多见糜烂、充血、水肿；胃热炽盛型多见糜烂、出血、充血、水肿，而苍白、黏膜增厚征象出现较少；瘀阻胃络型及胃阴亏虚型多见黏膜苍白、充血、水肿，且球部或幽门变形者一多见；脾胃虚寒型多见黏膜苍白、水肿、出血。郑艳等观察 150 例 GU 的胃镜像，发现脾胃湿热证和胃阴不足证者 GU 面积较大；水肿症状，胃阴亏虚证少见，与脾胃实热证、脾胃气虚证和肝胃气滞证有显著差异（$P<0.05$）；溃疡色泽，脾胃气虚者多见白色，肝胃气滞者多黄、白并见，而脾胃湿热和胃阴亏虚者则黄色较多，说明 PU 胃镜黏膜征象与中医证型有一定的相关性。

（三）中医证型与胃镜溃疡面积大小的关系

周晓虹等发现活动期溃疡面积大小与中医证型有关：肝胃不和型、脾胃虚弱型均在溃疡面≥0.5 cm；肝胃郁热型、胃阴不足型、寒热错杂型均在溃疡面≥1.0 cm；胃络瘀阻型在溃疡面<0.5 cm 与溃疡面≥1.0 cm。周俊亮等对 120 例 PU 患者的内镜报告经方差分析认为溃疡面积在不同证型之间没差异有显著性（$P>0.05$）。藏运华等对 150 例 GU 患者进行胃镜检查，发现溃疡面积之间没有统计学差异，认为 PU 中医证型与溃疡面积之间不具有密切的相关性。

四、PU 中医证型与 HP 感染的关系

周晓虹等研究 HP 感染与中医证型的关系发现：脾胃虚弱型可见 HP 阳性或阴性；肝胃不和型、肝胃郁热型、寒热错杂型、胃络瘀阻型多见 HP 阳性；胃阴不足型多见 HP 阴性。其中，肝胃郁热型、寒热错杂型的 HP 感染率最高（84.4%、83.3%）；脾胃虚弱型、胃阴不足型的感染率最低（50.0%、36.4%）。周俊亮等对 120 例 PU 患者 HP 检出率的高低为：胃热炽盛型＞肝胃气滞型＞寒邪犯胃型＞胃阴亏虚型＞瘀阻胃络型＞脾胃虚寒型＞食滞胃肠型，胃热炽盛型

与其他型比较，差异有显著性($P<0.05$)。提示PU患者胃热炽盛证HP感染率最高。刘夏等研究146例PU患者发现脾胃湿热证>肝胃不和证>脾胃虚弱证>胃阴不足证，其中脾胃湿热证、肝胃不和证与脾胃虚弱证、胃阴不足证相比较，差异有显著性($P<0.05$)，提示HP阳性者以实证多见。冯莲君等探讨了HP感染与PU中医证型的关系，脾胃湿热HP阳性率为87.14%，肝胃不和为42.86%，胃阴亏虚为54.05%，表明PU病人HP感染以脾胃湿热型感染率最高。郑惠虹等检测400例患者胃黏膜HP的感染率为74.7%，脾肾湿热型、肝郁气滞型HP感染率明显偏高；胃阴亏虚型次之；脾胃虚寒型最低，差异有显著性($P<0.05$)。

五、PU中医证型与年龄、性别的关系

罗炽全等分析5 768例PU患者，发现男性发病明显高于女性($P<0.01$)，发病高峰年龄GU为41～50岁，占51.17%；DU为31～40岁，占47.11%，提示DU好发于青壮年，与年龄呈反比，而GU好发于中年，与年龄呈正比。钱贤等研究发现青年组以DU为主，中年组和老年组以GU为主。周晓虹、叶梓苇研究173例PU患者，发现脾胃虚弱型在各个年龄段出现的频率最高，肝胃不和型、肝胃郁热型、寒热错杂型均在青年期多见；胃阴不足型、胃络瘀阻型在老年期多见。

六、PU与生活、精神因素的关系

(一) PU与吸烟

大量流行病学资料显示，男女吸烟者PU及其并发症的患病危险性均增加2倍以上，其发病率与吸烟量呈正相关。相同药物治疗条件下，长期吸烟者溃疡愈合率较不吸烟者显著降低。研究发现，吸烟可以增加PU的并发症的发生率，影响溃疡的愈合和容易复发。

(二) PU与饮食

饮食与PU的关系不十分明确。酒、咖啡、浓茶、可口可乐等能刺激胃酸分泌增多，加剧已有的溃疡，长期多量饮用可能增加发生PU的危险性。研究发现，高浓度酒精可损害胃黏膜屏障导致出血，使胃酸分泌增加，可能导致PU的发生。暴饮暴食或无规律饮食，可影响胃消化功能，破坏胃分泌的节律性，造成消化不良。高盐饮食可增加GU的危险性，这与高浓度盐损伤胃黏膜有关。

（三）PU与精神因素

长期精神紧张、焦虑或情绪波动的人易患DU，DU愈合后的患者有情绪性应激时，易引起复发。宋炜熙等对165例PU患者采用中医肝脏象情绪量表、Beck焦虑量表、Beck抑郁量表测量分析后发现PU患者与健康人之间的肝脏象情绪状态存在着明显差异（$P<0.05$），说明PU患者存在焦虑抑郁情绪。

七、现代医学辅助检查与中医证候相关性

（一）PU中医证型与内皮素、一氧化氮

林瑜等研究150例PU患者后发现PU患者血浆ET增加，NO减少：① PU各中医证型较正常对照组血浆ET水平增高，而血清NO水平降低；② 血浆ET水平依次升高的顺序是：虚寒证、阴虚证、气滞证、郁热证、瘀血证，血清NO水平依次下降的顺序是：郁热证、气滞证、瘀血证、阴虚证、虚寒证；③ 实证组（气滞证、郁热证及血瘀证）血ET、NO水平均高于虚证组（阴虚证、虚寒证）（$P<0.01$）；④ 阴虚证与虚寒证、气滞证与郁热证比较，ET、NO水平无差异，但血瘀证与气滞证及郁热证比较，ET、NO水平均有差异。

（二）PU中医证型与胃动力学指标

韩立民等研究181例PU患者，发现其胃阻抗各参数均低于健康组（$P<0.05$或$P<0.001$），得出PU患者有胃动力障碍的结论。陈国忠等将PU患者分为脾胃虚弱证组、肝胃不和证组、脾胃热证组，采用阻抗法测定胃动力。结果，脾胃热证组胃运动节律过速的比例明显高于肝胃不和证组、脾胃虚弱证组。提示溃疡病在不同病理状态下胃动力不同，表现出个体差异性。

（三）PU中医证型与血浆促胃泌素（GAS）、生长抑素（SS）

陈朝元等将158例PU患者分为气滞证、郁热证、阴虚证、虚寒证及瘀血证，另设健康对照组，结果PU组与对照组血浆GAS、SS比较差异有显著性（$P<0.05$），血浆GAS、SS水平下降的顺序是：瘀血证＞郁热证＞气滞证＞对照组＞阴虚证＞虚寒证，中医证型比较：虚证与实证比较差异有显著性（$P<0.05$），说明GAS、SS可能参与PU的病理生理过程。

（四）PU中医证型与胃酸、胃蛋白酶

牟德俊等发现，PU基础胃酸量寒热夹杂型高于胃阴不足及脾胃虚寒型，脾

胃虚寒型最低，但均高于正常组，最大排酸量及最高排酸量依次为寒热夹杂型＞脾胃虚寒型＞胃阴不足型，说明寒热夹杂型胃酸的分泌功能最强。董明国检测胃蛋白酶活性，发现脾虚胃热型最高，其次是脾胃虚寒型，因而提出，临床上应把抑制胃蛋白酶活性药物纳入消化性溃疡的治疗，并结合中医辨证分型。

八、问题与展望

随着现代医学以及现代科学技术的发展，当代医者除了运用中医旧有的四诊技术收集病情外，还运用了各形各色的现代诊疗技术来完善疾病资料的收集。因而近年来也逐步产生了各种现代诊疗技术与中医辨证相结合来治疗疾病，这是中医辨证上的一大进步，但仍存在一些问题，如：① 目前 PU 内镜下的检查可丰富中医临床辨证，可作为临床望诊之延伸，为临床辨证提供参考的客观化指标，但仍须以辨证论治为基本方法，和辨病相结合，重点调整相关脏腑功能，提高对消化性溃疡中医辨证治疗规律的认识，促进消化性溃疡科学化、规范化的研究。② 目前我国对 PU 的证候的研究较多，分型不一，各有特色，但缺乏统一性，不利于临床教学及临床的实际应用，应制定出一套规范的证型诊断标准。

［陈宝珍，吴耀南. 2013. 消化性溃疡中医证候与相关因素的研究进展，中医药通报：57－60.］

\>>>>>
上消化道出血诊治经验

TUFUYIN PIWEIBING LINZHENG JINGYANJI · SHANG XIAOHUADAO CHUXUE ZHENZHI JINGYAN

健脾利湿清热活血法治疗消化性溃疡出血疗效观察

吴耀南　李超群

消化性溃疡出血(PUB)占上消化道出血原因中的50%,也是消化性溃疡最常见的、潜在生命危险的急性并发症。西医治疗PUB的抑酸药主要为质子泵抑制剂,其代表药物是奥美拉唑,已广泛应用于临床,但其不良反应的报道也日益增多。近年来众多临床报道证实,中医药治疗PUB有良好的疗效,且副作用少,具有一定的特色和优势,但是目前有关报道大多是仅用中药汤剂或中药汤剂加西药治疗PUB,少见探讨中医药综合治疗PUB的优化方案。笔者近年采用中医综合疗法治疗本病,以汤剂、成药、注射剂联合运用,效果显著。现报告如下。

一、资料与方法

(一)诊断标准

西医诊断标准及出血程度分级标准参照《实用中医消化病学》中消化性溃疡与上消化道出血所制定的诊断标准;中医证候诊断标准、证候分级量化标准、纳入病例标准和排除病例标准参照《中药新药临床研究指导原则》及《实用中医消化病学》中上消化道出血的诊断标准。

(二)临床资料

选择2007年12月～2009年1月厦门市中医院消化内科的住院患者62例,均被确诊为出血程度属中度的PUB,中医辨证属脾虚湿热血瘀证,随机分为治疗组32例与对照组30例。两组患者的性别、年龄、出血程度、治疗前血红蛋白水平、治疗前临床症状差异无统计学意义($P>0.05$),具有可比性。

(三)治疗方法

治疗组予以健脾利湿清热活血综合疗法:① 中药组方为黄芪20 g,党参15 g,炒白术10 g,茯苓15 g,大黄6 g,黄连6 g,黄芩10 g,三七粉6 g(冲),仙鹤草30 g,蒲黄炭10 g(包),甘草6 g。每日1剂,水煎分服。② 云南白药(云南白药集团股份有限公司生产)0.5 g口服,每日3次。③ 黄芪注射液(正大青春宝药业有限公司生产）40 mL 加入 5%葡萄糖注射液或 0.9%氯化钠注射液 250 mL 静滴，每日 1 次；炎琥宁注射液（重庆药友制药有限公司生产）320 mg 加入 5%葡萄糖注射液或 0.9%氯化钠注射液 250 mL 静滴，每日 1 次。对照组予奥美拉唑（武汉普生制药有限公司生产）40 mg 静推，每日 2 次；氨甲苯酸注射液（常州兰陵制药有限公司生产）0.3 g 加入 5%葡萄糖注射液或 0.9%氯化钠注射液 250 mL 静滴，每日 1 次。两组患者均可根据病情需要，给予禁食、输液、输血、补充血容量等基础治疗。7 天为 1 个疗程，两组均治疗 1 个疗程。

（四）观察项目

1. 临床疗效　主要观察出血停止、大便隐血转阴的天数；同时观察胃痛、头晕、乏力、心悸、口干等相关症状的改善情况。

2. 安全性　观察血压、心率，血、尿常规，心电图、肝功能、肾功能等。

3. 不良反应　观察服药后出现不良反应症状，如实记录症状、发生时间、名称、特点、处理措施等，计算不良反应发生率。

（五）疗效标准

1. 临床疗效标准　参照《实用中医消化病学》中上消化道出血的疗效判定标准。

2. 证候疗效判定标准及中医主、次要症状疗效标准　参照《中药新药临床研究指导原则》。

（六）统计学处理

应用 SPSS13.0 统计软件。计量资料以（$\bar{x} \pm s$）表示，采用 χ^2 检验及秩和检验。

二、结果

（一）两组总体疗效比较（表 1）

结果示治疗组疗效优于对照组（$P<0.05$）。

表 1　两组总体疗效比较（n，%）

组别	n	治愈	显效	有效	无效	总有效
治疗组	32	12(37.50)	14(43.75)	4(12.50)	2(6.25)	30(93.75)$^{\triangle}$
对照组	30	8(26.67)	7(23.33)	10(33.33)	5(16.67)	25(83.33)

（二）两组中医证候疗效比较（表 2）

结果示治疗组中医证候疗效优于对照组（$P<0.05$）。

表 2　两组证候疗效比较（n，%）

组别	n	治愈	显效	有效	无效	总有效
治疗组	32	13(40.63)	12(37.50)	5(15.62)	2(6.25)	30(93.75)△
对照组	30	7(23.33)	8(26.67)	11(36.67)	4(13.33)	26(86.67)

（三）两组症状疗效比较（表 3）

结果示治疗组黑便、痞满、乏力、头晕改善优于对照组（$P<0.05$）；而两组呕血、胃痛、心悸、口干、面色苍白改善无统计学意义（$P>0.05$）。

表 3　两组治疗后主要及次要症状疗效比较

症状	治疗组						对照组					
	n	治愈	显效	无效	有效	总有效率(%)	n	治愈	显效	无效	有效	总有效率(%)
呕血	17	17	0	0	0	17(100.00)	14	14	0	0	0	14(100.00)
黑便	32	24	3	3	2	30(93.75)△	30	14	5	6	5	25(83.33)
胃痛	19	10	4	2	3	16(84.21)	15	8	3	2	2	13(86.67)
痞满	25	16	5	3	1	24(96.00)△	22	8	6	4	4	18(81.82)
乏力	32	14	12	4	2	30(93.75)△	30	7	11	7	5	25(83.33)
头晕	32	13	13	4	2	30(93.75)△	30	6	13	7	4	26(86.67)
心悸	26	14	6	3	2	24(92.31)	26	40	11	2	3	23(88.46)
口干	28	12	13	2	1	27(96.43)	27	6	17	3	1	26(96.30)
面色苍白	32	11	16	3	2	30(93.75)	29	8	15	3	3	26(89.66)

（四）两组大便隐血转阴时间比较（表 4）

结果示治疗组大便隐血转阴时间显著短于对照组（$P<0.01$）。

表 4　两组大便隐血转阴时间比较（$n, \bar{x}\pm s$）

组别	n	转阴时间
治疗组	32	3.44±0.98△△
对照组	30	4.50±1.53

（五）不良反应

62 例患者均于治疗前后进行血、尿常规，肝、肾功能，心电图检查，均未发现明显不良反应。

三、讨论

PUB属中医学“吐血”“便血”范畴，为内科常见急重症。笔者根据多年的临床经验认为，本病绝大多数病例表现有“本虚标实”的特点，目前临床以脾虚湿热血瘀证为多。究其原因，其一为当今生活水平提高，多食肥甘厚腻，饮食停滞，易酿生湿热，日久损伤脾胃，因此脾虚湿热是该病的主要特点；其二为现代人生活节奏加快，生活饮食无规律，思虑劳倦，易损伤脾胃，脾虚不能运化水湿，则湿浊内生，蕴久化热，湿热内生，热邪迫血妄行；且脾虚统摄无权，血液不循常道，溢于脉外，则见呕血、便血，而离经之血则为瘀，故血证必兼有瘀。总之，本病其本为脾胃虚弱，其标为湿、热、瘀，故“虚、湿、热、瘀”为其主要病机。治疗本病宜攻补兼施，标本兼治，以健脾利湿清热活血为大法。本病仅用中药汤剂治疗乃杯水车薪，因此用中药汤剂、成药、注射剂联合应用，故能取得良好的疗效。方中黄芪益气健脾，摄血止血，以复统摄之权，大黄清热泻火，凉血止血，又能引火下泄，二者共为君药，使脾健而能摄血，火降而血自止；炒白术、茯苓健脾利湿，党参益气健脾，助君药黄芪健脾而统摄血液，故为臣药；黄连、黄芩清热燥湿，助君药大黄泻火使血热清，寓止血于清热泻火中，亦为臣药；三七粉、蒲黄炭、仙鹤草活血止血，增强本方止血之功，并促进离经之血的消散，又能使止血而不留瘀，共为佐药；甘草调和诸药为使。诸药合用，共奏健脾利湿清热活血之效，配合云南白药活血止血，黄芪注射液益气健脾，炎琥宁注射液清热利湿，俾攻补兼施，标本同治，而临床收效显捷。

[吴耀南，李超群. 2010. 健脾利湿清热活血法治疗消化性溃疡出血疗效观察. 中国中医急症，19(2)：217－218.]

宁血方治疗十二指肠球部溃疡出血 60 例

陈一斌

十二指肠球部溃疡出血是消化系统的常见病、多发病。笔者自 2006 年 6 月至 2008 年 8 月在中医辨证基础上内服宁血方治疗十二指肠球部溃疡 60 例，并与云南白药治疗组进行对照，取得了较好的疗效，现报道如下。

一、临床资料

（一）病例纳入标准

病例选择按国家药品监督管理局 2002 年制定的《中药新药治疗消化性溃疡的临床研究指导原则》的病例入选标准及排除标准。

（二）病例选择

全部病例均为本院门诊和住院患者，共 120 例，其中男 72 例，女 48 例；年龄 26～54 岁，平均 43.15 岁。随机分为两组，治疗组 60 例，男 38 例，女 22 例；病程 0.15～5 年。对照组 60 例，男 34 例，女 26 例；病程 0.5～4 年。两组在性别、年龄、病程等资料经统计学处理，差异无显著性意义（$P>0.05$）。

二、治疗方法

（一）治疗组

采用宁血方治疗。处方：黄芪 30 g，炒白术 10 g，茯苓 15 g，白芍 15 g，鸡内金 10 g，九节茶 30 g，仙鹤草 30 g，蒲黄炭 10 g，莪术 10 g，三七粉 6 g（冲服），甘草 5 g。加减：脾虚者加党参；胃热者加黄连、两面针；胃阴不足加麦冬。每天 1 剂，水煎 2 次，分 2 次服。疗程为 5 天。

（二）对照组

口服云南白药（云南白药集团股份有限公司），每次 2 粒，每天 3 次。疗程为 5 天。

三、疗效标准与治疗结果

（一）疗效评定标准

按国家药品监督管理局2002年制定的《中药新药治疗消化性溃疡的临床研究指导原则》的病例疗效标准。显效：临床主要症状、体征消失，2日内未再解黑便及呕血，胃镜检查未见活动性出血。有效：主要症状、体征明显减轻，5日内未再解黑便及呕血，胃镜检查仍有少量活动性出血。无效：达不到上述有效标准，或恶化者。

（二）治疗结果

两组治疗临床疗效比较，见表1。治疗组总有效率高于对照组，差异有显著性意义（$P<0105$）。

表1 两组临床疗效比较（n,%）

组 别	n	显 效	有 效	无 效	总有效率
治疗组	60	29(48.33)	27(45)	4(6.66)	93.33%
对照组	60	20(33.33)	26(43.33)	14(23.33)	76.66%

四、讨论

十二指肠球部溃疡并出血属中医"血证"范畴。《内经》曰："胃者水谷之海，六腑之大源也。五味入口，藏于胃以养五脏气。"脾胃健运，气血生化有源。脾胃虚弱，运化失常，湿从内生，气机不利，日久化热，湿热内蕴，损伤血络，血溢脉外，故便血、呕血。离经之血，即为瘀血。虚、滞、热、瘀为本病的主要病机。治疗宜攻补兼施，以益气健脾为主，以清热、化瘀、行滞、祛湿、止血为辅。笔者据此拟宁血方治疗本病，收到较好疗效。

宁血方主要由益气健脾、清热化瘀及消滞祛湿中药组成。方中黄芪、炒白术、茯苓、白芍、鸡内金、枳实、甘草益气健脾，消滞祛湿；三七、九节茶、白花蛇舌草、生蒲黄、莪术、威灵仙清热化瘀。现代研究表明：益气健脾中药能降低体内血清表皮生长因子的含量，调控细胞原癌基因关闭和调节机体的免疫功能。清热解毒散结中药具有一定的防突变和抑制癌细胞的作用，能抑制胃细胞不典型增生与增殖。活血化瘀中药可以直接改善胃黏膜血流量，清除自由基，加强胃壁屏障。本观察表明益胃方在慢性萎缩性胃炎治疗中疗效满意，无不良反应。

［陈一斌. 2009. 宁血方治疗十二指肠球部溃疡出血60例. 光明中医，24(4)：680.］

上消化道出血中医药治疗研究进展

吴耀南　李超群

上消化道出血系指屈氏韧带以上的食管、胃、十二指肠和胰胆等病变引起的出血；胃空肠吻合术后的空肠上段病变所致出血亦属此范围。临床上最常见的出血病因是消化性溃疡、食管胃底静脉曲张、急性糜烂出血性胃炎和胃癌，这些病因约占上消化道出血的80%～90%。长期以来，中医药治疗上消化道出血有确切的疗效，现将相关资料综述如下。

一、中医治疗

（一）辨证分型治疗

罗军将112例上消化道出血患者分为4型：胃热炽盛型治以泻心汤合十灰散加减，瘀血阻滞型治以四逆散、桃红四物汤合失笑散加减，脾气亏虚型治以补中益气汤加减，阴虚火旺型治以玉女煎加减，辨证方浓煎150 mL调服参三七粉、白及粉；对照组用温水150 mL调糊三七粉、白及粉，每天分3次口服；治疗组总有效率94.6%，显著高于对照组的85.2%（$P<0.05$）。周丽等辨证治疗本病40例，胃热炽盛型以大黄泻心汤化裁，脾不统血型以归脾汤化裁，每日一剂，加用黄芪注射液100 mL静滴，每日1次；西药组用西咪替丁静滴，每日二次，加服去甲肾上腺素；中药组总有效率97.5%显著优于西药组的85%（$P<0.01$）。陆志强等以辨证论治加用生大黄粉治疗本病58例：胃中积热型以清胃汤加减，肝火犯胃型以龙胆泻肝汤加减，肝郁脾虚型以逍遥散加减，脾胃虚寒以黄土汤加减；对照组以肾上腺色素缩氨脲水杨酸钠肌注，6-氨基己酸8 g或对氨甲基苯甲酸静滴；治疗组治愈率58%，显著高于对照组的52%（$P<0.05$）。韩汉意等将462例患者随机分为两组，治疗组按辨证分为：胃中热毒型用土大黄15 g煎服，每日3次，瘀血停滞型用失笑散30 g煎服，每日3次，阴虚血热型用旱莲草30 g煎服，每日3次；对照组予西药酚磺乙胺，酌情输血；治疗组总有效率为98.3%，显著优于治疗组的90.5%（$P<0.01$）。

（二）基本方加减

欧阳星以健脾摄血汤（黄芪40 g，三七6 g，白及10 g，炒白术15 g，山药

20 g，茯苓 10 g，生甘草 5 g）为基本方，湿热重加地榆 10 g，生山栀 10 g，黄芩 10 g；虚寒重加灶心土 15 g，淡附片 10 g，炮姜 5 g；腹胀加炒枳壳 10 g；纳差加炒谷芽、麦芽各 20 g；每日 1 剂，分 2 次服；西药对照组予酚磺乙胺 3 g，对氨甲基苯甲酸0.6 g，西咪替丁 0.8 g，静滴，每日 1 次；疗程均为 7 天。中药组总有效率为 97.5%，显著优于对照组的 84.4%（$P<0.05$）。郑校生以仙白三黄汤（黄芪、生地黄、白及粉各 20 g，生大黄、蒲黄炒、阿胶珠、乌贼骨各 10 g，仙鹤草 30 g，三七 3 g）为基本方，厥脱加人参、制附子；呕吐加代赭石、吴茱萸、黄连；胃热甚加黄连、黄芩；每日 1 剂；对照组静滴西咪替丁 0.8 g，对氨甲基苯甲酸 0.6 g，酚磺乙胺 3 g。治疗组总有效率 98.1%，显著高于对照组的 91.1%（$P<0.025$）。李明兰以白芍 30 g，甘草 10 g，炒地榆 20 g，炒槐花 15 g，乌贼骨 20 g，大贝母 15 g，大黄 10 g，白及 20 g 为基本方；胃胀痛加延胡索 15 g，川楝子 15 g，厚朴 15 g，黄芩 30 g；肝郁加柴胡 10 g，枳壳 12 g，川楝子 12 g，延胡索 15 g；脾虚加党参 30 g，炒当归 20 g，白术 15 g，黄芪 20 g；日 1 剂，分 3 次服。对照组在常规补液抑酸基础上加服去甲肾上腺素；治疗组大便 OB 转阴时间为 3.6 天，优于对照组的 6.5 天（$P<0.05$）。

（三）专方专用

张北平等采用随机双盲对照试验治疗本病，治疗组予胶七散剂（阿胶 30 g，炒三七末 6 g）每次 1 包，水冲服＋空白片剂，每日二次；对照组予空白散剂＋法莫替丁片 20 mg，每日二次。治疗组痊愈率 82.2%显著高于对照组的 68.2%（$P<0.05$）；治疗组止血时间 3.76 天优于对照组 4.98 天（$P<0.05$）。张正社用乌芨散加味治疗本病，乌贼骨 20 g，白及 10 g，田三七末 10 g，红参 10 g，黄连 10 g，日 1 剂，分 2～4 次服；对照组以西咪替丁 0.4 g 或雷尼替丁 0.1～0.15 g 静脉注射，每日二次；治疗组总有效率 97.3% 高于对照组的 90.91%（$P<0.01$）；治疗组止血时间为 3.5 天，显著优于对照组的 5.7 天（$P<0.05$）。刘邦友等用止血粉（乌贼骨、侧柏炭、藕节炭各 500 g，丹参、白及、大黄各 250 g，血余炭 125 g 共研粉）治疗本病，每次 1.0～1.5 g，每天 3 次；对照组用两种以上西药止血剂（酚磺乙胺、肾上腺色素缩氨脲水杨酸钠、维生素 K、6-氨基己酸、对羧基苄胺等）治疗；治疗组的止血天数为 5.4 天明显优于对照组的 9.6 天（$P<0.05$）；治疗组 5 天内止血的 26 例（63.4%），而对照组有 11 例（30.6%），7 天以上止血的，治疗组 11 例（26.8%），对照组 23 例（63.8%），差异显著（$P<0.05$）。高雪玲等用大黄三七乌及散（大黄、三七、白及、乌贼骨按 2∶2∶1∶1 配方共研细末）治疗本病 42 例，每次 6 g＋冰生理盐水 20 mL，每 2 小时 1 次，连服 3 次后

改为 q4～6 h；对照组 39 例，将凝血酶 1 000 U＋冰生理盐水 10～20 mL，每 2 小时 1 次，连服 3 次后改为q4～6 h；治疗组有效率为 92.9%优于对照组的 89.7%。

（四）单味药治疗

王晓俐治疗本病用生大黄粉每次 5～10 g，每日 3 次；西药组予肾上腺色素缩氨脲水杨酸钠 10 mg 肌注，每日二次，止血环酸 0.4 g 静滴，每日 1 次；中药组总有效率 88.83%高于西药组的 22.38%（$P<0.05$）。悦随士等用白及散剂治疗本病 57 例，每次 5 g，以生理盐水 50 mL 调成糊状，经胃管给药，每 4 小时 1 次，血止后改为口服；每日 3 次；对照组 55 例，给凝血酶，每次 1 000 U＋生理盐水经胃管给药，每 4 小时 1 次，血止后改为口服，每日 3 次；白及散剂对轻度和中度出血的止血时间及其平均止血时间显著优于凝血酶（$P<0.05$），而两组重度出血的止血时间相近（$P>0.05$）。刘松敏用白及粉冷开水冲服治疗本病，对照组用酚磺乙胺、对羧基卡胺静滴；治疗组总有效率 90%显著优于对照组的 63.3%（$P>0.05$）。雍定国等用虎杖口服液治疗本病 251 例，每次 10 mL（含生药 5 g），每天一次；对照组予酚磺乙胺 4.0 g，对氨甲基苯甲酸 0.6 g，西咪替丁 0.8 g 静滴，每日 1 次；疗程均为 7 日；中药组总有效率为 96.87%，显著优于对照组的 87.91%（$P<0.01$）。

二、中西医结合治疗

周洪兰等以西咪替丁 0.8～1.2 g/d 分两次静推为基础治疗本病，治疗组加生大黄粉 5～7 g，每 4～6 h 静推一次，治疗 30 例；对照组加凝血酶 2 000～4 000 U，每 4～6 h静推一次，治疗 30 例；治疗组总有效率 96%，显著高于对照组 70%（$P<0.01$），治疗组平均止血时间 2.7 天显著优于对照组 4 天（$P<0.01$）。梁光好将 80 例消化性溃疡出血患者随机分治疗组和对照组各 40 例，对照组予西医抑酸、补液等治疗；治疗组在此基础上加用大黄 8 g，白及 5 g，田七 3 g，一起研粉，以生理盐水 4℃稀释口服或灌入，每日 3 次；疗程均 7 天；治疗组有效率为 92.5%，明显优于对照组的 70.0%（$P<0.01$）。马安荣等将 112 例消化性溃疡出血患者随机分为治疗组与对照组，两组均用奥美拉唑，治疗组加服消溃止血饮（丹参 20 g，白芍 12 g，三七粉 4 g，大黄 10 g，紫珠草 20 g，白及 10 g，炙甘草 5 g）；对照组加用肾上腺色素缩氨脲水杨酸钠、对氨甲基苯甲酸；疗程均为两周；治疗组大便 OB 转阴时间为3.55 天，显著优于对照组的 6.67 天（$P<0.01$）。刘鲁明将 98 例本病患者随机分为治疗组和对照组，两组均用奥美拉唑 40 mg 静滴，每日 2 次；治疗组加用止血散（大黄粉、白及粉、三七粉、乌贼骨粉各等份）20 g，凉开水冲服，每日 3 次，对照组加云南白药 1 g 口服，每日三次；疗程均 1

周；治疗组总有效率 94%，明显优于对照组的 68.75%（$P<0.01$）。朱简等将 106 例本病患者随机分为治疗组和对照组，对照组予奥美拉唑 40 mg 及酚磺乙胺 5 g 静滴，每日 1 次；治疗组在此基础上加三七 3 g，白及 6 g，加蜂蜜 30 mL 和冷开水至 100 mL 调匀，经胃管注入，闭管 2 h，每日 3 次；治疗组显效率 73.58%，优于对照组的 50.95%（$P<0.05$）。

三、胃镜下中药治疗

向爱民通过胃镜局部喷洒大黄白及合剂治疗本病 60 例，治疗组 30 例，总有效率 93.33%，对照组 30 例，总有效率 73.33%，治疗组疗效明显优于对照组（$P<0.01$）。时昭红等采用胃镜下病灶处直接喷洒微米大黄炭（颗粒大小 15 μm）治疗消化性溃疡出血，90 例患者随机分为中药治疗组和去甲肾上腺素对照组各 45 例，两组均给予静滴法莫替丁；治疗组胃镜下平均止血时间16.02 s较对照组的 21.66 s 明显缩短（$P<0.01$）；止血成功率 96%，明显高于对照组的 86%（$P<0.01$）；治疗组总有效率 96%，显著优于对照组中的 82%（$P<0.05$）。

四、实验研究

刘保林等研究三黄泻心汤对凝血系统和胃黏膜损害的影响，方法是以毛细管法和割尾法分别测定三黄泻心汤对小鼠的凝血和出血时间的影响；以利血平腹腔注射造成小鼠胃黏膜损害观察三黄泻心汤对抗胃黏膜损害的作用；体外实验中观察三黄泻心汤对家兔血浆复钙时间、ADP 诱发的血小板聚集和离体胸主动脉条收缩力的影响；结果三黄泻心汤可缩短出凝血和血浆复钙时间，促进血小板聚集，增加家兔离体胸主动脉条的收缩力，并具有对抗胃黏膜损伤和降低胃蛋白酶的作用。刘逢芹等对用 0.6 mol/L 盐酸所致的急性胃出血大鼠给予白及胶 4.5 g/kg、9.0 g/kg，观察动物的出血情况及黏膜愈合情况。取大鼠 50 只，随机分为正常对照组、模型对照组、白及胶组 4.5 g/kg、9.0 g/kg 和氢氧化铝胶组 5 例。结果盐酸所致胃黏膜损伤率正常对照组为 0，模型对照组为 78.75%，白及胶组 9.0 g/kg 为 16.1%，白及胶组 4.5 g/kg 为 47.78%，氢氧化铝组为 10.21%，其中白及两组分别与正常对照组、模型对照组相比均有显著性差异（$P<0.01$）。结论是白及胶对实验性急性胃出血有明显抑制作用，可减轻胃出血程度，促进胃黏膜愈合。

五、问题与展望

综上所述，以上各种方法均体现了中医药治疗上消化道出血有较好的疗效，但也存在不少问题需要解决。如目前对本病的辨证缺乏统一的标准，不少研究仍欠缺规范，不符合严谨的科研要求。疗效判定中，大便潜血试验作为一个重要指标，但其受排便习惯、进食、药物应用等因素影响，这样增大了疗效判定的差异。因此，今后应重视本病辨证的统一标准化，临床研究方案应严格规范化、客观化、标准化。目前来说，开发一种疗效确切、给药方便、止血迅速的中药剂型是今后可以突破的领域，若能充分利用胃镜结合中医药进行迅速止血亦是可以研究的方向。还有，虽然中医治疗消化性溃疡、胃炎所致出血疗效很好，但对食道、胃底静脉曲张破裂、肿瘤等导致的出血，疗效欠佳，危重病例的抢救亦有不足，尚需结合西医治疗，这也是有待于进一步研究解决的问题。

[李超群，吴耀南. 2009. 上消化道出血中医药治疗研究进展. 辽宁中医药大学学报，11(1)：52－54.]

>>>>>

溃疡性结肠炎诊治经验

清热化瘀法治疗上消化道出血98例疗效观察

张琼英　涂志红　涂福音

上消化道出血是常见的内科急重症之一，临床上以吐血与黑便为特征，属中医急症之范畴，笔者采用清热化瘀法治疗上消化道出血98例，取得满意疗效，并与本院内科同期用西药治疗的上消化道出血98例对照，现总结如下。

一、资料与方法

（一）临床资料

清热化瘀组（中药组）98例均系我科住院患者，其中男76例，女22例，男女比例3∶1；年龄20～86岁。对照组98例，性别比例同中药组，年龄20～84岁。治疗前中药组轻度出血（出血量＜500 mL）45例，中度出血（出血量500～1 000 mL）45例，重度出血（出血量＞1 000 mL）8例；对照组分别为46例、42例、10例。出血诱因两组均以饮食不节、情志不调、劳累为主。所有病例均经胃镜明确诊断。在原发病病种的分布上，中药组中胃及十二指肠球部溃疡57例，胃炎30例，胃癌5例，肝硬化6例；对照组中胃及十二指肠球部溃疡56例，胃炎34例，胃癌4例，肝硬化4例。中药组中医辨证分型按《中药新药研究指导原则》分为胃热炽盛型42例，肝火犯胃型38例，脾虚不摄型18例。舌质红者80例，占81.6%；舌苔薄黄或黄厚者共88例，占89.8%；舌边瘀点或瘀斑者共74例，占75.5%；舌下脉络迂曲Ⅰ°～Ⅱ°者共70例，占71.4%。对照组分别为44例，36例，18例。根据临床资料，两组从性别、年龄、原发病、出血程度等方面基本相同，经统计学处理，两组均无显著性差异（$P>0.05$），具有可比性。

（二）治疗方法

禁食，卧床休息，观察血压、脉搏、心率变化，记录呕血和便血量以及大便颜色转黄时间。治疗前作血红蛋白、红细胞压积、网织红细胞、尿素氮、血型及大便隐血等检查，用药前后，每天复查大便隐血，或一日查数次大便隐血。每日输液总量不少于2 500 mL，以保证能量供给及维持水电解质平衡，血红蛋白低于80 g/L者，给予输全血，输血量视出血量而定。在上述治疗的基础上中药组服用清热化瘀汤，处方：生大黄 10 g，黄连 6 g，黄芩 10 g，三七粉 5 g(冲)，紫珠草 10 g，地榆 12 g，白及 15 g，茜根炭 15 g，茯苓 15 g，陈皮 9 g，甘草 3 g。水煎 3 次，混合共 500 mL，分 3 次口服，每日 1 剂，重症日 2 剂，微温服，或以煎药机煎取汁后，真空分袋包装，置冰箱中保存，每次 1 袋，温后服。对照组采用甲氰咪呱 0.4 g 加 5%葡萄糖盐水 250 mL，静脉滴注，每日 2 次，抗血纤溶芳酸 0.2 g 加 5%葡萄糖盐水 200 mL，静脉滴注，每日 2 次。大便隐血连续 3 次阴性者停药，以 7 天为 1 个疗程，判断疗效。

(三) 疗效判定标准

根据文献制定。1 周内吐血或黑便停止，大便潜血试验连续 3 天阴性，出血伴随症状明显改善为痊愈。1 周内吐血或黑便停止，连续 3 天大便潜血试验(+)，出血伴随症状有所改善为显效。1 周内出血减少，大便潜血试验由强阳性转为(++)，出血伴随症状略有改善为有效。经治疗 1 周，出血不止，重度出血治疗 24 h 后无好转甚至加重，出血伴随症状无改善或加重为无效。

二、结果

(一) 止血疗效(表 1)。

表 1 中药组与对照组止血疗效比较

组别	例数	止血时间(d)	疗效(例)：	痊愈	显效	有效	无效	总有效率(%)
中药组	98	3.69±2.01		88**	2	0	8	91.84
对照组	98	7.98±3.67		40	42	10	6	93.88

注：与对照组比较** $P<0.01$。

(二) 出血程度与疗效的关系(表 2)

表 2 两组出血程度与疗效关系的比较

组别	例数	轻度出血：	有效	无效	有效率(%)	中度出血：	有效	无效	有效率(%)	重度出血：	有效	无效	有效率(%)
中药组	98		45	0	100		43	2	95.56		2	6	25.00
对照组	98		46	0	100		40	2	95.24		6	4	60.00

(三) 中医辨证分型与疗效的关系

两组中医辨证分型与疗效关系的比较见表 3。

表 3　两组中医辨证分型与疗效关系的比较

组别	例数	胃热炽盛：	有效	无效	效率(%)	肝火犯胃：	有效	无效	有效率(%)	脾虚不摄：	有效	无效	有效率(%)
中药组	98		42	0	100		38	0	100		10	8	55.56*
对照组	98		44	0	100		34	2	94.44		14	4	77.78

注：与胃热炽盛，肝火犯胃二型比较 * $P<0.05$。

（四）副反应

治疗期间未发现患者出现严重副反应，仅少数患者有服药后恶心，腹部不适感，大多数患者每天排便 1～2 次，少数 4～6 次，但均能耐受，未影响治疗观察。

三、讨论

上消化道出血属中医血证，为内科急症之一，多由过食辛辣厚味醇酒，助火生热，致胃热炽盛；工作紧张、睡眠不足、劳倦太过可致阳气因烦劳而鸱张亢盛；或因情志抑郁，喜怒不节，肝郁化火而致火热熏灼，迫血妄行，血溢脉外而出血。诚如《济生方》谓："血之妄行也，未有不因热之所发，盖血得热则淖溢……"《血证论》亦云："动者多由于火，火盛则迫血妄行。"在本组病例中舌红病例共 80 例，苔黄或黄厚者共 88 例，约 90%，即为一明证。因此火热是出血的一个重要因素。又因邪热蒸灼津血，血结而成瘀，离经之血，不能排出体外，留滞体内，蕴久成瘀，瘀阻脉络，血不循常道而溢于脉外，亦可致便血、吐血。亦即《血证论》中："经隧之中，既有瘀血踞住，则新血不能安行无恙，终必妄走而吐溢矣。"《伤寒准绳》论黑便时指出"瘀血则溏，黑如漆。"在本组病例中舌边瘀点瘀斑、舌下脉络迂曲共计 74 例，占 75.5%。瘀血是出血的又一重要因素，我们认为血证的病理概况应为"瘀、热"二大要素，因此立法以清热祛瘀，使热清血静，瘀除血归脉内。我们选择《金匮要略》的泻心汤加味。方中生大黄味苦性寒，能"荡除邪热，导瘀下行，平胃下气"其止血作用符合"祛瘀止血""清热止血""降气止血"的理论，且大黄内含鞣酸，具有局部收敛和收缩血管的作用，其所含大黄酚具有增加血小板，促使血凝作用。实验表明大黄具有降低血管通透性效应，并可使毛细血管收缩而且有止血功效，大黄所具缓泻作用，主要是大黄内含有蒽醌化合物成分所致，这可使停积在胃肠道的瘀血排除，避免瘀血停积胃中；白及微寒收敛止血，内含白及胶，质极黏腻，易直接作用于溃疡面上，起到保护胃黏膜溃疡面，抑制或中和胃酸，减少胃内容物对溃疡面的刺激损伤作用；大黄与白及一泻一收，泻而不达，收而不滞；黄连、黄芩苦寒清热，直折其火；三七活血化瘀，止血止痛；地榆含鞣酸，有收敛止血，促进上皮生长功能；紫珠草凉血止血，清热解毒，使毛细血管收缩，止血作用良好。全方共奏清热化瘀止血，以达止血不留瘀，祛邪不伤正之功。由于上消化道出血常有自愈倾向，造成各种疗法总有效率的比较不如显效率敏感，这与本文观察两组有效率均在90%以上结果是一致的。但两组在痊愈率和止血天数存在显著性差异，提示我们一种止血方法的优劣在于止血的快速有效。中药组的止血天数比对照组有显著性差异，提示本方有优良的止血效果。疗效观察上发现对脾虚不摄型止血效果差，而对胃热炽盛、肝火犯胃型疗效好，表明本方有其一定局限性，并不适合于所有证型的血证，也反证了中医辨证论治的客观性。本方对轻、中度出血疗效达97.78%，而对重度出血疗效较差，仅为25.0%，明显低于西药组，提示本方在治疗重症出血时应采用中西结合治疗，以免贻误病情。

［张琼英，涂志红，涂福音. 1999. 清热化瘀法治疗上消化道出血98例疗效观察. 中国中西医结合脾胃杂志，7(3)：160-162.］

肠露灌肠剂治疗小鼠免疫性溃疡性结肠炎的实验研究

吴耀南　肖玉琴　陈一斌　王文凡
涂志红　王瑞幸　黄自强

笔者多年来用中药制剂肠露保留灌肠在临床上治疗免疫性溃疡性结肠炎(UC)取得良好疗效果、为厂进一步研究其疗效作用，采用免疫学致敏法成功制作实验小鼠 UC 模型，对其用肠露保留灌肠剂高、低两个剂量治疗的药效学等进行对照观察，现报告如下。

一、材料与方法

(一) 材料

1. 药品　中药制剂肠露(由补骨脂、黄芪、丹参、鬼针草等组成)：每毫升含生药 0.75 g，厦门市中医院提供(批号 031029)；Freund's 完全佐剂：美国 Sigma 公司产品；柳氮磺吡啶：上海三维制药有限公司(批号 200304004)；联苯胺：上海崇明县裕西试剂厂；总蛋白定量测试盒(比色法)：购自南京建成生物工程研究所。

2. 动物　雄性兔 5 只，体重(3 500±500) g；普通级昆明种雄性小鼠 50 只，体重(20±2) g，均由福建医科大学实验动物中心提供。

3. 仪器　UV－120 紫外可见光光度计：北京瑞利分析仪器公司；80－2 型离心机：上海手术器械厂；THZ－82 水浴恒温振荡器：常州国华电器有限公司；GE50 超声波细胞粉碎仪：美国 Thomas Scientific 公司；BP221S 微量称重仪：德国 SAR'IORIUS 公司；MIF－382E 超低温冰箱：日本 SANYO ElectricIiiomedical 公司。

(二) 方法

1. 动物分组　小鼠 50 只随机分为 5 组，每组 10 只，即：正常组、模型组、SASP 组、肠露高剂量组和低剂量组。

2. 抗原制备　参照《药理实验方法学》等。将家兔处死，取其结肠黏膜，加人适量生理盐水，4℃下用超声波细胞粉碎仪(功率 400 W，超声时间 2 s，间隔时间 5 s，50 次)制成组织匀浆，经 3 次冻融后以 3 000 r/min 离心 30 min，取上清液提纯，并测定其蛋白质含量后置入－80℃冰箱备用。使用时加入等量

Freund's 完全佐剂，制成抗原乳化液。

3. UC 模型制作　参照相关文献并加以改进造模。首先每只小鼠于左侧足垫内注射含 2 mg 抗原的抗原乳化液，然后在第 8 天于右侧足垫、第 15 天于腹腔、第 22 天于背部各再注射 1 次(末次注射不加佐剂)。于 29 天用戊巴比妥钠(40 mg/kg)腹腔麻醉后，每只模型鼠用 0.5%甲醛 0.2 mL 留置灌肠，0.5 h 后用生理盐水洗净，再用不加佐剂抗原液 2 mg(0.2 mL)留置灌肠 2 h，然后再用生理盐水洗净。除正常对照组小鼠外，其余各组小鼠均按上法造模。小鼠每天给予足量(8 g/只)颗粒饲料，饮水不限制。

4. 给药方法　于造模术后 2 天开始给药，连续 21 天。肠露高剂量组和低剂量组分别给予肠露灌肠和灌胃各 3 mL/100 g 体重及各 1.5 mL/100 g 体重，每天 1 次；SASP 组给予 1% SASP 灌肠和灌胃各 2 mL/100 g 体重，每天 1 次；正常组、模型组给护生理盐水灌肠和灌胃各 3 mL/100 g 体重，每天 1 次。

（三）观测指标

1. 疾病活动指数　参照 Cooper HS 等的方法并加以改进，于造模术后第 2、9、16 以及 23 天测小鼠的体重、观察大便性状和隐血情况，按疾病活动指数评分标准(见表 1)进行评分。将体重下降、大便性状和隐血情况的分值相加，得出每只小鼠的疾病活动指数，即：疾病活动指数二(体重下降分数＋大便性状分数＋便血分数)，以评估疾病活动情况。

表 1　疾病活动指数评分标准

评　分	体重下降(%)	大便性状	便　血
0	无	正常	隐血( )
1	1～5	—	—
2	5～10	半稀便	隐血(＋)
3	10～15	—	—
4	＞15	稀便	肉眼血便

注：正常大便指成形颗粒样便；半稀便指糊状或半成形不黏肛便；稀便指水样黏肛便。

2. 体重变化及结肠炎症反应情况　各组小鼠于造模术前、术后 2 天各称体重 1 次，造模术后 23 天称体重后处死小鼠，取全段结肠，沿肠系膜剖开结肠，生理盐水洗净，测量全结肠长度，滤纸吸干后，用 BP221 S 微量称重仪(德国)测结肠湿重，按下式计算肠重指数。

肠重指数＝结肠湿重/体重×100%

3. 结肠组织病理学检查　各组取病变最明显处结肠段 1 cm，10%甲醛固定，常规石蜡切片，HE 染色和光镜检查。

（四）统计学处理

采用 SPSS 11.0 统计软件对上述检查结果进行分析处理，计量资料用均数±标准差($\bar{x}$±s)表示，组间均数的比较采用 t 检验。

二、结果

（一）各组小鼠疾病活动指数评分结果（表 2）

术后第 16 天和第 23 天小鼠疾病活动指数评分 SASP 组、肠露高、低剂量组较模型组降低，差异均有显著性（$P<0.05$ 或 $P<0.01$），但肠露高、低剂量组与 SASP 组比较差异均无显著性（$P>0.05$）。表明肠露及 SASP 均能明显减轻 UC 小鼠的疾病活动指数。

表 2　各组小鼠疾病活动指数评分结果

组　别	n	疾病活动指数评分				
		造模前	术后 2 天	术后 9 天	术后 16 天	术后 23 天
正常	10	0±0	0±0	0±0	0±0	0±0
模型	10	0±0	6.20±1.34	6.20±1.48	5.60±1.58	(二)0±1.03
SASP	10	0±0	6.20±1.34	5.40±1.65	(二)0±1.14	1.80±1.48
肠露高剂量	10	0±0	6.40±2.26	5.20±1.40	3.80±1.14	1.60±(二)6
肠露低剂量	10	0±0	6.20±1.34	5.60±1.58	4.40±0.84	2.00±1.33

注：与模型组同期比较，$P<0.05$。

（二）各组小鼠体重变化（表 3）

术后 23 天，小鼠的体重 SASP 组、肠露高、低剂量组的增长均显著高于模型组（$P<0.01$），但肠露高、低剂员组与 SASP 组比较差异均无显著性（$P>0.05$）。提示肠露和 SPSP 均具有促进小鼠体重增长的作用。

表 3　各组小鼠的体重变化（g，$\bar{x}$±s）

组　别	n	体　重		
		造模前	术后 2 天	术后 23 天
正常	10	19.78±0.68	3(一)7±1.11	40.10±1.35
模型	10	19.83±0.78	27.34±1.74	30.03±1.99

续 表

组 别	n	体 重		
		造模前	术后 2 天	术后 23 天
SASP	10	19.81±0.75	26.97±1.43	32.86±1.98
肠露高剂量	10	19.79±0.71	27.48±1.82	33.87±2.06
肠露低剂量	10	19.81±0.74	27.15±1.57	32.62±1.98

注：与模型组比较，$P<0.01$。

（三）各组结肠炎症反应情况（表 4）

小鼠结肠长度在造模后均有不同程度的缩短，而 SASP 组，肠露高、低剂量组小鼠结肠长度的缩短均显著少于模型组（$P<0.05$ 或 $P<0.01$）。小鼠的肠重指数在造模后均有不同程度的增加，表示模型小鼠的结肠发生不同程度的充血、水肿、增厚等炎症改变。SASP 组，肠露高剂量、低剂量组小鼠的肠重指数的增加均显著少于模型组（$P<0.05$ 或 $P<0.01$），但肠露高、低剂组与 SASP 组比较差异均无显著性（均 $P>0.05$），提示肠露和 SASP 均能明显减轻结肠充血、水肿、增厚等炎症反应。

表 4 各组小鼠结肠长度、湿重和肠重指数（$\bar{x}\pm s$）

组 别	n	结肠长度(cm)	结肠湿重(g)	肠重指数(%)
正常	10	9.560±0.443	0.511±0.059	(二)71±0.113
模型	10	7.920±0.629	0.509±0.056	1.693±0.135
SASP	11	8.500±0.707	0.503±0.047	1.531±0.088
肠露高剂量	12	8.790±0.559	0.509±0.041	1.504±0.104
肠露低剂量	11	8.370±0.609	0.511±0.045	1.565±0.087

注：与模型组比较，$P<0.05$，$P<0.01$。

（四）各组小鼠结肠组织病理学检查结果

模型组小鼠结肠黏膜糜烂及溃疡形成，炎细胞浸润明显，肠壁充血伴出血，水肿明显（图 1A）；SASP 组小鼠结肠黏膜未见明显糜烂及溃疡形成，但炎细胞浸润较明显，肠壁轻度充血，轻度水肿（图 1B），肠露高剂量组小鼠结肠黏膜无糜烂及溃疡形成，部分炎细胞浸润，肠壁轻度充血，无水肿（图 1C）。

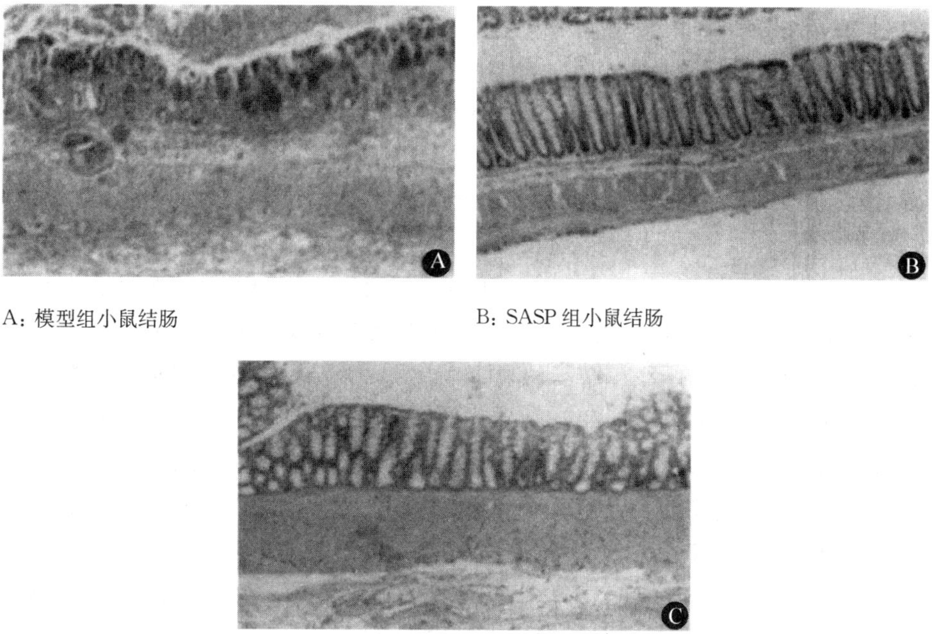

A：模型组小鼠结肠

B：SASP 组小鼠结肠

C：肠露高剂量组小鼠结肠

图 1　各组小鼠结肠组织病理学检查结果(×40)

三、讨论

溃疡性结肠炎是一种以腹泻、脓血便、腹痛和里急后重为主症的消化道疾病，病程漫长，反复发作。近年发病有增加的趋势，因其病因尚不明确，目前缺乏有效治疗方法，WHO 将之列为现代难治病，属中医学“泄泻”“大瘕泄”“久痢”“肠僻”等范畴，认为本病以湿、热、毒、瘀、虚为其关键，证属本虚标实，寒热错杂，治疗宜扶正祛邪，寒热并行，肠露由补骨脂、黄芪、丹参、鬼针草等中药组成，具有温阳益气、清热化湿、解毒祛瘀、生肌愈溃之功。药理研究表明，这些药物具有调节机体免疫功能、改善微循环、降低血管通透性、促进组织修复和再生、保护肠道黏膜等作用，故能迅速改善临床症状，发挥抗炎和愈溃的良好效果。

本病除临床症状外，以结肠黏膜慢性炎症改变和溃疡形成为主要病理特征，故疾病活动指数、体重变化、结肠肠重指数及结肠组织的形态学观察是检验治疗 UC 是否有效的重要方法。实验研究表明：① 治疗后各组小鼠疾病活动指数评分均有不同程度减少，SASP 组、肠露高、低剂量组均显著低于模型组($P<0.05$ 或 $P<0.01$)，但肠露高、低剂量组与 SASP 组比较差异均无显著性($P>0.05$)，表明肠露与 SASP 同样能显著减轻 UC 小鼠的疾病活动指数。② 造模后治疗组小鼠体重均有所增长，SASP 组、肠露高剂量、低剂量组均显著高于模型组（$P<0.01$），但肠露高、低剂量组与 SASP 组比较差异均无显著性（$P>0.05$），提示肠露和 SASP 均具有促进小鼠体重增加的作用。③ 造模后各组小鼠的结肠肠重指数均有不同程度的增加，表示小鼠结肠发生不同程度的充血、水肿和增厚等炎症反应，治疗后 SASP 组，肠露高、低剂量组小鼠结肠肠重指数均显著低于模型组（$P<0.05$ 或 $P<0.01$），但肠露高、低剂量组与 SASP 组比较差异均无显著性（$P>0.05$），提示肠露和 SASP 同样能明显减轻结肠炎症反应。④ 形态学观察表明：模型组小鼠结肠黏膜糜烂及溃疡形成、炎细胞浸润明显、肠壁充血伴出血、水肿明显；SASP 组小鼠结肠黏膜未见明显糜烂及溃疡形成，但炎细胞浸润较明显，肠壁轻度充血，轻度水肿；而肠露高剂量组小鼠结肠黏膜无糜烂及溃疡，部分炎细胞浸润，肠壁轻度充血，无水肿；表明肠露抗 UC 炎症损伤及溃疡形成具有明显疗效，似优于 SASP，且其效果与用药剂量呈正相关。

推测肠露有效防治 UC 的作用途径，主要通过局部与整体两方面发挥疗效：一方面局部给药后，药剂中的有效成分迅速黏附于溃疡表面，对局部黏膜直接起保护和避免再损伤作用；另一方面通过肠道对药物的吸收，可避免上消化道的酸碱度和酶对药物的影响，且部分药物不通过肝脏而直接进入体循环，可减少药物在肝中发生化学变化，因而能发挥更大的疗效，起到调整体内免疫的作用，从而发挥较好的防治 UC 的作用。

[吴耀南，肖玉琴，陈一斌，等. 2007. 肠露灌肠剂治疗小鼠免疫性溃疡性结肠炎的实验研究. 中国中西医结合杂志，27(1)：65－68.]

肠露灌肠液的制备、质量标准及临床应用

肖玉琴　尤文质　吴耀南

肠露灌肠液是本院中医脾胃病专科在中医辨证理论指导下，结合多年临床实践总结出来的经验方，经提取浓缩精制而成的治疗溃疡性结肠炎疾病的外用制剂。经临床验证，本药对慢性溃疡性结肠炎、肠易激综合征等具有一定的治疗作用，现报道如下。

一、处方及制备

（一）处方

补骨脂 10 kg，败酱草 10 kg，白术 10 kg，黄芪 10 kg，马齿苋 20 kg，仙鹤草 10 kg，小茴香 6 kg，丹参 10 kg，鬼针草 30 kg，共制成 10 000 mL。

（二）制备

取小茴香加水浸泡 2 h，用水蒸气蒸馏法收取馏液 20 L，备用，渣与其余 8 味药加适量水，浸泡 30 min，煎煮 2 次，每次 1 h，滤过，合并滤液，浓缩至相对密度为 1.15～1.20（温度 20℃），加入乙醇使含醇量达 60%，充分搅拌，静置 24 h 以上，取上清液；渣用 60%乙醇洗涤，滤过，合并滤液；回收乙醇至无醇味，待冷加入小茴香水馏液，补加纯化水至全量，搅匀，滤过，分装，100℃灭菌 30 min，即得。

二、质量标准

（一）性状

本品为深褐色液体，放置后有微量沉淀。

（二）鉴别

取本品 50 mL，置分液漏斗中，加水 30 mL，加氯仿 30 mL，充分振摇，分取氯仿层，加入适量无水硫酸钠脱水，滤过，挥干溶剂；残留物加甲醇 1 mL 使溶解，作为供试品溶液，另取补骨脂素（中国药品生物制品检定所，批号 749－8802），异补骨脂素（中国药品生物制品检定所，批号 738－8802）加甲醇制成每 mL 含 0.5 mg 的溶液，作为对照品溶液，照薄层色谱法试验，量取上述两种溶液

各 10 μL，分别点于同一硅胶 G 薄层板上，以正己烷—乙酸乙酯(8∶2)为展开剂，展开，取出，晾干，置于 365 nm 紫外灯下观察，供试品色谱在与对照品相应的位置上应显相同的蓝色荧光。

（三）其他

相对密度不得低于 1.03；pH 值应为 4.5～6.5；装量应符合合剂项下的规定；微生物限度应符合规定。

三、临床资料

（一）病历选择

选自我院住院病人 58 例，其中男性 44 例，女性 14 例；年龄为 28～63 岁，病程最短 2 年 5 个月，最长 23 年，平均 11.7 年。58 例患者均有典型病史，每日大便最少 3 次，最多 10 次以上，均经粪培养排除细菌性痢疾。其中 47 例经纤维结肠镜及病理检查，11 例经 X 线钡剂灌肠检查，明确诊断为本病。

（二）治疗方法

直肠给药，一次 100 mL，每天 1～2 次，15 天为 1 个疗程，共 2～3 个疗程，疗程间休息 3 天。在完成 2 或 3 个疗程后进行纤维结肠镜或 X 线钡剂灌肠检查以判断疗效。

（三）疗效评定标准

显效：症状体征消失，便检结果正常，纤维结肠镜或 X 线钡剂灌肠检查恢复正常；有效：症状体征好转，便检结果趋于正常，纤维结肠镜或 X 线钡剂灌肠检查好转；无效：症状体征、纤维结肠镜或 X 线钡剂灌肠检查均无明显好转。

（四）治疗结果(表 1)

表 1　肠露灌肠液治疗慢性溃疡性结肠炎效果

总例数		显效		有效		无效		总有效率	
		例数	%	例数	%	例数	%	例数	%
男性	44	33	75.00	9	20.45	2	4.54	42	95.45
女性	14	11	78.57	2	14.28	1	7.14	13	92.86
合计	58	44	75.86	11	18.96	3	5.17	45	94.83

注：男女组间比较，$P>0.05$，差异无显著性。

四、讨论

（一）工艺

本工艺原来采用50%乙醇进行醇沉，制成的制剂在灌肠治疗过程中有部分患者因为腹痛而无法达到保留灌肠的目的，而且该制剂的少许沉淀偶尔会堵塞导管影响治疗。借此，提高醇沉溶度至60%，除去与本治疗目的无关的蒽醌苷、鞣质、有机酸等类成分后所制成的制剂解决了以上两个问题。本制剂采用100 mL PVC一次性加长管软包装，患者开启外包装后，剪开药袋管口，接上一次性导管，在导管头涂上配备的润滑液即可做保留灌肠。不仅可克服玻璃瓶笨重、不易携带和操作烦琐等弊病，而且也更符合卫生学标准。

（二）质量标准

采用50%醇沉工艺时，相对密度规定不得低于1.05，后来因为提高了醇沉溶度，去除了某些无关成分，而将相对密度降为1.03。由于处方中主药的有效成分——补骨脂中的补骨脂素与异补骨脂素；丹参的酚酸成分；黄芪的皂苷、黄酮；白术的苍术酮；仙鹤草的酚性成分等，均能自水提醇沉工艺中提出，故以补骨脂的有效成分——补骨脂素与异补骨脂素为代表成分作为本制剂的定性指标。

[肖玉琴，尤文质，吴耀南. 2003年，肠露灌肠液的制备、质量标准及临床应用. 中国医院药学杂志，23(6)：372.]

肠露灌肠剂对乙酸诱发小鼠溃疡性结肠炎治疗的实验研究

吴耀南　肖玉琴　陈一斌　王文凡
涂志红　王瑞幸　黄自强

我们用中药制剂肠露保留灌肠在临床上治疗 UC 取得良好疗效，为了进一步研究其疗效作用，我们用乙酸诱发法成功制作实验小鼠 UC 模型，并对其进行肠露治疗作用的药效学观察，报告如下：

一、材料与方法

（一）材料

1. 药品　肠露系由补骨脂、黄芪、丹参、鬼针草等组成，每 mL 含生药 0.75 g，厦门市中医院提供（批号 031029）；冰乙酸，福建师范大学附中化工厂，AR；SASP，上海三维制药有限公司（批号 200304C040）；联苯胺，上海崇明县裕西试剂厂，CR。

2. 动物　普通级昆明种小鼠 40 只，雄性，体质量（20±2）g，福建医科大学实验动物中心提供。

（二）方法

1. 分组　小鼠 40 只随机分为 4 组，每组 10 只；第 1 组为正常对照组，第两组为 UC 模型组，第 3 组为 SASP 组，第 4 组为肠露组。

2. UC 模型制作　参照相关文献略加改进对小鼠进行造模。小鼠禁食不禁水 12 小时，0.5%肥皂水通过直径 1 mm 硅胶管经肛门插入洗肠，再用清水冲洗。30 分钟后，每只小鼠用戊巴比妥钠进行腹腔麻醉（40 mg/kg 体质量），2、3、4 组小鼠经肛门再插入直径 1 mm 硅胶管，在结肠内距肛门 3 cm 处，注入 5%乙酸 0.2 mL，20 秒钟后，再注入生理盐水 1 mL 冲洗；正常组小鼠同样方法注入 0.2 mL 生理盐水予于对照。2 天后重复一次，模型即造成。

3. 治疗　小鼠每天给予足量（8 g/只）颗粒饲料，饮水不限制。于第二次造模术后 24 小时开始，SASP 组小鼠每只给予 1% SASP 悬液灌胃（i. g）150 mg/kg 体质量，灌肠 0.1 mL/20 g 体质量，每日 1 次；肠露组小鼠每只给予肠露灌胃

0.5 mL/20 g 体质量，灌肠 0.1 mL/20 g 体质量，每日 1 次；正常对照组及模型对照组小鼠每只均给予生理盐水灌胃 0.5 mL/20 g 体质量，灌肠 0.1 mL/20 g 体质量。以上均每日 1 次，连续 7 天。

（三）观测指标

1. 疾病活动指数（DAI） 于第二次造模术后 1 天（给药前）及 7 天观察小鼠的体质量、大便性状和隐血情况，按表 1 标准进行评分。将体质量下降、大便性状和隐血情况的评分相加，得出每只小鼠的 DAI 即 DAI＝体质量下降分数＋大便性状分数＋便血分数，以评估疾病活动情况。

表 1 DAI 评分标准表

计分	体质量下降（%）	大便性状	便血
0	无	正常	隐血（－）
1	1～5		
2	5～10	半稀便	隐血（＋）
3	10～15		
4	≥15	稀便	肉眼血便

注：正常大便指形成颗粒样便；半稀便指糊状或半成形不黏肛便；稀便指水样黏肛便。

2. 结肠炎症反应情况 各组小鼠在术后 7 日称体质量后处死小鼠，取全段结肠，沿肠系膜剖开结肠，生理盐水洗净，测量全结肠长度，滤纸吸干后，用 BP221S 微量称重仪（德国）测结肠湿质量，按下式计算肠重指数：

$$肠重指数=\frac{结肠湿质量}{体质量}\times 100\%$$

3. 结肠组织病理学检查 取病变最明显处结肠段 1 cm，10%甲醛固定，常规石蜡切片，HE 染色和光镜检查。

（四）统计学处理

采用 SPSS11.0 统计软件对上述检查结果进行分析处理，计量资料用均数±标准差（$\bar{x}\pm s$）表示，组间均数的比较采用 t 检验。

二、结果

（一）各组小鼠疾病活动指数（DAI）评分结果

术后 7 日各组小鼠 DAI 评分均有不同程度减少，尤以肠露组、SASP 组降低更为明显，与模型对照组比较，有非常显著性差异（$P<0.01$），但肠露组和 SASP 组比较，差异没有显著性（$P>0.05$），详见表 2。

表 2 各组小鼠疾病活动指数（DAI）评分（$\bar{x}\pm s$）

组别	动物只数	DAI 分数	
		术后 1 天	术后 7 天
正常对照组	10	0±0	0±0
模型对照组	10	6.70±2.50	3.40±0.97
SASP 对照组	10	6.80±2.70	1.00±1.41[1)2)]
肠露组	10	6.90±2.85	1.20±1.40[1)2)]

注：与模型对照组比较，[1)] $P<0.01$；肠露组和 SASP 组比较，[2)] $P>0.05$

（二）各组小鼠结肠炎症反应情况

小鼠的结肠肠重指数在造模后均有不同程度的增加，与王晓华等报道相似。肠露组、SASP 组较模型对照组增加较少，有显著性差异（$P<0.05$），但肠露组和 SASP 组比较，没有显著性差异（$P>0.05$），详见表 3。

表 3 各组小鼠结肠长度、结肠湿质量和肠重指数

组别	动物只数	结肠长度（cm）	结肠湿质量（g）	肠重指数（%）
正常对照组	10	8.700±0.519	0.402±0.059	1.415±0.190
模型对照组	10	7.650±0.599	0.440±0.056	1.761±0.236
SASP 对照组	10	7.720±0.748	0.399±0.047	1.542±0.154[1)2)]
肠露组	10	8.100±0.678	0.405±0.061	1.556±0.166[1)2)]

注：与模型对照组比较，[1)] $P<0.05$；肠露组和 SASP 组比较，[2)] $P>0.05$。

（三）各组小鼠结肠组织病理学检查结果

正常组小鼠结肠黏膜未见糜烂及溃疡形成，炎细胞浸润轻、黏膜血管轻度充血；模型组小鼠结肠黏膜糜烂及溃疡形成，炎细胞浸润明显，肠壁增厚；肠露组小鼠结肠黏膜未见糜烂及溃疡形成，炎细胞浸润轻、黏膜血管轻度充血。

三、实验结论

肠露对乙酸诱发的小鼠 UC 有明显的疗效。

四、讨论

溃疡性结肠炎是一种以腹泻、脓血便、腹痛和里急后重为主症的消化道疾病，病程漫长，反复发作，近年发病有增加的趋势，因其病因尚不明确，目前缺乏有效的治疗方法，WHO 将之列为现代难治病。中医虽无此病名，但根据其主症，可归为“泄泻”“大瘕泄”“久痢”“肠辟”等范畴，认为本病多因平素饮食不节，恣食生冷辛辣肥甘，损伤脾胃；或忧思恼怒，气郁伤肝，肝失疏泄，木郁乘土；致健运失司，湿浊内生，郁久化热，传导失常，湿热邪毒瘀滞肠中，损伤肠络而致泄泻或下痢赤白。本病病程长，久泄伤脾及肾，导致脾肾阳虚。命门火衰，脾失温煦，致脾运更差，湿热愈炽，邪毒瘀滞，泄泻愈甚，如此恶性循环，互为因果，故本病以湿、热、毒、瘀、虚为其关键，证属本虚标实，寒热错杂。治疗宜扶正祛邪，寒热并行。肠露由补骨脂、黄芪、丹参、鬼针草等中药组成，具有温阳益气，清热化湿，解毒祛瘀，生肌愈溃之功。药理研究表明这些药物具有调节机体免疫功能，改善微循环，降低血管通透性，促进组织修复和再生，保护肠道黏膜等作用，故能迅速改善临床症状，发挥抗炎和愈溃的良好效用。

本病除临床症状外，以结肠黏膜慢性炎症改变和溃疡形成为主要病理特征，故疾病活动指数(DAI)、结肠肠重指数及形态学观察是检验治疗 UC 是否有效的重要方法。实验研究表明：① 治疗后各组小鼠 DAI 评分均有不同程度减少，肠露组降低更为明显，与模型对照组差异非常显著($P<0.01$)，但与 SASP 组无显著差异($P>0.05$)，表明肠露与 SASP 同样能显著减轻 UC 小鼠的 DAI。② 造模后各组小鼠的肠重指数均有不同程度的增加，表示小鼠结肠发生不同程度的充血、水肿和增厚等炎症改变，治疗后肠露组的肠重指数较模型对照组增加较少，有显著性差异($P<0.05$)，但与 SASP 组无显著差异($P>0.05$)，提示肠露和 SASP 同样能明显减轻结肠炎症反应。③ 形态学观察表明：模型组小鼠结肠黏膜糜烂及溃疡形成、炎细胞浸润明显、肠壁增厚；肠露组小鼠结肠黏膜虽有炎症充血、炎细胞浸润，但程度较轻，且未见糜烂及溃疡，表明肠露抗 UC 炎症损伤及溃疡形成具有明显疗效。

推测肠露有效防治 UC 的作用途径，主要通过局部与整体两方面发挥疗效：一方面局部给药后，药剂中的有效成分迅速黏附于溃疡表面，对局部黏膜直接起保护和免再损伤作用；另一方面通过肠道对药物的吸收，可避免上消化道的酸碱度和酶对药物的影响，且部分药物不通过肝脏而直接进入体循环，可减少药物在肝中发生化学变化，因而能发挥更大的疗效，起到调整体内免疫的作用，从而发挥较好的防治 UC 的作用。

[吴耀南，肖玉琴，陈一斌，等. 2005. 肠露灌肠剂对乙酸诱发小鼠溃疡性结肠炎治疗的实验研究. 福建中医学院学报，15(4)：30－33.]

溃疡性结肠炎的中医药治疗研究进展

陈一斌　指导：吴耀南

溃疡性结肠炎是发生于直肠与结肠部位的一种原因未明、与自身免疫有关的炎症性疾病，属于中医学“腹痛”“泄泻”“痢疾”“肠风”“脏毒”范畴。西药一般以激素和柳氮磺胺吡啶等治疗，副反应大，不易坚持。近年来中医药治疗本病积累了丰富的经验，疗效显著，不良反应少，显示出中医药治疗本病的优越性和广阔的前景，现综述如下。

一、临床研究

（一）辨证分型治疗

关于溃疡性结肠炎的辨证分型目前尚无统一标准。黄烈生将 49 例溃疡性结肠炎患者分为肝郁脾虚、脾胃虚弱、湿热蕴结、脾肾阳虚 4 型，分别以柴胡疏肝散合六君子汤、参苓白术散、葛根芩连汤、四神丸合理中汤加减治疗，治疗组显效率 26.54%，总有效率 93.88%，优于柳氮磺胺吡啶对照组（显效率 21.34%，总有效率 67.399 6）（$P<0.01$）。田颖等将 100 例溃疡性结肠炎患者分为 3 型，以黄土汤（甘草、干地黄、白术、熟附子、阿胶、黄芩、伏龙肝）为主方。① 脾肾阳虚型，黄土汤加肉豆蔻、当归、小茴香、肉桂、木香、升麻、云茯苓、砂仁。② 肝盛脾虚型，黄土汤去熟附子、干地黄，加陈皮、木香、延胡索、柴胡、山楂、薏苡仁、白芍。③ 湿热下注型，黄土汤去熟附子、干地黄，加白头翁、紫花地丁、秦皮、黄柏、木香、升麻。结果：总有效率 98%。李天和等将 66 例溃疡性结肠炎患者分为湿热内蕴、肝脾不和、脾肾两虚、脾胃虚弱 4 型，分别以白头翁汤、痛泻要方、附子理中汤合四神丸、参苓白术散加减治疗，总有效率 86.36%。李向辉等将 160 例溃疡性结肠炎患者分为湿热蕴结、脾虚寒湿、脾虚血亏、脾肾阳虚、肝脾不调、气滞血瘀、寒热错杂 7 型。湿热蕴结型治以清肠解毒，化湿凉血（白头翁、薏苡仁、黄柏、大黄炭、荆芥炭、秦皮、枳壳、白及、苦参、地榆炭、赤芍、川黄连）：脾虚寒湿型治以悦脾升清，化湿散寒（藿香、云茯苓、苍术、党参、葛根、川厚朴、半夏、甘草、薏苡仁、炒山药、滑石、升麻、焦白术、云茯苓、苍术、麦芽、赤石脂、干姜、砂仁、诃子、陈皮）：脾虚血亏型治以健脾养血，清肠止泻（党参、焦白术、当归、乌梅、阿胶、云茯苓、炒扁豆、炒莲米、黄连、炒薏苡仁、陈皮、炙甘草）：脾肾阳虚型治以温补脾肾，

涩肠止泻(补骨脂、肉豆蔻、当归、白芍、焦白术、地榆炭、赤石脂、党参、吴茱萸、五味子、木香、川黄连)：肝脾不调型治以抑肝扶脾，调和气血(焦白术、白芍、防风、陈皮、大白、当归、延胡索、云茯苓、柴胡、吴茱萸、川黄连、木香)；气滞血瘀型治以活血化瘀，和血止血(当归、五灵脂、枳壳、赤芍、赤石脂、桃仁、红花、黑蒲黄、木香、台乌药、三七粉、诃子)；寒热错杂型治以清上温下，益气行血(乌梅、党参、桂枝、干姜、川黄连、黄柏、当归、赤石脂、花椒、附片、细辛、莲米)，总有效率96.9%。

(二)基本方加减

柳文等用乌梅丸合痛泻要方(乌梅、细辛、干姜、黄连、黄柏、制附子、党参、当归、桂枝、花椒、白芍药、防风、白术、炙甘草)治疗溃疡性结肠炎30例，并与补脾益肠丸对比，结果：治疗组总有效率73.3%，对照组总有效率53.3%，两组比较有显著性差异，有统计学意义($P<0.05$)，乌梅丸合痛泻要方组有效率优于补脾益肠丸。王丽娜等用加减乌桃汤(黄连、黄柏、乌梅、细辛、桂枝、炙附子、党参、北黄芪、炙乳香、炙没药、花椒、赤石脂、石榴皮、炮姜、当归)为基本方治疗溃疡性结肠炎126例。若舌苔厚腻加厚朴、苍术：舌淡苔白加吴茱萸；舌苔黄厚加黄连、黄柏；腹痛较重加白芍、甘草；里急后重加木香(后下)；便血多加云南白药。结果：治愈率为57.3%，总有效率为96%。沈梅自拟温脾清热汤(党参、白术、茯苓、干姜、黄芩、白花蛇舌草、白芍、枳壳、白头翁、炙甘草)治疗溃疡性结肠炎。便血多可加地榆炭、槐花炭；热重加黄柏、秦皮。结果：总有效率87%。万开成等用补中汤(黄芪、党参、炒白术、防风、柴胡、升麻、当归、陈皮、炙甘草、红花)治疗非特异性溃疡性结肠炎70例，脾肾阳虚加益智仁；湿热甚加黄柏；腹痛甚加白芍，湿甚加羌活、茯苓、葛根。结果：总有效率97.1%，优于柳氮磺胺吡啶对照组(总有效率72%)，两组比较有显著性差异，有统计学意义($P<0.01$)。张冠群等自拟健脾理肠饮(党参、茯苓、葛根、炒白术、白芍药、当归、白头翁、黄芩、白及、半夏、黄连、甘草、槟榔、广木香、秦皮、赤石脂、炮姜)治疗慢性溃疡性结肠炎，腹痛明显者加制香附、台乌药；湿热重者去炮姜加马齿苋、生薏苡仁、熟薏苡仁：便如水样者去当归，加石榴皮、煨诃子肉；气虚者加黄芪、红枣；脓血便者加地榆炭、炒防风、仙鹤草。结果：治疗组总有效率82.9%，与柳氮磺胺吡啶对照组差异不显著($P>0.05$)。

(三)中药灌肠治疗

赵唯贤等将溃疡性结肠炎分为湿热瘀阻型和脾肾阳虚型，分别采用中药灌肠1号(炉甘石、白及、白芷、当归、滑石、琥珀、生甘草)和灌肠2号(黄芪、红藤、苍术、白术、五倍子、当归、地榆、蛇床子、制附子、补骨脂)灌肠治疗,并与西药(庆大霉素、地塞米松)对照组对比。结果:治疗组总有效率93.85%,对照组总有效率83.33%,治疗组明显高于对照组,两组比较差异显著($P<0.05$)。王積等用清肠愈疡汤(黄连、秦皮、广木香、地榆、槐花、蒲公英、马齿苋、白头翁、苦参、锡类散、白及、乌贼骨、贝母)保留灌肠治疗溃疡性结肠炎。结果:总有效率为76%。于明环用灌肠散(苦参、黄柏、五倍子)保留灌肠治疗溃疡性结肠炎。结果:总有效率100%。刘安祥用结肠汤(黄芪、党参、白术、白及、延胡索、诃子、赤石脂、甘草、血竭、大黄)加云南白药保留灌肠治疗溃疡性结肠炎并与西药(氢化可的松、庆大霉素、甲硝唑)对照组对比。结果:治疗组总有效率为86.1%,对照组总有效率为60.7%,两组比较差异有显著性($P<0.05$)。赖日东等用灌肠方(白芍药、黄芪、紫草、白及、苦参、败酱草、生地榆)保留灌肠治疗溃疡性结肠炎,结果:总有效率97.06%。

二、实验研究

(一) 单味中药试验研究

王少华等用三硝基苯硝磺酸与无水酒精建立溃疡性结肠炎大鼠模型,观察丹参对溃疡性结肠炎大鼠结肠黏膜超氧化物歧化酶(SOD)活性和脂质过氧化物产物丙二醛(MDA)含量的影响。结果:复方丹参液灌肠后,溃疡性结肠炎大鼠SOD活性显著上升($P<0.01$),MDA含量显著下降($P<0.05$)。表明丹参素可透过细胞膜,清除氧自由基,抑制组织中脂质过氧化物反应,部分保护组织中SOD的活性,稳定细胞膜通透性,能在局部治疗中发挥作用,并随治疗时间延长,这种作用更加明显。江学良等用二硝基氯苯和乙酸复合法建立溃疡性结肠炎大鼠模型,观察鱼腥草对溃疡性结肠炎的治疗作用。结果:鱼腥草治疗组炎症指数和结肠黏膜上皮细胞凋亡指数明显低于柳氮磺胺吡啶组($P<0.05$)和生理盐水组($P<0.01$)。表明鱼腥草药理作用广泛,能松弛肠道平滑肌,可减轻肠痉挛,延长肠内容物停留时间并有利于其吸收,从而缓解腹痛和腹泻症状;可改善溃疡性结肠炎大鼠结肠动力紊乱,使腹泻症状缓解;改善毛细血管脆性作用而达止血效果,使便血消失。

(二) 复方中药试验研究

李薇用白头翁汤治疗采用二硝基氯苯建立的溃疡性结肠炎大鼠模型,实验结果表明白头翁汤能使降低的白细胞介素2(IL-2)恢复正常,调低异常升高的肿瘤坏死因子，与模型组相比有显著的差异（$P<0.05$）。但白头翁汤高、低剂量组对SOD的调节作用并无显著性差异。康正祥等研究肠安冲剂（生黄芪、杭白芍、徐长卿、煨木香、红藤）对实验性大鼠溃疡性结肠炎的作用机制，采用三硝基苯磺酸法建立溃疡性结肠炎大鼠模型，实验结果表明：溃疡性结肠炎大鼠MDA增高，经肠安冲剂治疗后，MDA量明显降低，说明溃疡性结肠炎发病过程中存在脂质过氧化亢进，而肠安冲剂能抑制这一过程。可能是脂质过氧化物产物丙二醛量的增减，可反馈性地调节SOD的活性。吴限等用结肠灵对溃疡性结肠炎的治疗作用，实验研究表明结肠灵可使淋巴细胞转化率（LTR）升高，IgG水平降低均明显优于柳氮磺胺吡啶片组（$P<0.05$）。结肠灵能使自然杀伤细胞（NKC）活性、干扰素（IFN）水平升高，明显优于柳氮磺胺吡啶片组（$P<0.01$）。使IL-2水平提高与柳氮磺胺吡啶片组无明显差异（$P>0.05$）。丁晓刚等用黄芩汤有效成分（黄芩苷、甘草酸、白芍浸膏粉）治疗三硝基苯磺酸法造模的溃疡性结肠炎大鼠，实验表明：① 模型组的白细胞介素13（IL-13）含量与正常组比较有显著性升高（$P<0.01$）；中、高剂量组的IL-13含量与模型组比较则有降低（$P<0.05$），而低剂量组的IL-13含量与模型组比较无差异（$P>0.05$）。② 模型组的白细胞介素4（IL-4）含量与正常组比较有显著性降低（$P<0.01$）；有效成分配方低剂量组的IL-4含量与模型组比较无差异（$P>0.05$），中、高剂量组的IL-4含量与模型组比较则有显著性升高（$P<0.01$）。③ 氧自由基的能力，模型组的氧自由基的活力与正常组比较有显著性降低（$P<0.01$）；有效成分配方低剂量组的SOD活力与正常组比较有降低（$P<0.05$），但与模型组比较则有升高（$P<0.05$），中、高剂量组的SOD活力与正常组比较无差异（$P>0.05$），与模型组比较则有显著性升高（$P<0.01$）。结论：① 溃疡性结肠炎大鼠的外周血IL-13含量显著升高，证实了IL-13在溃疡性结肠炎发展过程中的重要作用。② 溃疡性结肠炎大鼠经黄芩汤有效成分配方治疗后，IL-13和MDA含量降低，而IL-4和氧自由基的含量升高，炎症损伤程度也有明显减轻。因此，黄芩汤有效成分配方对IL-13、IL-4、SOD、MDA均有一定的调节作用，对大鼠溃疡性结肠炎的治疗是有效的，同时反映出中药多环节、多途径、多靶点的作用特点。③ 黄芩汤有效成分配方的三个剂量组中，低剂量组基本无治疗效果，以中、高剂量组的治疗效果为佳。王真权等用芩柏颗粒剂干预根据Okayasu方法造模的溃疡性结肠炎大鼠，造模后，各组IL-2、IgG较正常组显著上升（$P<0.01$）；用药治疗后，芩柏颗粒剂和柳氮磺胺吡啶片治疗组的IL-2表达和IgG含量较模型组显著减少（$P<0.01$）。芩柏颗粒剂治疗组与柳氮磺胺吡啶片治疗组比较，血清中IL-2表达和IgG含量有显著性差异（$P<0.01$）。结论：芩柏颗

粒剂能显著降低溃疡性结肠炎模型大鼠血清中 IL－2 的表达及 IgG 含量，芩柏颗粒剂治疗溃疡性结肠炎可能是通过改善免疫异常反应而起作用。郑红斌等研究清肠栓对溃疡性结肠炎大鼠一氧化氮和一氧化氮合酶活性的影响，结果表明清肠栓可通过调整机体的免疫稳态、抗氧化、抗炎而提高体内的一氧化氮和一氧化氮合酶活性，从而有效地起到抗溃疡性结肠炎作用。

三、结语

综上所述，目前中医药治疗溃疡性结肠炎病变主要采用辨证分型治疗、基本方加减治疗和中药灌肠治疗等方法，均已取得较好的近期疗效，显示其独特优势，并建立动物模型，结合临床开展实验研究和基础研究，探讨中药疗效的作用机制，这是中医药治疗溃疡性结肠炎的可喜进展。但是，也应认识到目前中医对本病的辨证、治疗尚缺乏统一的分级量化诊疗标准；以科研设计、衡量、评价(DME)方法学为指导、系统观察研究的大宗病例不多：缺乏远期疗效的临床报道；对中药疗效的作用机制尚未探明。如果这些问题能得到解决，将为中医事业的发展做出新贡献。

［陈一斌，吴耀南. 2005. 溃疡性结肠炎的中医药治疗研究进展. 甘肃中医，18(7)：76－78.］

温阳益气、清热解毒治疗慢性结肠炎疗效观察

涂福音

慢性非特异性溃疡性结肠炎(以下简程本病)是临床常见病之一,其病程长、疗效差、易复发,治疗颇感棘手。中医虽无此病名,但早在《黄帝内经》以及历代医著中已有"泄泻""久痢""肠辟""肠风"等记载,其症状与本病相似。笔者从1984年2月至1990年7月,采用中医温阳益气,清热解毒法(口服及灌肠)治疗本病取得满意的效果。现将临床资料较完整的58例小结如下。

一、临床资料

(一)病例选择

根据1978年全国消化系病学术会议拟定的诊断标准选择病例:① 有持续性或反复发作性慢性腹泻,如黏液便、脓血便等。② 排除肠道微生物及寄生虫感染。③ 结肠镜检查或组织检查有黏膜慢性炎症,腺体变形,黏膜溃疡等。

本文58例患者均为住院病人,其中男性11例,女性14例,年龄为28～63岁,平均38.6岁。病程最短为2年5个月,最长为23年,平均11.7岁。

58例患者均有(典型病史),每日大便最少3次,多者10次以上,均经粪培养排除细菌性痢疾。其中47例经纤维结肠镜及病理检查。11例经X线钡剂灌肠检查,明确诊断为本病。53例中单发性溃疡41例,多发性溃疡17例,其中36例结肠黏膜有不同程度的充血、水肿、糜烂及大小不等的出血病灶。病变局限在直肠,乙状结肠者37例,累及降结肠者21例。本组病人因长期腹痛腹泻,下痢赤白,食欲不振,神疲乏力,舌质淡晦,苔白腻或黄腻,脉沉细或细弦,均呈脾肾阳虚,湿热内蕴之证。

(二)处方用药及治疗方法

1. 口服主方　制附子10 g,干姜6 g,党参20 g,黄芪15 g,白术10 g,黄6 g,木香6 g,虎杖15 g,木棉花15 g,白头翁30 g,水煎服每天一剂。

加减:便血加白及15 g,地榆15 g,湿热甚加黄芪10 g,败酱草30 g,里急后重加槟榔15 g,厚朴10 g,腹痛加白芍30 g,甘草5 g,肠鸣腹痛,泄后痛减,加防

风 15 g，柴胡 9 g；脾气虚弱加莲肉 15 g，淮山药 15 g，阳虚甚者加仙茅 10 g，仙灵脾 10 g。

2. 灌肠方　制附子 10 g，黄芪 15 g，白术 10 g，薏苡仁 30 g，仙鹤草 30 g，马齿苋 30 g，败酱草 30 g，丹参 15 g。

每煎为 100～150 mL，煎后加云南白药半支混匀，温度在 38℃左右，应用 100 mL 注射器，18～20 号肛管，涂润滑剂后，插入肛门 20～25 cm 将药灌入，每天一次，半个月为一个疗程，休息 3 天后继续第二疗程，一般应灌肠二个疗程以上。

3. 恢复期　即临床症状减轻，腹痛腹泻，黏液血便，纳少等症状改善，大便次数减少为 1～2 次/日，可改用调补脾肾疗法以巩固疗效，脾虚者以参苓白术散为主方：党参 15 g，白术 10 g，茯苓 15 g，淮山药 15 g，扁豆 15 g，薏苡仁 30 g，砂仁 6 g，莲子 15 g，风退 10 g，马蹄金 10 g，菜豆壳 10 g。肾虚者以济生肾气丸为主方：茯苓 15 g，淮山药 15 g，丹皮 10 g，泽泻 10 g，熟地 15 g，山茱萸 10 g，桂枝 6 g，车前子 10 g，怀牛膝 10 g，仙茅 6 g，仙灵脾 6 g。

二、治疗结果

（一）疗效判定标准

1. 显效　症状体征消失，大便检验结果正常，纤维结肠镜或 X 线钡剂灌肠检查恢复正常。

2. 好转　症状体征明显减轻，大便检验结果明显好转，纤维结肠镜或 X 线钡剂灌肠检查好转。

3. 无效　症状体征，纤维结肠镜或钡剂灌肠检查均无明显好转。

（二）治疗结果

58 例中，显效 44 例（占 75.87%），好转 11 例（占 18.96%），无效 3 例（占 5.17%），总有效率为 94.83%。症状改善情况见附表：

附表　主症比较表

	显　效	好　转	无　效
腹痛(42)	34(80.95%)	8(19.05%)	0
脓血便(16)	12(75%)	4(25%)	0
水样便(18)	14(77.78%)	4(22.2%)	0
黏液便(24)	12(50%)	9(37.50%)	3(12.50%)

治疗后有22例患者复查纤维结肠镜，原来镜下见黏膜充血水肿13例，治疗后显效10例(占77%)，好转3例(占23%)，伴溃疡的7例，经治疗显效6例(占85.70%)，好转1例(占14.3%)，伴糜烂的2例，经治疗均获显效。

(三) 病案举例

苏某，男，39岁，厦门冷冻厂工人，住院号7061，初诊日期1989年12月7日。

病史：患者反复腹痛，腹泻，排黏液血便已18年，曾于本市第一医院查纤维结肠镜，提示：乙状结肠及降结肠黏膜粗糙不平，明显充血水肿，散在片状出血点，散在溃疡点。意见为“慢性溃疡性结肠炎”。曾多方求治，长期服中西药，症状时轻时重而求诊我院，入院时腹泻每天6～7次，晨起即感腹痛泄泻，大便稀糊夹黏液和血，形寒肢冷，腰酸耳鸣，腹胀纳少，口干口苦，神疲乏力，形体消瘦，舌淡晦，边有齿痕，苔黄腻，脉细尺弱，大便检查“呈棕色糊便，红细胞(＋＋＋＋)，白细胞(＋＋＋＋)，黏液(＋＋＋＋)”。3次大便培养均无致病菌生长。中医辨证属脾肾阳虚，湿热内阻。治以温阳益气，清热解毒。

处方：

(1) 口服方：加仙灵脾10 g，莲子15 g，地榆15 g，水煎口服，每日一剂。

(2) 灌肠方水煎至120 mL，加云南白药半支混匀保留灌肠，每日一次。

治疗10天后症状即有显著好转，腹泻次数减少，每日2～3次，无脓血，偶夹少许黏液，复查大便：“呈黄糊便，红细胞(－)，白细胞少许，黏液少许”。自觉形寒肢冷减轻，胃纳增加。守原法继续治疗3周，大便成形，每日一次，无脓血黏液。临床诸症均好转，复查大便已正常。遂以原口服方为主，酌情略有加减内服和中药灌肠继续治疗半个月。诸症均除，患者1989年1月25日出院，出院后继续门诊治疗，以济生肾气丸和参苓白术散调理2个多月，精神体力恢复，饮食二便正常，体重增加12斤。1988年3月22日复查纤维结肠显示：“乙状结肠，降结肠病变已基本消失，黏膜光滑，未见充血水肿或溃疡。”

三、体会

1. 病因　本病的病因尚不十分清楚，现代医学认为是一种全身性免疫病，近年研究发现有淋巴细胞增生，局部免疫反应，免疫复合物沉积等因素存在，国外的研究认为与前列腺素E(PGE)的关系密切。在这方面虽然各种研究资料颇多，但尚未形成系统的完整理论，中医认为，本病多因平素饮食不节，恣食生冷辛辣肥甘之品致使脾胃受伤，或忧思恼怒，气郁伤肝，肝失疏泄，木郁克土而伤脾导致升降失调，健运失司，湿浊内生，郁久化热，湿热邪毒留滞肠中，损伤肠络而致泄泻或下利赤白。如《景岳全书·泄泻》云“泄泻之术，无不由脾胃”，而且本病病程长，反复发作，久泄损伤脾阳，缠绵不愈则久病伤肾，导致脾肾阳虚。《景岳全书·泄泻》曰：“肾为胃关，开窍于二阴，所以二便之开闭皆肾脏所主，今肾脏阳气不足则命门火衰……阴气极盛之时，则令人洞泄不止也”。而脾肾阳虚，命门之火不能温煦脾土，致脾胃运化功能更差，湿邪愈炽，泄泻愈甚，如此恶性循环，互为因果，故本病多呈本虚标实，寒热错杂。本为脾肾阳虚，标为湿热滞留。

2. 治疗　在治疗上，现代医学多使用肾上腺皮质激素等药物，对控制症状有暂时疗效，停药后易复发，而且副反应大。《脉因证治》曰：“脾泄……宜理中汤，大肠泄……宜干姜附子汤”，我们运用中医脾胃学说，针对本病病因病机特点，着重培补先后天之本，辅以祛邪，采用温阳益气，清热解毒法，寒热并行，标本兼治。药用附子、干姜温补脾肾之阳，离照当空，阴霾自散。党参、黄芪、白术健脾益气，使水湿得运，精微输布，分清泌浊，则泄泻可止。黄连、木棉花、白头翁消热解毒，燥湿止痢。木香、虎杖行气活血止痛。云南白药其有止血活血，消炎止痛，去腐生肌之功。传统上是外伤、血证的良药，我们将之移用于本病作保留灌肠，收到满意疗效，其多种功效，值得探讨。

3. 我们治疗本病采用口服与灌肠给药双管齐下　中药保留灌肠起了重要作用，其直接对病灶起了作用。根据我们体会，中药灌肠后保留时间越长，疗效越好。现代医学研究认为中药保留灌肠由肠黏膜直接吸收，可避免上消化道的酸碱度和酶对药物的影响。部分药不通过肝脏而直接进入循环，可减少药物在肝中发生化学变化，较好地保证药效的完整性，发挥更大的疗效，故能事半功倍，而且方法简便易行，值得进一步研究推广。

4. 护理　本病的护理十分重要，首先要强调饮食，定时定量，以清淡易消化之品为宜，忌食生冷或烟酒辛辣，以免寒从中生损伤脾肾之阳，或湿热内蕴，留滞肠道。同时注意戒恼怒，怡情怀以免气郁伤肝，木郁伐土，而致痼疾复发。病愈之后服参苓白术散或济生肾气丸，时间宜长，至少要 2 个月以上，培补先后天之本以增强自身免疫功能，巩固疗效。

（涂福音. 1991. 临证论医集. 厦门：厦门大学出版社：132－138.）

自拟消溃肠炎散治疗溃疡性结肠炎临床疗效观察

涂志红

溃疡性结肠炎(ulcerative colitis,UC)是一种病因未明的直肠和结肠慢性非特异性炎症性疾病,病变主要累及直肠和结肠黏膜及黏膜下层,临床表现以腹泻、腹痛、黏液脓血便、里急后重为主要症状。近年来有关报道显示其发病率有明显上升趋势。笔者用自拟消溃肠炎散灌肠治疗 UC80 例,疗效满意。现报告如下。

一、资料与方法

(一) 一般资料

选取 2009 年 2 月至 2011 年 11 月我院住院 UC 患者 80 例,诊断标准参照 1993 年全国慢性非感染性肠道疾病学术研讨会《溃疡性结肠炎的诊断与疗效标准》。随机分为两组各 40 例。治疗组男 26 例,女 14 例;年龄 25～65 岁;病程 6 个月至 12 年。对照组男 23 例,女 17 例;年龄 26～60 岁;病程 6 个月至 10 年。两组临床资料经统计学处理,差异无统计学意义($P>0.05$),具有可比性。

(二) 方法

1. 基础治疗　两组患者均嘱其注意起居,避免伤风受凉,不宜劳逸过度,调节情志,保持心情舒畅,调摄饮食,忌咖啡、牛奶和辛辣刺激、虾、蟹及生冷之品,饮食以高糖、高蛋白质、高维生素,低脂少渣为主。

2. 药物治疗　① 治疗组:以清热解毒、活血止血、敛疮生肌法。采用自拟消溃肠炎散:白头翁 30 g,当归 10 g,黄连 10 g,黄柏 15 g,五倍子 15 g,血竭 15 g。以上草药加水浓煎至 100 mL 过滤后将免煎颗粒三七粉 6 g,白及粉 20 g,青黛粉 5 g 加入混匀,药液温度在 38～40℃,患者取左侧卧位,臀部抬高,以输液器连接一次性吸痰管,插入肛门 15 cm 以上,缓慢滴入,20 min 左右滴完,保留灌肠,每日 1 次,灌肠后分别保持左侧卧位、仰卧位、右侧卧位及胸膝位各 15 min,使药液与病变部位充分接触,尽量保留 4～6 h。15 d 为 1 个疗程,共行 2 个疗程。② 对照组:口服柳氮磺胺吡啶片 4 g/d;甲硝唑 100 mL 加地塞米松 5 mg,每晚睡前保留灌肠,15 天为 1 个疗程,共行 2 个疗程。

（三）疗效评定标准

治愈：临床症状消失，结肠镜复查见黏膜大致正常；有效：临床症状基本消失，结肠镜复查见黏膜轻度炎症或假息肉形成；无效：经治疗后临床症状、内镜及病理检查无改善。

（四）统计学处理方法

采用 SPSS 17.0 统计软件分析，率的比较采用 χ^2 检验。

二、结果

（一）结果（表 1）

表 1　2 组疗效比较[例(%)]

组　别	例数	治　愈	有　效	无　效	总有效
治疗组	40	33(82.5)	6(15.0)	1(2.5)	39(97.5)
对照组	40	15(37.5)	16(40.0)	9(22.5)	31(77.5)

注：与对照组比较，$P<0.5$。

（二）典型病例

患者，男，63 岁，个体户。

病史：主诉反复解暗红色黏液血便伴腹痛 10 年余，时发时止，发作时日解暗红色黏液血便 10 余次，泻下不爽，肛门灼热，口苦口臭，腹部闷痛，便后未缓解，小便短赤，舌质紫暗，苔黄厚腻，脉弦滑数。曾多地多次求治，并于 2008 年 8 月在当地医院行肠镜检查示“溃疡性结肠炎”，予柳氮磺胺吡啶片及中药治疗，症状时轻时重，改善不明显。遂于 2010 年 2 月 7 日来我院住院治疗。入院时症如前所述，体重下降明显，大便镜检：红细胞(＋＋＋)、白细胞(＋＋＋)、脓血球(＋＋＋)。细菌培养及痢疾杆菌均阴性，再予复查肠镜示：溃疡性结肠直肠炎；病理示(病理号：263719)升结肠慢性活动性炎症，黏膜表面糜烂，隐窝脓肿可见，间质大量炎性细胞浸润，以淋巴细胞、浆细胞为主。直肠慢性活动性炎症，黏膜表面糜烂，间质大量炎性细胞浸润，淋巴滤泡增生；溃疡而被覆炎性坏死组织，溃疡底部见大量淋巴细胞、浆细胞浸润，炎症累及平滑肌。诊断明确，予消溃肠炎散每日早晚各 1 次保留灌肠，维持 2 个疗程，腹痛消失，大便成形、每日 1～2 次，无黏液血便，1 个月后复查结肠镜未见溃疡而或点状出血，仅表现黏膜轻度充血，毛细血管纹理较清晰。为预防复发，继续 1 个疗程消溃肠炎散每晚睡前保留灌肠 1 次，跟踪至今未再复发，且体重增加了 4.5 kg。

三、讨论

溃疡性结肠炎是一种直肠和结肠黏膜的慢性非特异性溃疡性病变，现代医学对本病的病因目前尚未完全明确，也无远期疗效肯定的治疗方案，且病程缠绵，复发率高，与结肠癌关系密切，被世界卫生组织列为现代难治病之一。目前西医治疗常用水杨酸药、类固醇激素及免疫抑制剂等，这些药物作用机制主要是抗炎和抑制免疫反应，疗效多不理想，且具有一定的不良反应。笔者采用中药保留灌肠，使药物直达病所，促使肠黏膜吸收，不经胃与小肠吸收，以减少消化液对药物的影响，减少胃肠的刺激，同时有利于病灶恢复。

溃疡性结肠炎属中医学"便血""腹痛""大瘕泄"等范畴。多由于外感邪毒、情志不畅或先天禀赋不足、脾胃虚弱，导致脾胃受损，湿热疫毒蕴结肠中，阻滞脉络，腑气壅塞，血腐肉败而罹患。正如《证治汇补・下窍门》曰："饮食不节，起居不时……闭塞滞下，为飧泄。滞下者，谓气食滞于下焦；肠癖者，谓湿热积于肠中，即今之痢疾也，故曰无积不成痢，痢乃湿热食积三者。"清代王清任曾有"久病必有瘀""泻肚日久，百方不效，是总提瘀血过多"的说法。笔者自拟消溃肠炎散，方中：三七粉既能止血，又能散瘀，止血而不留瘀，配合当归养血活血，体现《保命集》云："行血则血自愈，调气则后重自除"；白及粉收敛止血，消肿生肌，《本草纲目》谓之"能入肝止血，生肌治疮"；青黛粉敛疮生肌；黄连清热燥湿，厚肠止痢；黄柏清湿热，消肿毒；白头翁清热解毒，凉血止痢，《神农本草经》谓其"主逐血止痢"；五倍子涩肠止泻、止血、除湿敛疮；血竭活血散瘀敛疮生肌，定痛，止血；《新修本草》谓之"疗心腹卒痛，金疮出血，破积血，止痛生肌"。现代药理研究：三七粉含有大量总皂苷，有抗炎、抗溃疡、止血之功；当归对多种组织水肿及炎症损伤有明显的抑制作用；五倍子有丰富的鞣质加速血凝而达到止血之效；白头翁具有增强免疫功能、抗炎、抗病原微生物等作用；黄连中的小檗碱具有抗腹泻与抗炎作用；黄柏有抗菌、抗炎作用；白及因含胶质，善消肿、生肌，可保护黏膜，并促进黏膜再生，有止痛止血和促进溃疡而愈合，并具有抗菌作用；血竭具有抗炎、抗菌、改变血液流变学等多种作用；青黛含有靛玉红、色胺酮等化合物，有抗溃疡、抗菌、消炎作用。诸药合用，能够促进炎症吸收，阻断抗原刺激，有助于清除肠腔及肠黏膜上的有害微生物及其产生的有毒物质，改善结肠黏膜充血水肿及溃疡而愈合，有止痛、止血之功，共奏其通因通用之功，从而使肠道气血调畅之功，顽疾乃愈。

[涂志红. 2013. 自拟消溃肠炎散治疗溃疡性结肠炎临床疗效观察. 中国中西医结合消化杂志，21(3)：131－133.]

溃疡性结肠炎治验

吴耀南

溃疡性结肠炎是以腹痛、腹泻、黏液脓血便和里急后重为主要症状，以直肠、乙状结肠黏膜慢性炎症和形成溃疡为主要病变表现的常见的肠道疾病。本症病程长、易复发，其重症被公认为是结肠癌的癌前病变，西医治疗效果不理想。中医虽无此病名，但早在《黄帝内经》以及历代医著中已有“泄泻”“久痢”“肠辟”“肠风”等记载，其症状与本病相似。西医认为本病为自身免疫性疾病，其发病可能与自身免疫损伤、遗传、感染、精神因素及食物过敏变态反应有关。而涂师根据其多年丰富的临床经验，认为本病多因脾胃虚弱、情志失调、感受外邪、饮食所伤，导致脾胃损伤，纳运失常，水谷停滞、升降失调、大肠传导失司，清浊不分，损伤肠络，混杂而下发为本病。其病位在肠，但发病与肝脾肾关系密切。病机为本虚标实，寒热错杂。脾虚为本，湿、热、毒、瘀为标。初病以实证为主，多见大肠湿热，久病入络及肾，多见脾肾两虚，虚实并存，寒热互见。

涂师认为治疗应以以下几个方面入手：① 扶正祛邪，寒热并用是治疗本病的根本大法；② 调气与行血是治疗本病的基本原则；③ 中药内服配合灌肠是治疗本病的重要手段；④ 黄芪、白术调整免疫功能是治疗本病的关键；⑤ 巩固疗效和摄生调理是防治本病的必要措施。

因此，涂师针对本病的病因病机制定中药温阳益气，清热解毒法（口服及灌肠）治疗发作期，以调补脾肾法治疗恢复期，取得良好疗效。现将学习涂师治疗溃疡性结肠炎的经验体会总结如下。

一、治疗方法

（一）口服主方

制附子 10 g，干姜 6 g，党参 20 g，黄芪 15 g，白术 10 g，黄连 6 g，木香 6 g，虎杖 15 g，木棉花 15 g，白头翁 30 g，水煎服，每天一剂。

加减：便血加白及 15 g，地榆 15 g；湿热甚加黄芩 10 g，败酱草 30 g；里急后重加槟榔 15 g，厚朴 10 g；腹痛加白芍 30 g，甘草 5 g；肠鸣腹痛，泄后痛减，加防风 15 g，柴胡 9 g；脾气虚加莲肉 15 g，淮山药 15 g；阳虚甚者加仙茅 10 g，仙灵脾 10 g。

(二) 灌肠方

制附子 10 g,黄芪 15 g,白术 10 g,薏苡仁 30 g,仙鹤草 30 g,马齿苋 30 g,败酱草 30 g,丹参 15 g。

每煎为 100～150 mL,煎后加云南白药半支混匀,温度在 37℃左右,应用 100 mL 注射器,18～20 号肛管,涂润滑剂后,插入肛门 20～25 cm 将药灌入,每天一次,半个月为一个疗程,休息 3 天后继续第二疗程,一般应灌肠二个疗程以上。

(三) 恢复期

即临床症状减轻,腹痛腹泻,黏液血便,纳少等症状改善,大便次数减少为 1～2 次/日,可改用调补脾肾法以巩固疗效。脾虚者以参苓白术散为主方:党参 15 g,黄芪 15 g,白术 10 g,茯苓 15 g,淮山药 15 g,扁豆 15 g,薏苡仁 30 g,砂仁 6 g,莲子 15 g,蝉蜕 10 g,马蹄金 10 g,莱豆壳 10 g。肾虚者以济生肾气丸为主方:黄芪 15 g,茯苓 15 g,淮山药 15 g,丹皮 10 g,泽泻 10 g,熟地 15 g,山茱萸 10 g,桂枝 6 g,车前子 10 g,怀牛膝 10 g,仙茅 6 g,仙灵脾 6 g。

二、治疗结果

系统治疗 58 例,显效 44 例(占 75.87%),好转 11 例(占 18.96%),无效 3 例(占 5.17%),总有效率为 94.83%。

治疗后有 22 例患者复查纤维结肠镜,原来镜下见黏膜充血水肿 13 例,治疗后显效 10 例(占 77%),好转 3 例(占 23%),伴溃疡的 7 例,经治疗显效 6 例(占 85.70%),好转 1 例(占 14.3%),伴糜烂的 2 例,经治疗均获显效。

三、体会

1. 病因　本病的病因尚不十分清楚,现代医学认为是一种全身性免疫病,近年研究发现有淋巴细胞增生,局部免疫反应,免疫复合物沉积等因素存在,国外的研究认为与前列腺素 E(PGE)的关系密切。在这方面虽然各种研究资料颇多,但尚未形成系统的完整理论。中医认为,本病多因平素饮食不节,恣食生冷辛辣肥甘之品致使脾胃受伤,或忧思恼怒,气郁伤肝,肝失疏泄,木郁克土而损伤脾胃,致升降失调,健运失司,湿浊内生,郁久化热,湿热邪毒留滞肠中,损伤肠络而致泄泻或下利赤白。如《景岳全书・泄泻》云:"泄泻之本,无不由脾胃"。而且本病病程长,反复发作,久泄损伤脾阳,缠绵不愈则久病伤肾,导致脾肾阳虚。《景岳全书・泄泻》曰:"肾为胃关,开窍于二阴,所以二便之开闭皆肾脏所主,今肾脏阳气不足则命门火衰……阴气极盛之时，则令人洞泄不止也。”而脾肾阳虚，命门之火不能温煦脾土，致脾胃运化功能更差，湿邪愈盛，泄泻愈甚，如此恶性循环，互为因果，故本病多呈本虚标实，寒热错杂。本为脾肾阳虚，标为湿热滞留。

2. 治疗　在治疗上，现代医学多使用肾上腺皮质激素等药物治疗，对控制症状有暂时疗效，停药后易复发，而且副反应大。《脉因证治》曰：“脾泄……宜理中汤，大肠泄……宜干姜附子汤。”我们运用中医脾胃学说，针对病因病机特点，着重培补先后天之本，辅以祛邪，采用温阳益气，清热解毒法，寒热并行，标本兼治。药用附子、干姜温补脾肾之阳，离照当空，阴霾自散。党参、黄芪、白术健脾益气，使水湿得运，精微输布，分清泌浊，则泄泻可止。黄连、木棉花、白头翁清热解毒，燥湿止痢。木香、虎杖行气活血止痛。云南白药具有止血活血，消炎止痛，去腐生肌之功，传统上是治疗外伤血证的良药，我们将之移用于本病作保留灌肠，收到满意疗效，其多种功效，值得探讨。

3. 口服与灌肠给药双管齐下　中药保留灌肠起了重要作用，因其直接对病灶起了作用。根据我们体会，中药灌肠后保留时间越长，疗效越好。现代医学研究认为中药保留灌肠由肠黏膜直接吸收，可避免上消化道的酸碱度和酶对药物的影响。部分药不通过肝脏而直接进入循环，可减少药物在肝中发生化学变化，较好地保证药效的完整性，发挥更大的疗效，故能事半功倍，而且方法简便易行，值得进一步研究推广。

4. 护理　本病的护理十分重要，首先要强调饮食，定时定量，以清淡易消化之品为宜，忌食生冷或烟酒辛辣，以免寒从中生，损伤脾肾之阳，或湿热内蕴，留滞肠道。同时注意戒恼怒，怡情怀以免气郁伤肝，木郁伐土，而致痼疾复发。病愈之后服参苓白术散或济生肾气丸，时间宜长，至少要 2 个月以上，培补先后天之本以增强自身免疫功能，巩固疗效。

［阮诗玮. 2002. 溃疡性结肠炎治验//吴耀南. 全国第二批老中医药专家学术经验继承论文荟萃. 福州：福建省新闻出版局：97－98.（内部刊物）］

>>>> 其他消化系疾病诊治经验

升阳益胃汤治疗胃缓症40例

邵培升　邵以德　涂福音

一、资料与方法

（一）临床资料

80例患者随机分为两组，治疗组40例，男29例，女11例；年龄20～71岁，平均45岁；病程6个月～7年，平均3.3年。胃肠钡餐透视：胃张力低40例，胃下垂35例（轻度15例，中度12例，重度8例）。胃镜检查慢性胃炎35例（浅表性胃炎26例，肥厚性胃炎3例，萎缩性胃炎6例），胃溃疡15例，十二指肠溃疡7例，复合性溃疡6例。对照组40例，男30例，女10例；年龄18～72岁，平均46岁；病程7个月～8年，平均3.5年。胃肠钡餐透视：胃张力低40例，胃下垂36例（轻度18例，中度11例，重度7例）。胃镜检查：慢性胃炎33例（浅表性胃炎23例，肥厚性胃炎6例，萎缩性胃炎4例），胃溃疡17例，十二指肠溃疡8例，复合性溃疡5例。两组性别、年龄、病程、病情、并发症等均无统计学意义（$P>0.05$），具有可比性。诊断依据临床表现：脘腹痞满，胀痛，嗳气不舒，食后或站立时为甚；体检胃常有振水音；胃肠钡餐透视：胃张力低。可并发或因如下疾病引起：慢性胃炎、消化性溃疡、胃下垂（轻度＜6 cm，中度6～12 cm，重度＞12 cm）。排除内分泌疾病，代谢性疾病，消化道肿瘤和溃疡病并发幽门梗阻，先天性胃肠道疾病等。

（二）治疗方法

治疗组采用升阳益胃汤化裁，方药组成：党参12 g，苍术6 g，炙黄芪12 g，山药12 g，升麻3 g，柴胡3 g，鸡内金10 g，生姜3片，红枣7枚，木香6 g，莱菔子10 g，陈皮6 g，炙甘草5 g。若呕逆不食者加半夏、茯苓；胃纳呆者加麦芽、谷芽；大便秘结者加生大黄、枳壳；胃阴受损者加石斛；兼瘀热者加黄连、竹茹、炒栀子；脘腹疼痛甚者加延胡索、炒蒲黄；便溏泄者加建曲、藿香、炒扁豆。对照组用吗丁啉片（西安杨森制药厂生产）10 mg，每日3次。两组疗程均为60天。两组均给予半流质、高营养、少食多餐饮食，食后平卧休息约1 h，空腹时适当运动。

（三）疗效判定标准

按中华人民共和国卫生部中医药行业标准《中医病症诊断疗效标准》(1994)“胃脘痛”疗效评定标准。

（四）统计学处理方法

采用 χ^2 检验及 t 检验。

二、结果

治疗组 40 例中，痊愈 29 例，好转 7 例，无效 4 例，总有效率 90.0%；对照组 40 例中，依次为 19、9、12 例，70.0%。两组总有效率比较差异有统计学意义（$P<0.01$）。两组均随访 1 年，治疗组 38 例复发 4 例(10.5%)；对照组 28 例复发 11 例(39.5%)。两组复发率比较治疗组明显低于对照组（$P<0.01$）。两组均无明显不良反应发生，均有 7 例于服药后 2～5 天内出现大便次数增多，每日 2～4 次，继续服药症状自行消失，不影响疗程。

三、讨论

引起胃缓症的原因主要是饮食失调，内伤七情，劳累过度，导致脾胃失和，胃体张力下坠而发。由于脾喜燥恶湿，胃喜润恶燥，脾主升，胃主降，脾主运化，胃主受纳；脾胃脏腑功能失调，即表现出脾胃这一矛盾的功能紊乱，或为脾湿、胃燥、脾气下陷、胃气上逆、脾不运化、胃不受纳；纳食减少，味不能归于形，使形体消瘦，肌肉不坚，而形成胃缓。升阳益胃汤以党参、炙黄芪补中升阳益气；苍术、山药健脾化湿，木香、陈皮理气降浊，行气止痛；升麻、柴胡升举清阳；鸡内金、莱菔子健脾和胃，降气行滞；生姜、大枣健脾温胃止呕。诸药合用既可助脾阳上升，又可使胃气和降，相辅相成以达到补中益气升阳举陷，降浊和胃之功效，药切病机，疗效益彰。

[邵培升，邵以德，涂福音. 2004. 升阳益胃汤治疗胃缓症 40 例. 中国中西医结合消化杂志，12(1)：56.]

中西医结合治疗疣状胃炎48例

王文凡

疣状胃炎(verrcous gastriti,简称 VG)是一种特殊类型胃炎,又称慢性糜烂性胃炎、痘疹样胃炎,胃镜下所见为隆起形病变,其中央呈脐样凹陷,外观如痘疹,好发于胃窦部与胃体下部轻度肥大的黏膜皱襞上,可呈单发,亦可呈串状或呈簇状排列,有成熟型和未成熟型之分。大多数患者常无症状或有程度不同的消化不良症状如上腹痛、食欲减退、餐后饱胀、恶心呕吐、反酸等,个别患者可并有上消化道出血。该病是消化科的一种常见疾病,在第十届世界胃肠病大会上,被列为具有高度癌变倾向的疾病之一。因此,临床和科研工作者对其给予了越来越多的重视。2005 年 3 月至 2007 年 5 月,笔者采用益胃活血方配合西药枸橼酸铋雷尼替丁胶囊治疗疣状胃炎 48 例,取得良好效果,总结报道如下。

一、一般资料

全部病例均为我院门诊患者,共 88 例,年龄 26～74 岁,随机分为两组。治疗组 48 例,男 27 例,女 21 例;病程最长 16 年,最短 2 年。对照组 40 例,男 22 例,女 18 例;病程最长 15 年,最短 1.5 年。所有病例均经电子胃镜和病理检查确诊为疣状胃炎。两组一般资料对比,差别无统计学意义($P>0.05$),具有可比性。

二、纳入病例标准

符合《实用中医消化病学》纳入标准,临床表现主要为上腹部疼痛、消化性不良,有的患者可因或大或小的糜烂而并有上消化道出血。以胃镜和病理诊断为主。胃镜检查:圆形或卵圆形的 5～12 mm 大的单发或多发性隆起,其中央有黏膜缺损所形成有脐样凹陷,缺损形状仍为圆形或卵圆形。黏膜缺损常为暗红色、红色、黄色或白色。有时各个隆起的形态极不规则。病理检查:活动期可见上皮变性、坏死、脱落,中性粒细胞浸润和纤维样物质渗出;修复期常见糜烂灶周围固有腺体、幽门腺或胃小凹上皮增生,有时可见纤维化,再生腺管可出现不同程度的不典型增生。

三、治疗方法

治疗组给予益胃活血方，药物组成：党参 15 g，黄芪 30 g，炒白术 15 g，茯苓 15 g，大枣 15 g，白芍 15 g，两面针 15 g，九节茶 30 g，莪术 10 g，丹参 30 g，生蒲黄 10 g，五灵脂 10 g。加减：胃热者，加黄连、蒲公英；胃寒者，加干姜、吴茱萸；胃阴不足者，加麦冬、沙参、乌梅；气滞甚者，加枳壳、佛手、绿萼梅；反酸烧心者，加乌贼骨、浙贝母、黄连；幽门螺杆菌阳性者，加蒲公英、白花蛇舌草、三七粉；并发上消化道出血者，加白及、大黄、仙鹤草。每日 1 剂，水煎服，复渣，每天服 2 次。西药给予枸橼酸铋雷尼替丁胶囊（由深圳清华源兴生产，批号：国药准字 H 19991149），0.35 g 次，2 次/d，早晚分服。

对照组单用口服西药枸橼酸铋雷尼替丁胶囊，用法同上。若胃胀明显者，加服吗丁啉 10 mg，3 次/d。两组均以 6 周为 1 个疗程。

四、疗效判定标准

参照《实用中医消化病学》的疗效评定标准。临床治愈：主症与次症全部消失。胃镜复查胃黏膜色红润、光滑，可有轻度充血，无明显水肿，隆起结节均消失，无黏膜下血管透见，所伴发之糜烂、溃疡均消失。病理检查黏膜组织无活动性炎症，原有的萎缩、肠化或不典型增生均消失。有效：主、次症均有改善，或主症未有改善，但次症全部消失。胃镜复查胃黏膜可呈轻度充血水肿，疣状隆起较前数量减少，或粗糙隆起较前减轻。病理检查黏膜可呈慢性炎症，腺体萎缩，肠化或不典型增生较治疗前减轻 1～2 级。无效：主、次症均无改善。胃镜复查胃黏膜仍见疣状隆起结节，或中央凹陷糜烂，数量不减，或胃黏膜仍见苍白及黏膜下血管网。病理检查较治疗前无变化。

五、结果

两组对比，经卡方检验，$\chi^2=17.88$，$P<0.01$，差别有统计学意义（表 1）。

表 1　两组疗效对比（*n*）

组　别	*n*	治　愈	有　效	无　效	总有效率%
治疗组	48	23	18	7	87.23
对照组	40	8	9	23	42.50

六、讨论

疣状胃炎属中医学“胃脘痛”“胃痞”等病证范畴。胃者水谷之海也，主受纳腐熟水谷，胃之经脉络脾，脾胃相表里，共司升清降浊，完成饮食物的消化吸收。《医宗必读》曰："一有此身，必资谷气。谷入于胃，洒陈于六腑而气至，和调于五脏而血生，而人资之以为生者也，故曰后天之本在脾。"故脾胃健旺则水谷运化，气血生化有源。脾胃虚弱，运化失健，内生痰浊，痹阻血络，久患成瘀。瘀血是其病理产物，反之瘀血不去，新血不生，血行不畅，脏腑失养，脾胃虚弱更甚，如此恶性循环，而致病程迁延，缠绵难愈。因此本病根本的病理变化乃脾胃虚弱、瘀血内结，治疗上予健脾和胃、活血祛瘀为基本治则，笔者据此拟定益胃活血方治疗本病，收到较好疗效。

益胃活血方主要由健脾和胃药物与活血祛瘀中药组成。方中党参、黄芪为君药，补脾养胃，健运中气，二者合用以奏"健脾运而不燥，滋胃阴而不湿，鼓舞清阳，振动中气"之功；茯苓、炒白术、大枣健脾益气；莪术、两面针行气止痛，活血祛瘀；丹参、生蒲黄、五灵脂、九节茶活血散结；白芍缓急止痛。全方攻补兼施，起到益气化瘀，散结止痛之效。现代医学证实，健脾和胃药物能够提高机体免疫功能，改善胃肠蠕动，调节胃泌素的分泌和胃蛋白酶的活力水平，增加细胞保护因子，增强胃黏膜的修复再生能力和屏障作用，改善、cAMP/cGMP 的调节机制。活血祛瘀中药能改善微循环，增加胃黏膜血流量，加速炎症细胞吸收和消散，促进胃黏膜再生，有效逆转腺体萎缩、肠化及异型增生。其全方组成既可大补元气，升高环磷腺苷，提高机体免疫功能，又能改善循环，促进黏膜再生；既可加强活血化瘀作用，又可防止过补滞气之弊。采取中西医结合治疗标本兼顾，对于疣状胃炎的临床症状、胃镜征象、病理变化有较佳的逆转治疗作用，故临床疗效满意。

[王文凡. 2007. 中西医结合治疗疣状胃炎 48 例. 中医研究，20(9)：22－23.]

气滞胃痛冲剂治疗急性胃痛132例疗效观察

吴耀南　指导：涂福音

我们采用中国中医药学会内科学会监制、本溪第三制药厂生产的气滞胃痛冲剂治疗急性胃痛132例，并设对照组36例，观察其对胃痛的改善情况，现报告如下。

一、对象与方法

（一）对象

治疗组132例，门诊急诊科病人53例，住院病人79例；男性86例，女性46例；年龄21～65岁，平均为43.6岁；病程1～33年，平均为11.3年。对照组36例全部为住院病人，男性27例，女性9例，年龄24～53岁，平均为41.8岁；病程0.5～22年，平均为12.5年。诊断标准：根据1986年全国中医急症胃痛科研组北京会议修订的诊断标准，治疗组和对照组所有病历均经纤维胃镜或上消化道钡餐检查，确诊为慢性胃炎或胃、十二指肠球部溃疡患者。两组病例的一般情况相似，治疗组的病情略重于对照组。

（二）方法

1. 治疗组　予气滞胃痛冲剂1包(10 g)冲服，服药后立即观察止痛效果，若服药30分钟效果不明显，再给药一次，继续观察30分钟。

2. 对照组　予西药654－2(消旋山莨菪碱)片剂10 mg，口服，观察方法同治疗组。

3. 疗效标准　根据全国中医急症胃痛科研组修订的疗效标准。显效：服药后30分钟内胃痛消失，观察60分钟胃痛不复发。有效：服药后30分钟内胃痛减轻一个级度或用药后60分钟内胃痛消失。无效：服药30分钟后，胃痛无改善。

二、结果

1. 两组疗效比较(表1)

表 1　治疗组与对照组疗效比较(n(%))

分　组	例数	显　效	有　效	无　效	总有效
治疗组	132	77(58.34)	44(33.33)	11(8.33)	121(91.67)
对照组	36	15(41.67)	13(36.11)	8(22.22)	28(77.78)

从表 1 可见两组比较，无论总有效率或显效率，治疗组均非常显著高于对照组($P<0.01$)。

2. 治疗组中各证型疗效比较(表 2)

表 2　治疗组中各证型疗效比较

中医分型	例数	显　效	有　效	无　效	总有效
肝郁气滞	68	42(61.76)	22(32.36)	4(5.88)	64(94.12)
肝郁脾虚	18	10(55.56)	6(33.33)	2(11.11)	16(88.89)
湿热内阻	22	12(54.54)	8(36.36)	2(9.01)	20(90.91)
气滞血瘀	24	13(54.17)	8(33.33)	3(12.50)	21(87.50)
各型小结	132	77(58.34)	44(33.33)	11(8.33)	121(91.67)

从表 2 可见，治疗组中各证型疗效比较无明显差异($P>0.05$)。

3. 用药起效时间(表 3)

表 3　用药起效时间

分　　组	药后起效时间	平均起效时间
治疗组	3～30 分钟	11.85 分钟
对照组	8～30 分钟	15.68 分钟

三、讨论

从临床观察结果来看，气滞胃痛冲剂治疗急性胃痛有高效、速效的疗效，治疗组的总有效率为 91.67%，显效率为 58.34%，对照组的总有效率为 77.78%，显效率为 47.67%，两组疗效比较有非常显著差异($P<0.01$)。治疗组用药起效时间最快为 3 分钟，平均为 11.85 分钟，且无不良反应。对照组用药起效时间最快为 8 分钟，平均为 15.68 分钟，而且有口干、心悸、面红等副反应。证明气滞胃痛冲剂治疗急性胃痛疗效优于西药 654－2 片剂，符合中医治疗急症的高效、速效、简便的要求。临床观察还表明，气滞胃痛冲剂不仅对肝郁气滞型的胃痛有效，对肝郁脾虚、湿热内阻、气滞血瘀型的急性胃痛同样有良好的疗效。因为湿

热或瘀血阻于中焦，势必导致气机阻滞，胃失和降，不通则痛。气滞胃痛冲剂主要由柴胡、枳壳、香附、甘草等药组成，具有理气行滞和胃之功效，对湿热或瘀血之胃痛虽无治本之作用，却有治标之功效，调理气机使之“通则不痛”。由此可见，气滞胃痛冲剂治疗急性胃痛的适应证广，确为中医治疗急症的良药。

［吴耀南，涂福音．1996．气滞胃痛冲剂治疗急性胃痛 132 例疗效观察．中国中医急症，5(6)：248．］

中药止痛合剂治疗急性胃痛155例临床观察

涂福音

我院根据1984年12月“全国中医急性胃痛科研协作组”会议商定的诊断标准、统一剂型和疗效判断标准，一年来分别于门急诊室、病房，治疗观察各类型急性胃痛155例(其中气滞型66例，虚寒型38例，瘀血型15例，阴虚型18例，湿热型18例)，并通过对照，说明疗效。现将临床观察情况报告如下。

一、一般资料

(一) 病例选择与观察方法

中医辨证施治组155例，西药654-2对照组20例，共175例。其中门诊或急诊室患者31例，住院病人114例。所有患者均于治疗前分别体检、采集病史及各项有关检查(如纤维胃镜、胃十二指肠X线钡透等)结果，明确诊断。并根据全国辨证分型标准中医师二人共同讨论分型、治疗和判定疗效，及时填写观察表。

(二) 临床资料

1. 一般资料　155例观察组男98例，女57例，年龄最小18岁，最大79岁，平均年龄43～76岁；对照组男14例，女6例，年龄最小20岁，最大65岁，平均年龄15～62岁。

2. 中医诊断　胃脘痛155例，对照组20例。

3. 西医诊断　慢性浅表性胃炎38例，慢性萎缩性胃炎7例。慢性浅表萎缩性胃炎30例，十二指肠炎2例，慢性浅表性萎缩性胃炎伴十二指肠球部变形11例，十二指肠炎伴浅表性胃炎12例，慢性浅表萎缩性胃炎伴胃下垂15例，胃溃疡5例，胃溃疡伴浅表性胃炎4例，十二指肠球部溃疡14例，胃溃疡伴胃下垂2例，慢性浅表性胃炎并十二指肠球部溃疡，胃下垂3例，十二指肠炎并球部溃疡2例，十二指肠球部炎症并食道贲门炎2例，慢性浅表萎缩性胃炎伴十二指肠球部溃疡15例，毕Ⅱ式残胃炎3例，复合溃疡伴慢性浅表性胃炎3例慢性浅表萎缩性胃炎并中晚期胃癌7例。

以上各病例均做过客观指标检查，如纤维胃镜125例，胃、十二指肠X线钡透50例。

4. 并发症　合并呕血者4例，伴柏油样便或潜血阳性者81例。

5. 病程　最短为1个月，最长为32年。

(1) 气滞型：1年以下11例，1～5年22例，6～10年17例，11～20年6例，21～30年8例，30年以上2例，平均8.68年。

(2) 虚寒型：1～4年15例，5～10年15例，11～15年3例，17年3例，30年以上2例，平均8.16年。

(3) 瘀血型：1年以下3例，1～5年6例，10年1例，20～30年5例，平均9.53年。

(4) 阴虚型：1年以下4例，1～5年6例，6～10年3例，20～30年5例，平均8.89年。

(5) 湿热型：1年以下2例，1～5年8例，10～15年5例，20～30年3例，平均9.11年。

(6) 各型小结1年以下20例，1～5年57例，6～10年36例，11～20年17例，21～30年21例，30年以上4例，病程最短1个月，最长32年，平均8.87年。

(7) 654－2对照组1年以下5例，1～5年4例，6～10年6例，20～32年5例，平均.9.35年。

从上面可看出，在中医辨证施治的各型中，瘀血型病程最长，达9.53年，符合中医理论“久病入络”之说。

6. 治疗前疼痛时间

(1) 气滞型：0.5～240小时，平均15.89小时。

(2) 虚寒型：0.5～48小时，平均7.8小时。

(3) 瘀血型：1～48小时，平均8.86小时。

(4) 阴虚型：1～24小时，平均9.75小时。

(5) 湿热型：0.5～29小时，平均13.36小时。

(6) 各型小结：5～240小时，平均13.15小时。

(7) 654－2对照组：0.5～72小时，平均4.62小时，

由于患者胃痛发作后，就诊时间不一，所以治前疼痛时间仅供参考，没有比较和分析的意义。

二、辨证施治

遵照1984年“全国中医急性胃脘痛科研协作组”的辨证分型标准及协作处方。

（一）气滞胃痛

1. 主症　① 胃脘胀痛；② 胃窜胁痛；③ 恼怒诱发或加重。

2. 次症　① 嗳气频作；② 排便不爽；③ 苔白、脉弦。

3. 诊断　有两项主症或一项主症加二项次症，即可诊断。

4. 辨证　肝气犯胃，胃气阻滞。

5. 治法　舒肝解郁，理气和胃。

6. 方药　理气止痛合剂。柴胡 10 g，白芍 20 g，枳壳 12 g，炙甘草 10 g，延胡索 15 g，川楝子 10 g。

（二）胃寒胃痛

1. 主症　① 胃痛隐隐；② 遇冷痛甚；③ 喜按喜暖；④ 得食痛减；⑤ 舌淡苔白。

2. 次症　① 纳食减少；② 大便溏薄；③ 畏寒肢冷；④ 倦怠乏力；⑤ 脉沉细迟。

3. 诊断　有三项主症加二项次症，即可诊断。

4. 辨证　脾阳虚寒，纳运失司。

5. 治法　益气健脾，温中止痛。

6. 方药　温中止痛合剂。炙黄芪 20 g，桂枝 10 g，白芍 30 g，炙甘草 10 g，香附 5 g，高良姜 5 g。

（三）阴虚胃痛

1. 主症　① 胃脘灼痛；② 口舌干燥；③ 舌红少津，苔少花剥。

2. 次症　① 手足心热；② 大便干结；③ 脉象细数。

3. 诊断　有二项主症或一项主症加二项次症，即可诊断。

4. 辨证　热灼胃阴，津液不足。

5. 治法　养阴益胃，生津止痛。

6. 方药　益胃止痛合剂。北沙参 15 g，麦冬 15 g，玉竹 12 g，青木香 5 g，香橼皮 10 g，川楝子 15 g。

（四）瘀血胃痛

1. 主症　① 胃痛拒按；② 痛如刺割；③ 痛有定处；④ 舌质紫暗或有瘀斑。

2. 次症　① 入夜痛甚；② 呕血或血便；③ 脉象细涩。

3. 诊断　有三项主症或二项主症加二项次症，即可诊断。

4. 辨证　气血瘀滞，胃络损伤。

5. 治法　活血化瘀，理气止痛。

6. 方药　活血止痛合剂。丹参 20 g，生蒲黄 10 g，松香 6 g，酒军 5 g，五灵脂 10 g，生甘草 10 g。

(五) 湿热胃痛

1. 主症　① 胃脘闷痛；② 胸腹痞满；③ 口黏纳呆；④ 舌边尖红，苔黄而腻。

2. 次症　① 头晕头重；② 身体重着；③ 大便不爽，肛门灼热；④ 脉象弦滑.

3. 诊断　有三项主症或二项主症加二项次症，即可诊断。

4. 辨证　湿热中阻，气机失调。

5. 治法　清化湿热，调理气机。

6. 方药　清化止痛合剂。瓜蒌 30 g，黄连 6 g，姜半夏 10 g，藿梗 10 g，厚朴 6 g，吴茱萸 2 g。

上药各制成口服安瓿液 10 mL 4 支，每次口服 2 支(20 mL)，观察 30 分钟，如效果不明显，再给药一次，观察 60 分钟以上，以便判断疗效。

对照组每次用西药 654－2 片剂 10 mg 口服，观察标准同上。

(六) 急性胃痛诊断标准

1. 观察对象　胃脘部疼痛，不能自行缓解者。

2. 疼痛程度　分轻、中、重三度。

(1) 轻度：胃脘痛较轻，疼痛不可忍受，无痛苦面容。

(2) 中度：胃脘痛较重，有痛苦面容，但无辗转不安。

(3) 重度：胃脘痛重，剧痛难忍，辗转不安。

三、疗效评定标准

(一) 显效

用药后 3 分钟内胃脘痛消失，观察 60 分钟不复发者。

(二) 有效

(1) 用药后 30 分钟内胃脘痛减轻一个级度以上。

(2) 用药后 60 分钟内胃脘痛消失。

(三) 无效

用药 1 小时后胃脘痛无改善。

四、疗效分析

（一）用药起效时间（表1）

表1　各剂型药效时间表

剂型(观察例数)	用药后起效时间	平均起效时间
理气止痛合剂(66)	5～30分钟	17.97分钟
温中止痛合剂(38)	5～30分钟	16.75分钟
活血止痛合剂(18)	5～30分钟	11分钟
益胃止痛合剂(18)	5～25分钟	12.47分钟
清化止痛合剂(18)	5～20分钟	12.62分钟
中药各型小结(155)	5～30分钟	14.16分钟
654-2对照组(20)	8～30分钟	14.26分钟

从表1可以看出，中药各剂型的平均起效时间（14.16分钟）。略快速于654-2对照组（14.26分钟），而在中药各型止痛合剂中活血止痛合剂的平均起效时间最快（11分钟），而理气止痛合剂的平均起效时间较慢（17.97分钟）。

（二）治前与治后疼痛程度的比较（表2）

表2　各型治前与治后疼痛程度比

组别＼时间/病况	治前			治后
	重	中	轻	疼痛程度改善情况
气滞型(66)	3 7.58%	42 63.64%	19 28.75%	重：转轻2例，转消失2例，无变化2例。 中：转轻24例，转消失10例，无变化8例。 轻：转消失17例，无变化2例。
虚寒型(38)	5 13.16%	20 52.63%	13 34.21%	重：转消失4例，转轻1例。 中：转轻7例，转消失8例，无变化5例。 轻：转消失12例，无变化1例。
瘀血型(15)	6 40%	6 40%	3 20%	重：转轻20例，转消失3例，无变化1例。 中：转轻3例，转消失1例，无变化2例。 轻：轻消失3例。
湿热型(18)	2 11.11%	10 55.56%	6 33.33%	重：转轻1例，无变化1例。 中：转轻2例，转消失5例，无变化3例。 轻：转消失6例。
阴虚型(18)	4 22.22%	11 61.11%	3 6.67%	重：转轻2例，转消失1例，无变化1例。 中：转轻4例，转消失7例。 轻：转消失3例。

续　表

组别＼病况＼时间	治　前			治　后
	重	中	轻	疼痛程度改善情况
中医各型 (155)	22 15.50%	73 56.59%	36 27.91%	重：转轻 6 例，转消失 10 例，无变化 4 例。 中：转轻 31 例，转消失 10 例，无变化 15 例。 轻：转消失 33 例。
对照组 (20)	3 15%	12 60%	5 25%	重：转轻 3 例。 中：转轻 5 例，无变化 5 例，转消失 3 例。 轻：转消失 5 例。

从表 2 可以看出，在中医辨证分型中瘀血型重度疼痛的比例最高(40%)，符合中医瘀血阻络的病理特点，虚寒型轻度疼痛的比例最高(34.21%)，符合中医虚寒胃痛的特点。

(三) 单项疗效(表 3)

表 3　伴随症状治前治后比较

组　别	症　状	治　前	治后	
			改　善	无变化
治疗组 155 例	呕吐	17	13	4
	恶心	41	32	9
	呃逆	58	32	26
	泛酸	36	16	20
	胃脘胀痛	94	63(67.02%)	31(32.98%)
	小腹胀	67	47(70.15%)	20(29.85%)
	两胁胀满	71	54	17
	食欲不振	82	11	71(86.59%)
对照组 20 例	呕吐	1	1	0
	恶心	5	3	2
	呃逆	5	4	1
	泛酸	6	4	2
	胃脘胀满	15	4(26.67%)	11(73.33%)
	小腹胀	7	14.28%	6(85.72%)
	两胁胀痛	12	9	3
	食欲不振	7	0	7

从表 3 可以看出，治疗组的伴随症状如胃脘胀满的改善率为 67.02%，显著高出于对照组的 26.67%($P<0.01$)。小腹胀的改善率为 70.15%，显著高于对

照组的 11.28%($P<0.01$),但对于食欲不振却没有明显的疗效。由此我们认为,如果在各型中药止痛合剂中,酌加健胃消导药以改善患者的食欲或许有助于提高治疗急性胃痛的疗效。

(四) 症状改养的维持时间(表 4)

表 4 症状改善维持时间比较

剂 型	症状改善维持时间	平均维持时间
理气止痛合剂(66)	2～96 小时	9.26 小时
温中止痛合剂(38)	1～36 小时	10.33 小时
活血止痛合剂(15)	2～48 小时	16.16 小时
益胃止痛合剂(18)	2～24 小时	7.06 小时
清化止痛合剂(18)	3～36 小时	10.07 小时
中药各型小结(155)	1～98 小时	10.58 小时
654-2 对照组(20)	1～24 小时	7.70 小时

从表 4 可以看出,活血止痛合剂改善症状的平均维持时间最长(16.16 小时),益胃止痛合剂改善症状的平均维持时间较短(7.06 小时),而中药各类型止痛合剂改善症状的平均维持时间(10.58 小时),明显高于对照组(7.2 小时)。

(五) 治疗结果(表 5)

表 5 疗效比较表

剂型(观察例数)	治疗效果						总有效率%
	显效		有效		无效		
	例数	%	例数	%	例数	%	
理气止痛合剂(66)	28	42.43	26	33.39	12	18.18	81.82
温中止痛合剂(38)	23	60.53	9	23.68	6	15.7	84.21
活血止痛合剂(15)	7	46.67	5	33.33	3	20	80
益气止痛合剂(18)	10	5.55	7	38.89	1	6	94
清化止痛合剂(18)	10	5.56	4	22.22	4	22.22	77.78
中药各型小结(155)	78	50.32	51	32.90	26	16.78	83.22
654-2 对照组(20)	6	30	9	45	5	25	75

表 5 表明五种中药止痛合剂辨证治疗组的总有效率为 83.22%,明显高于对照组的 75%,两组疗效有显著差异($P<0.05$)。

（六）副反应

使用中药止痛合剂治疗的病例，服药后都没有出现明显的副反应。而在对照组中，用 654－2 10 mg 口服后，所有病例均不同程度地出现面红、口干，并出现心悸等不适感。

五、体会

我们按“全国中医急性胃痛科研协作组”的治疗方案，用五种中药止痛合剂对 155 例急性胃痛患者进行临床验证，现提出几点体会。

（一）辨证要准确

准确的辨证是取得疗效的基础，我们认为在临床辨证上，应有两名中医师共同观察舌象、脉象和伴随症状等，然后按协定的诊断标准施治，一般都能取得较满意的疗效。同时，应抓住疾病的主要矛盾作为辨证的依据。如有的病例出现胃脘胀痛、呃逆、烦闷叹息、脉弦、貌似气滞证，但患者面色皖白、痛而欲按、渴喜热饮、四肢不温、舌淡苔白，而我采用温中止痛合剂治疗，则取得明显疗效。有的病例，虽然出现而色黧黑、舌质晦暗、边有瘀点等瘀血现象，但我们根据舌红苔黄腻、小便短赤、辨证其为久痛入络，瘀血内阻，脾失健运而致湿热内蕴，认为瘀血为其本，湿热为其标，经曰：“急则治其标”，故治以清热化湿为先，采用清化止痛合剂治疗而获良效。

（二）辨证与辨病相结合

我们对于伴胃、十二指肠出血的患者尽管没有出现明显的阴虚征象，但遵照中医“失血伤阴”的理论，采用益胃止痛合剂治疗，多获显效。18 例用益胃止痛合剂治疗的患者中有 1 例伴呕血，12 例伴柏油样便或潜血阳性，疗效达 94％，对于胃、十二指肠出血，经对症处理血止之后，出现胃痛的患者，虽然没有明显的瘀血征象，我们根据中医“离经之血则为瘀”的理论，采用活血止痛合剂治疗，而获良效。15 例采用活血止痛合剂治疗的患者中有 1 例曾伴呕血，14 例伴柏油样便或潜血阳性，疗效达 80％。

（三）药物剂量

药量要足，在临床观察中，我们曾有给患者只服一安瓿的中药口服液，服后半小时症状没有改变，再给一安瓿药液，口服后仅过 5 分钟则疼痛缓解。这说明在治疗中应严格按协定的药量标准，每次口服两安瓿药液（20 mL），才能发挥药效。

（四）给药方式要讲究

对于虚寒型患者，根据中医的治则“寒者热治”，我们特意将药液安瓿先泡入热开水中，加温 2～5 分钟后，再取出让患者日服，可以明显提高疗效。我们治疗虚寒型患者的显效率居各型之首，达 60.53%。

（五）可酌加健胃消导之品

急性胃痛患者大多数伴有食欲不振，如果在中药止痛合剂中的加健胃消导之品，以助消化，可望进一步提高疗效。

六、小结

临床实践证明，用中药止痛合剂辨证分型治疗急性胃痛，可以提高止痛效果，并能改善伴随症状。本文观察 105 例，治疗组的总有效率达 83.22%，明显高于对照组的 75%（$P<0.05$），治疗组中的伴随症状如胃脘胀满的改善率为 67.02%，显著高于对照组的 26.67%（$P<0.01$）。小腹胀的改善率为70.15%，显著高于对照组的 14.28%（$P<0.01$）。五种中药口服液起效时间最快为 5 分钟，654－2 口服后起效时间最快为 8 分钟，治疗组改善症状的维持时间平均为 10.58 小时，明显高于对照组的 7 小时，而且中药止痛合剂服后无明显副反应，而 654－2 服后大多出现口干及心悸等不适感。因此，我们认为，用中药止痛合辨证分型，治疗急性胃痛的效果较为可靠，疗效明显高于 654－2 对照组，值得进一步深入研究和推广。

（涂福音. 1991. 临证论医集. 厦门：厦门大学出版社：111－126.）

中药针剂治疗急性胃脘痛临床小结

涂福音

我院根据1948年全国中医急性胃脘痛协作组会议制定中药的1、2号针剂对急性胃脘痛的实证与虚证辨证治疗,并与654－2针剂对照,经过3个月来临床治疗观察,现小结如下。

一、临床资料

中药针剂治疗组9例(其中以止痛Ⅰ号治疗2例,止痛Ⅱ号治疗7例),男性7例,女性2例,年龄最小23岁,最大60岁,平均年龄11.5岁。西药654－2针剂对照组5例,男性3例,女性2例,年龄最小19岁,最大5.2岁,平均年龄35.5岁。14例患者全部是住院病人。

(一) 中医辨证

胃脘痛12例,胁痛2例。

(二) 西医诊断

慢性浅表性胃炎4例,慢性浅表性胃炎并十二指肠炎5例,慢性萎缩性胃炎伴下垂2例,晚期胃癌1例,胆道结石伴感染2例。14例患者均做过客观指标检查,如纤维胃镜11例,胃十二指肠X线钡餐透视1例,B型超声检查7例。

(三) 并发症

合并呕血者2例,合并柏油便或潜血阳性者5例。

(四) 病程

1. 止痛Ⅰ号针　2例,病程6个月1例,9个月1例,平均7.5个月。

2. 止痛Ⅱ号针　7例,病程1年以下者3例,5年1例,10年2例,20年1例,平均6.8年。

3. 654－2针剂对照组　5例,病程1年以下者4例,20年者1例,平均4.5年。

（五）治前疼痛时间

1. 止痛Ⅰ号针(2 例)　6～10 小时，平均 8 小时。

2. 止痛Ⅱ号针(7 例)　1～24 小时，平均 7.3 小时。

3. 止痛Ⅰ～Ⅱ号针联用(共 9 例)　1～24 小时，平均 7.65 小时。

4. 654－2 针剂对照组(5 例)　2～15 小时，平均 6.5 小时。

二、辨证施治

根据 1984 年“全国中医急性胃脘痛协作组会议”制定的诊断标准。

（一）止痛Ⅰ号针

药物组成有白芍 3 g，甘草 1 g，适用于虚证胃脘痛患者。

（二）止痛Ⅱ号针

药物组成有延胡索 2 g，川楝子 2 g，适用于实证胃脘痛患者。

上药各制成肌肉注射液 2 mL 1 安瓿，每次肌注 1 支，观察 30 分钟，如效果不明显，再给药一次，观察 60 分钟以上，以使判断疗效。

对照组用西药 654－2，10 mg 肌注观察标准同上。

三、疗效分析

（一）用药起效时间

1. 止痛Ⅰ号针　5～15 分钟，平均 10 分钟。

2. 止痛Ⅱ号针　5～14 分钟，平均 8.8 分钟。

3. 止痛Ⅰ～Ⅱ号针联用肌注　5～15 分钟，平均 9.4 分钟。

4. 654－2 针剂对照组　10～15 分钟，平均 12.5 分钟。

由此可以说明，中药止痛针的平均起效时间速于 654－2 针剂的平均起效时间。

（二）治前与治后疼痛程度比较

1. 止痛Ⅰ号针　治前重度 1 例，中度 1 例，治后疼痛均完全消失。

2. 止痛Ⅱ号针　治疗前重度 4 例，中度 3 例，治后重度 4 例，中度疼痛减轻 2 例，消失 1 例，无效 1 例，中度 3 例疼痛全部消失。

3. 止痛Ⅰ号、Ⅱ号针小结　治前重度 5 例，中度 4 例，治后重度 5 例，中疼痛减轻 2 例，消失 2 例，无改变 1 例。中度 4 例中疼痛全部消失。

4. 654-2对照组　治前重度疼痛4例，中度疼痛1例，治后重度4例，中痛减轻3例，消失1例，中度1例疼痛无变化。

(三) 症状改善的维持时间

1. 止痛Ⅰ号针　4～24小时，平均14小时。

2. 止痛Ⅱ号针　8～18小时，平均17.5小时。

3. 止痛Ⅰ号、Ⅱ号针小结　4～48小时，平均15.75小时。

4. 654-2针剂对照组　4～10小时，平均8.5小时。

可见中药止痛针改善症状的平均维持时间(15.75小时)，明显高于654-2针剂对照组的平均维持时间(8.5小时)。

(四) 治疗结果(附表)

疗效评定标准：

1. 显效　用药后30分钟内胃脘痛消失，观察60分钟不复发者。

2. 有效　用药后30分钟内胃脘痛减轻一个级度以上，或药后60分钟内胃脘痛消失。

3. 无效　用药1小时后胃脘痛无改善。

附表　治疗结果比较

	显效(%)	有效(%)	无效(%)	总有效率(%)
止痛Ⅰ号针(2例)	2(100)	0	0	100
止痛Ⅱ号针(7例)	4(57.14)	2(28.57)	14.29	85.71
止痛Ⅰ号、Ⅱ号小结(9例)	6(66.67)	22.22	1(11.11)	88.89
654-2针剂对照组(5例)	1(20.0)	3(60.0)	1(20.0)	80

以上表可知，中药止痛针的疗效(88.89%)，高于对照组(80%)。

(五) 副反应

使用中药止痛针治疗的病例，肌注后都没有出现明显的副反应，而在对照组中，用654-2 10 mg肌注后，所有病例均明显地出现口干和心率加快等不适，肌注后心率加快，最少为6次/分，最多为20次/分，平均心率加快9.5次/分。

四、体会

临床实践说明，用中药止痛针辨证治疗急性胃脘痛可以提高止痛效果。本文观察 9 例，治疗组的有效率为 88.89%，高于对照组的 80%，而且中药止痛针的平均起效时间为 9.4 分钟，明显快于对照组的 125 分钟。中药止痛针改善症状的平均维持时间为 15.75 小时，明显高于 654－2 针剂对照组的 8.5 小时。

我们在验证中曾有意加大中药止痛针给药量，结果收到显著效果。4 例采用 4 mL 肌注的患者，治疗后疼痛均消失，获得显效，似可说明每次肌注 4 mL 的疗效更佳。

总之，我们认为中药止痛针治疗急性胃脘痛的疗效不错，由于观察的例数较少，有待进一步深入研究和验证。

（涂福音. 1991. 临证论医集. 厦门：厦门大学出版社：127－131.）

双黄连粉针治疗急性胃肠炎56例

姜传明　林辉芳　涂福音

急性胃肠炎是临床常见病、多发病，以夏秋季饮食不节为诱因而发病多见。两年来我们采用哈尔滨中药二厂生产的双黄连粉针静滴治疗急性胃肠炎56例，取得满意疗效，现报告如下。

一、临床资料

（一）对象

本组56例，男35例，女21例，年龄16～65岁，平均年龄34岁，有暴饮暴食，近视不洁事物史37例，有上腹部、脐周疼痛30例，多为闷胀痛。本组均有腹泻水样便或粥样便，每日3～10次，有恶心呕吐42例，有发热27例，有腹部压痛21例，有轻度脱水休克14例。大便镜检有少量红、白细胞（脓性细胞）34例，大便培养致病菌阳性13例。既往有胃肠疾患病史12例。

（二）治疗方法

双黄连粉针剂3～3.6 g加入5%、10%葡萄糖或5%葡萄糖生理盐水500 mL静脉点滴，每日一次，并适当补充液体，停用抗生素及其他西药治疗。

（三）疗效评定标准

以临床症状消失，大便检查正常3天以内为显效；7天以内为有效；超过7天为无效。

二、结果

显效39例（69.6%），有效17例（30.4%），总有效率为100%。

三、讨论

双黄连粉针由金银花、黄芩、连翘组成，其性味均属苦寒，具有清热解毒作用，若能燥湿而达止泻目的。药物分析双黄连粉针主要有效成分为黄芩苷和绿原酸，具有消炎抗炎的作用。该药为中药制剂，无明显毒副反应，临床偶见皮疹，发热等反应，一般轻微，停药后症状消失。综观药理之功用，该药治疗急性胃肠炎具有疗效好、见效快、使用方便，是一种理想纯中药制剂，值得临床推广。

[姜传明，林辉芳，涂福音. 1995. 双黄连粉针治疗急性胃肠炎 56 例. 中国中西医结合脾胃杂志，3(4)：239.]

痛泻要方加味治疗腹泻型肠易激综合征临床观察

吴耀南　黄墩煌

IBS 是一种以腹痛或腹部不适伴排便习惯改变为特征的功能性肠病，该病缺乏可解释症状的形态学改变和生化异常。各地的研究报道显示 IBS 是一种世界范围内的多发病，西方国家人群患病率为 5%～24%。2001 年广州的一份调查报告显示，人群按罗马 II 诊断标准患病率为 5.6%，而其中腹泻型 IBS 占 63.2%，严重影响了人民的生活及工作质量。笔者近年来以中药痛泻要方加味治疗腹泻型 IBS55 例，取得了良好疗效，现介绍如下。

一、临床资料

（一）诊断和排除标准

采用 1999 年制定的 IBS 诊断标准：

（1）过去 12 个月至少累计有 12 周（不必是连续的）腹痛或腹部不适，并伴有以下 3 项症状中的 2 项：① 腹痛或腹部不适在排便后缓解；② 腹痛或腹部不适发生伴有排便次数的改变；③ 腹痛或腹部不适发生伴有粪便性状的改变。

（2）以下症状不是诊断所必备，但属 IBS 的常见症状，这些症状越多则越支持 IBS 的诊断：① 排便频率异常（每天排便＞3 次或每周排便＜3 次）；② 粪便性状异常（块状/硬便或稀/水样便）；③ 粪便排出过程异常（费力、急迫感、排便不尽感），黏液便；④ 胃肠胀气或腹部膨胀感。

（3）缺乏可解释症状的形态学改变和生化异常，符合上述 IBS 诊断标准，并且符合下列症状②、④、⑥项中之 1 项或以上，而无①、③、⑤项；或有②、④、⑥项中之 2 项或以上，可伴①、⑤项中之 1 项，但无③项者可诊断为腹泻型 IBS（① 每周排便＜3 次；② 每天排便＞3 次；③ 块状或硬便；④ 稀烂便或水样便；⑤ 排便费力；⑥ 排便急迫感）。

两组病例均排除：① 便秘型 IBS；② 有肝病的当前迹象或病史；③ 目前服用其他治疗药物且疗效稳定；④ 有酗酒或药物滥用的当前迹象或历史；⑤ 有精神病或痴呆症的当前迹象和病史；⑥ 肠道肿瘤、炎症性肠病、吸收不良综合征。

（二）一般资料

110 例反流性食管炎患者均来自本院 2004 年 10 月至 2006 年 10 月消化内科专家门诊，随机分为两组。治疗组 55 例，男 37 例，女 23 例；年龄 18～60 岁；病程 1～30 年；病情轻度 15 例，中度 18 例，重度 22 例。对照组 55 例，男 34 例，女 26 例；年龄 16～61 岁；病程 1～28 年；病情轻度 18 例，中度 17 例，重度 20 例。两组患者的年龄、性别、病程、病情等，具有可比性（$P>0.05$）。

二、治疗方法

（一）治疗组

选用痛泻要方加味治疗，基本方：防风 10 g，白芍 15 g，炒白术 10 g，陈皮 10 g，枳壳 10 g，薏苡仁 30 g，淮山药 15 g，鬼针草 30 g；肝郁甚者加柴胡 10 g，香附 10 g；脾胃湿热者加黄芩 10 g，蚕沙 15 g；寒热错杂者加干姜 10 g，黄连 6 g；脾虚甚者加黄芪 15 g，芡实 15 g；脾肾阳虚者加肉豆蔻 10 g，小茴香 10 g；气滞血瘀者加郁金 12 g，生蒲黄 10 g。每日 1 剂，水煎，头煎两碗水煎 8 分，二煎一碗半水煎 7 分，分早晚 2 次温服。治疗 6 周，停药 2 周，观察疗效。

（二）对照组

得舒特 50 mg，每日 3 次，疗程同治疗组。

三、疗效评定标准与结果

（一）疗效评定标准

参照中药新药临床研究指导原则。痊愈：大便成形规律，每日 1～2 次，腹痛、腹胀消失；显效：大便次数减少，但每日仍多于 3 次以上，不成形，腹痛、腹胀减轻；无效：大便次数，性状及腹痛、腹胀等无明显变化。

（二）结果（表 1）

表 1　两组临床疗效比较

组　别	n	痊　愈	显　效	无　效	总有效率（%）
治疗组	55	30	19	6	89.09
对照组	55	19	20	16	70.90

注：治疗组与对照组疗效经卡方检验，$P=0.03<0.05$，故两组疗效有显著性差异，治疗组优于对照组。

四、讨论

IBS的病因和发病机制尚不十分清楚。一般认为IBS属多因素的生理心理疾病，其病理生理学基础主要是胃肠动力和内脏感知异常，而造成这些变化的机制尚未完全阐明。已知心理社会因素与IBS的发病有密切关系，近年已注意到肠道急性感染后在易感者可引起IBS，脑—肠轴神经—内分泌调节功能失调以及影响该调节功能的肠道免疫系统的异常，可能与本病的发生有关。现代医学目前治疗本病无特效方法，胃肠道钙离子拮抗药得舒特是目前治疗IBS较为有效的药物。

IBS属中医学泄泻、腹痛等范畴。《景岳全书·泄泻》篇说："凡遇怒气便作泄泻者，必先怒时夹食，致伤脾胃，故但有所犯，即随触而发，此肝脾二脏之病也，盖以肝木克土，脾气受伤而然"。指出痛泄是在脾虚的基础上发生的，但与情志有密切相关。由于脾胃素虚，或原有食滞，或有湿阻，尚未发病，复因情志失调，忧郁恼怒，伤及肝脾，肝气失于疏泄，横逆犯胃乘脾，脾胃受制，运化失常，痛泄病生。《医方考》说："泻责之脾，痛责之肝，肝责之实，脾责之虚，脾虚肝实，故令痛泻"。治当补土泻木，疏肝健脾。方中白术辛甘而温，补脾燥湿以治土虚；白芍酸寒，养血柔肝，缓急止痛，与白术相配，于土中泻木；陈皮辛苦而温，理气燥湿，醒脾和胃；防风具有升散之性，与术、芍相伍，辛能散肝郁，香能舒脾气，具有胜湿止泻之功，又为脾经之引药；薏苡仁甘淡微寒，功能利水渗湿，健脾；淮山药甘平，功能补脾固肾止泻；鬼针草苦平，功能清热解毒，为治疗腹泻之特效药；枳壳辛苦微寒，长于行气宽中。诸药合用，可以补脾胜湿而止泻，柔肝理气而止痛，使脾健肝和，痛泻自止。肝郁甚者加柴胡、香附，一升一降，宣肠胃郁滞，助肝以疏其性，令"土得木而达"，理气而止痛。寒热夹杂者加干姜、黄连以温中清热止泻。脾虚甚者加黄芪、芡实以加强益气健脾止泻之效。脾胃湿热者加黄芩、蚕沙以清热利湿止泻。脾肾阳虚者加肉豆蔻、小茴香以补肾温中，固涩止泻；气滞血瘀者加郁金、生蒲黄以行气活血。现代药理研究表明，方中防风、白术对小肠蠕动呈现一定的兴奋作用，而芍药、陈皮呈现一定的抑制作用，四药合用有调节肠管蠕动之功效；甘草对横纹肌、平滑肌的挛急，不管是中枢性或末梢性均有镇静作用。

用加味痛泻要方治疗腹泻型IBS，既遵循了中医的辨证论治原则，又与现代医学腹泻型肠易激综合征的发病机制及基本治则相吻合，组方简单，疗效确切，有廉、便、验之妙，值得在临床上进一步研究和推广运用。

[吴耀南，黄墩煌. 2008. 痛泻要方加味治疗腹泻型肠易激综合征临床观察. 辽宁中医药大学学报，10(6)：94－95.]

自拟参术桃仁汤治疗习惯性便秘80例疗效观察

张竞之　涂志红　常艳杰　指导：涂福音　张琼英

习惯性便秘是一种常见病、多发病，在妇女和老年人中尤为多见，由于临床常见且病程长，易产生一系列证候群，所以愈来愈引起人们的重视。从2003年12月至2004年12月，我们应用享受政府特贴专家涂福音教授自拟之参术桃仁汤治疗习惯性便秘80例，疗效满意，现报道如下。

一、临床资料

（一）一般资料

80例病例均为符合西医诊断的习惯性便秘的厦门中医院门诊患者，按随机数字表分为两组。治疗组80例，男33例，女47例；年龄20～64岁，平均38.6岁；病程3～12年；中医辨证肠胃积热型29例，肝胃气滞型18例，肾虚阳衰型6例，血虚阴亏型13例，瘀血阻滞型14例。对照组78例，男30例，女48例；年龄19～61岁，平均年龄35岁；病程4～11年；肠胃积热型23例，肝胃气滞型16例，肾虚阳衰型15例，血虚阴亏型11例，瘀血阻滞型13例。经基线可比性检验，两组病情、病程、年龄、性别等无显著性差异（$P>0.05$）。

（二）病例选择

1. 诊断标准　参照卫生部《中药新药临床研究指导原则》诊断标准。
2. 纳入标准　符合西医诊断标准，并符合中医诊断及辨证者。
3. 排除标准　排除由直、结肠器质性病变所致肠道狭窄引起者：年龄在18岁以下或65岁以上者；妊娠或哺乳期妇女；对本药过敏者。
4. 易剔除标准　因故中断治疗，无法评定疗效者。

二、治疗方法

（一）给药方法

治疗组以参术桃仁汤治疗。方药：太子参15 g，生地黄15 g，玄参12 g，麦门冬9 g，白术15 g，枳实10 g，厚朴9 g，肉苁蓉9 g，火麻仁9 g，杏仁6 g，桃仁

9 g，地鳖虫 6 g，甘草 3 g。水煎服，每日一剂，早晚各 1 次温服，7 日为 1 个疗程。对照组予麻仁软胶囊（中国药科大学制药有限公司生产，0.6 g/粒）2 粒/次，2 次/日，7 日为 1 个疗程。两组均用药 4 个疗程。

（二）观察项目

两组治疗期间停用其他药物。治疗后第 7、14、21、28 人复查，记录症状体征变化情况及治疗期间的不良反应。

三、治疗结果

（一）疗效判定标准

参照卫生部《中药新药临床研究指导原则》标准评定。痊愈：大便正常，或恢复至病前水平，其他症状全部消失。显效：便秘明显改善，间隔时间及便质接近正常，或大便稍干而排便间隔时间在 72 h 以内，其他症状大部分消失。有效：排便间隔时间缩短 1 天，或便质干改善，其他症状均有好转。无效：便秘及其他症状均无改善。治疗结果经统计学处理，疗效比较采用卡方检验。

（二）结果

1. 两组疗效比较（表 1）。

表 1　两组治疗结果及疗效比较[例(%)]

组别	n	痊愈	显效	有效	无效	总有效率
治疗组	80	38(47.50)	24(30.00)	11(13.75)	7(8.75)	91.25%
对照组	78	21(26.92)	16(20.51)	25(32.05)	16(20.51)	79.49%

注：与对照组比较 $P<0.01$。

2. 不同证型的疗效比较（表 2）。

表 2　不同证型疗效比较(例)

证型	治疗组						对照组					
	n	痊愈	显效	有效	无效	总有效率(%)	n	痊愈	显效	有效	无效	总有效率(%)
肠胃积热型	29	15	9	5	0	100.00	23	8	7	8	0	100.00
肝胃气滞型	18	10	6	2	0	100.00	16	6	6	4	0	100.00
肾虚阳衰型	6	0	0	0	6	0	15	0	0	2	13	13.30
血虚阴亏型	13	6	4	3	0	100.00	11	2	2	6	1	90.90
瘀血阻滞型	14	7	5	1	1	92.90	13	5	1	5	2	84.60

3. 不良反应和毒性作用　治疗组在治疗后1周内有3例患者出现腹泻稀水便，继续服药后好转。未见其他不良反应和毒性作用。

四、讨论

习惯性便秘，西医认为其直接原因有两种：结肠运动迟缓或痉挛引起的结肠便秘，以及直肠反射迟钝引起的直肠便秘，属于单纯性的功能紊乱而引起排便反射失常，排除器质性病变引起者。中医认为其病位在大肠，属大肠传导功能失常，与脾胃及肝肾肺等脏腑功能失调密切相关。涂福音教授根据40余年观察总结，认为其有以下特点：便秘多由阳明胃热过盛，热灼津液，或阴阳气血不足造成肠失濡润，推动无力，使大肠传导失职，糟粕内停，所以临床阴虚肠燥，气机不利多见；本病病程较长，虽然临床上有时无明显瘀血症状，但根据中医“久病入络”理论，必然存在血瘀；本病多以实证为临床表现，但“久病必虚”，实为虚实夹杂之症。总之，本病是以脾胃气血虚弱为本，燥热、气滞、血瘀为标的虚实夹杂之症。治疗上应辨病与辨证相结合，以滋阴润燥，行气化瘀，润肠通便为主，酌以健脾，方有良效，切忌一味攻伐。

根据这一原则，涂福音教授在古方增液汤、枳术汤、下瘀血汤基础上自拟参术桃仁汤，经临床实践，取得良好疗效。方中的生地黄、玄参、麦门冬滋阴清热增液，取其“增液行舟”之意；枳实、厚朴除满宽中，行气化滞；火麻仁、杏仁、桃仁润肠通便，提升肺气，行肃降之职，助大肠运转；肉苁蓉补阳气而不燥，补肾益精，养血润燥通便；桃仁既能润肠通便，又善于活血化瘀，与地鳖虫合用活血通便；配太子参益气扶正，使气散而不伤正，配伍白术具有健脾补肺益气之效；甘草补脾胃，调和诸药。全方既增液润肠，又注意理气、清热、化瘀、健脾，紧扣病机，攻补兼施，疗效确切。本观察结果表明，与麻仁软胶囊对照组相比，参术桃仁汤对习惯性便疗效更显著（$P<0.01$）。但疗效与中医证型关系密切，肠胃积热、肝胃气滞、血虚阴亏、瘀血阻滞型效果显著，而肾虚阳衰型效果不佳，表明参术桃仁汤适用于肠胃积热、肝胃气滞、血虚阴亏、瘀血阻滞型便秘，而对肾虚阳衰型便秘则不适用。这和原方组方思想是一致的。

［张竞之，涂志红，常艳杰，等. 2005. 自拟参术桃仁汤治疗习惯性便秘80例疗效观察. 甘肃中医，18(9)：5－6.］

五金汤治疗胆囊炎胆石症 60 例

张琼英　涂志红　涂福音

慢性胆囊炎胆石症为内科常见病、多发病,以反复发作为特点。1995～1997 年我们应用五金汤治疗胆囊炎胆石症 60 例,取得较好疗效,现总结如下。

一、资料与方法

(一) 临床资料

60 例本科门诊及住院患者均具有慢性胆囊炎、胆石症的临床表现,均经肝胆 B 超明确诊断,符合相关文献诊断标准,所有病例均除外胆道严重梗阻及其他严重并发症,胆囊收缩功能良好,单个结石直径<12 cm,无脑、心、肝、肾等严重疾患。60 例患者中男 20 例,女 40 例;年龄 30～40 岁 10 例,40～50 岁 30 例,50～70 岁 20 例;病程<5 年 30 例,5～10 年 20 例,>10 年 10 例;胆结石直径<0.5 cm 30 例,<0.5～0.8 cm 20 例,<0.8～1.2 cm 10 例。

(二) 治疗方法

60 例患者均采用五金汤加减内服。处方为郁金 12 g,金钱草 15～30 g,七寸金 15～30 g,海金沙 15 g,鸡内金 10 g,柴胡 9 g,川朴 10 g,威灵仙 15 g,丹参 15 g,虎杖 15 g,茯苓 15 g,陈皮 6 g,甘草 3 g,每日 1 剂,加水 500 mL,武火煎至 100 mL,二煎加水 400 mL,煎成 100 mL,每天早晚各服 1 次,15 天为 1 个疗程,若大便秘结,疼痛甚加生大黄 10 g,芒硝 5 g 以通腑泄热;若痛甚加桃仁 9 g,穿山甲 10 g,伴发热加白花蛇舌草 15 g,蒲公英 15 g,伴呕吐加制半夏 9 g,竹茹 12 g,伴黄疸者将茵陈 30～120 g 水煎后所得药液与上方同煎服。

每个疗程结束后,若病情稳定,可以健脾疏肝和胃为法,以顾护脾胃。取四逆散合四君子汤化裁,处方为柴胡 6 g,枳壳 9 g,白及 9 g,太子参 30 g,茯苓 15 g,白术 15 g,郁金 9 g,丹参 9 g,鸡内金 6 g,蒲公英 12 g,甘草 3 g,每日 1 剂,加水 400 mL 武火煎至 100 mL,二煎加水 300 mL,取汁 100 mL,二煎合一,分早晚 2 次服。巩固治疗 1 周后,再续服下 1 个疗程。

（三）疗效判定标准

临床症状及体征消失，B超检查结石明显缩小或消失者为临床治愈；临床症状及体征明显改善，B超复查结果较服药前有改善者为显效；临床症状及体征改善，但仍有不同程度反复，B超复查未见明显改善为好转；临床症状及体征均无改善为无效。

二、结果

60例患者经1～3个疗程治疗后，临床治愈28例，显效21例，好转5例，无效6例，总有效率90.0%。

三、讨论

中医认为胆附于肝，与肝相表里，胆是“中清之腑”，以通降下行为顺。情志不畅、寒温不和、饮食不节等因素可影响肝脏的疏泄和胆腑的通降功能，使胆汁排泄不畅，不通则痛。胆为清净之腑，长期湿热不化，胆汁凝结，可为砂石。又因本病病程长，反复不已，久病入络，经脉不畅，血郁成瘀，故湿热蕴结，气滞血瘀为主要病机，治疗以清热利湿，利胆排石，溶石化瘀为原则。本病病位虽在肝胆，但病机与脾胃密切相关，肝郁脾虚，肝随脾升，胆随胃降，且清利苦寒之品易伤脾胃，故应顾护脾胃。

本方以郁金为主药，《本草汇言》云：“其性轻扬，能散郁滞，顺逆气以治胸骨膈痛，两胁胀满，肚腹疼痛，饮食不思之证。”郁金含有的挥发油是胆石醇溶剂，对泥沙样结石有较好溶化作用，且可促进胆汁分泌，增强胆囊收缩；金钱草、海金沙、七寸金、鸡内金共奏清热利湿，理气解郁，溶石排石之功；川朴理气止痛能促进胆囊收缩，并降低胆总管奥迪括约肌的紧张度，以利胆汁排泄；柴胡可疏解少阳胆腑气机之壅滞；陈皮理气和胃，并可溶解胆固醇结石和排石；虎杖清热解毒，通便；威灵仙原为传统的祛风湿、止痹痛药，但近年药理研究表明大剂量威灵仙有较强的促进胆囊收缩、松弛奥迪括约肌的作用，尤其对泥沙样结石有较好的治疗作用；丹参活血化瘀，对胆囊黏膜炎性水肿、溃疡瘢痕粘连、胆固醇沉着有着抑制松解和清除作用。本方清利苦寒之品易伤脾胃，久服则出现纳呆、便溏、面色萎黄、乏力等症状，故应顾护脾胃，以四君子汤化裁而使肝随脾升，胆随胃降。

本方为治疗慢性胆囊炎胆石症理想的方药之一，对急性患者取“汤者荡之”以求缓解症状，对缓解期患者可取胶囊或散剂以长期服用，以达利胆、消炎、溶石之功。因本方侧重于清热利湿，活血利胆，溶石排石，故临床对年高体弱、体质虚寒及有严重并发症者慎用。

［张琼英，涂志红，涂福音．1999．五金汤治疗胆囊炎胆石症60例．中国中西医结合脾胃杂志，7(2)：101．］

中药治疗胆道疾病急性发作62例

吴耀南　涂福音

胆道疾病是临床上的常见病、多发病，尤以慢性胆囊炎、胆石症急性发作为多。近3年来，笔者采用中药治疗胆道疾病急性发作62例，取得满意疗效，现报道如下。

一、资料与方法

（一）一般资料

62例均为住院患者，男24例，女38例；年龄28～63岁，平均39.8岁；病程7天～25年，平均为8.6年。全部患者均有右胁胀痛，或痛掣肩背，恶心呕吐，胸胁苦满，发热或寒热往来，食欲不振，口干口苦，小便短赤，大便干结。部分患者伴有目黄身黄；舌质红，苔多黄厚腻，脉弦滑数。体检62例均有胆囊区压痛和墨菲征阳性，大部分患者伴有发热，体温38～40.2℃。

62例患者均作肝胆B超、血常规、肝功能等检查确诊，其中慢性胆囊炎17例，胆石症6例，胆囊炎并胆石症36例，胆囊炎并胆囊息肉3例。多数患者血白细胞总数及中性分类升高，部分患者血清总胆红素、直接胆红素、谷丙转氨酶、碱性磷酸酶升高。

（二）治疗方法

用50 g/L葡萄糖盐水500 mL加双黄连粉针剂3 g，静脉滴注，每天1次。急性期给予自拟中药汤剂加味五金汤治疗，组方：金钱草30 g，海金沙15 g，七寸金30 g，郁金15 g，鸡内金12 g，乌梅10 g，威灵仙15 g，枳壳12 g，青皮10 g，莪术10 g，大黄6 g，白芍18 g，甘草6 g。每天1剂，头煎加水500 mL，武火煎成200 mL，二煎加水400 mL。煎成150 mL，每天午晚各服1次。缓解期患者症状改善后改用香砂六君子汤加减调理善后，组方：木香10 g，砂仁10 g，太子参30 g，茯苓15 g，白术10 g，半夏10 g，陈皮6 g，枳壳10 g，郁金12 g，鸡内金10 g，薏苡仁30 g，蒲公英30 g，甘草3 g。

（三）疗效标准

标准参照卫生部制定的《中药新药临床研究指导原则》(1995)。治疗1周症状体征消失,有关实验室检查恢复正常或显著改善为临床治愈。治疗1周症状体征显著改善,有关实验室检查显著改善为显效。治疗2周症状体征改善,有关实验室检查改善为有效。治疗2周症状体征及有关实验室检查无改善为无效。

二、结果

临床治愈25例(40.32%),显效27例(43.55%),有效8例(12.90%),无效2例(3.23%),总有效率96.77%。

三、讨论

胆道疾患多属于中医“胁痛”范畴,如《灵枢·胀论》曰:“胆胀者,胁下胀痛,口中苦,善太息”。胆道急性发作期的主要病机乃湿热蕴结肝胆,导致气机不利,疏泄不畅,胆汁内郁,久病入络,砂石内阻,“不通则痛”。如《素问·缪刺论》篇云:“邪客于少阳之络,令人胁痛不得息。”故急性发作期的治则以祛邪为主,针对湿热、气滞、血瘀,治疗宜以清热祛湿,理气行滞,活血利胆为大法。但胆道疾患急性发作的病机复杂,病情较重,属中医的急症,非仅用数剂汤药即可告捷,故应同时并用中药针剂与汤剂,以增强疗效。治疗中,双黄连粉针剂静脉滴注以清里退热利湿,治疗湿热之邪入里内郁之证。胆为六腑之一,以通降为顺,加味五金汤的运用重在体现一个“通”字。方中金钱草、海金沙、七寸金清热祛湿,解毒利胆;枳壳、青皮、郁金、威灵仙解郁利胆,行气止痛;莪术、大黄活血化瘀,且有攻下作用,使邪有出路,以恢复肝胆之正常疏泄功能;白芍、甘草缓急止痛;乌梅有驱蛔安蛔作用,又助白芍缓急止痛;鸡内金健胃利胆排石,诸药合用共奏清热祛湿,理气行滞,活血利胆之效。

现代药理研究表明,金钱草、海金沙、七寸金、大黄有较强的利胆作用和抑菌消炎作用,还有溶石排石的功效。青皮、枳壳、郁金、白芍、乌梅能降低胆总管口奥迪括约肌的紧张度,解除胆管痉挛所致之疼痛,并能促进胆囊收缩,以利胆汁排泄。方中威灵仙原为传统的祛风湿,止痹痛药。但近年药理研究表明大剂量威灵仙有较强的利胆、促进胆囊收缩、松弛奥迪括约肌的作用,尤其对泥砂样结石有较好的治疗作用。莪术、大黄可改善局部微循环,增加血管通透性,促进炎症的吸收。甘草有糖皮质激素样作用,能消炎、解痉、镇痛。故诸药合用有抑菌、消炎、利胆、解痉、镇痛、退黄等功效。

胆道疾病病位虽在肝胆,但病机却与脾胃密切相关。胃主受纳饮食,脾主运化水谷,共为后天之本,居中央而灌溉四旁。若脾胃功能失常.则水谷不化精微而酿生湿热.湿热炽盛则蕴结肝胆,故胆道疾病急性发作期之湿热,实来源于脾胃之功能失常。在其急性发作期治以大剂量清热利湿之品，乃属急则治标。待症状改善后须重视调理脾胃，使脾胃健运，则可杜绝病邪，巩固疗效。而脾胃升降和顺，则肝随脾升，胆随胃降，肝胆之生理功能方可协调平衡。故善后调理的健脾和胃法实为治本之举。

[吴耀南，涂福音. 1998. 中药治疗胆道疾病急性发作62例. 中国中西医结合脾胃杂志，6(4)：247.]

缺血性肠炎1例治验

陈一斌　指导：吴耀南

患者，男，77岁，2004年5月23日入院。

主诉：腹痛、腹泻1天。

病史：患者于5月22日无明显诱因出现腹痛，阵发性发作，以脐周为主，无放射痛，并解稀水样便，夹鲜红色血丝，共10次，伴里急后重，无呕吐。在当地医院查粪常规示隐血阴性，予"立止血"治疗未见好转而入院。既往有"高血压病"及"冠心病"史3年。

查体：T：36.5℃，P：86次/min，R：20次/min，BP：140/90 mmHg，神志清楚，皮肤巩膜未见黄染及出血点。浅表淋巴结未触及。双肺呼吸音稍粗，未闻及干、湿啰音。心界不大，心率86次/min，心律不齐，未闻及明显病理性杂音。腹平软，未见肠形及蠕动波，全腹无压痛，肝脾未及，肠鸣音8次/min。直肠指检未见异常。舌质红，边齿痕，苔黄腻，脉细滑。

入院诊断：

中医诊断：便血(脾虚湿热)。

西医诊断：(1) 下消化道出血；

(2) 高血压病。

入院辅助检查：血常规示：白细胞：16.6×10^9/L，中性粒细胞：0.83，血红蛋白：100 g/L，血小板：148×10^9/L，红细胞：4.81×10^{12}/L。粪常规示：黄色黏液便，OB(++)，RBC：3～5个/HP，WBC：5个/HP。生化检查示：K^+：4.4 mmol/L，Na^+：131 mmol/L，BUN：2.7 mmol/L，Cr：115 mmol/L，GLU：6.6 mmol/L，CO_2CP：20.2 mmol/L，AST：68 IU/L，CK-MB：10 IU/L，LDH：177 IU/L。凝血四项：APTT：36.5 s，TT：14.5 s，PT：11 s，PT%：78.8%。心电图示：频发房早。结肠镜检查示：升结肠始段到降结肠(距肛门40 cm)黏膜弥漫充血，肿胀。有散在而密集糜烂，无明确溃疡。清水冲洗后用靛胭脂染色观察，见黏液多，病变和正常肠段界限清楚。病理示：黏膜表面有组织坏死伴明显炎细胞浸润，间质血管扩张充血，伴纤维结缔组织形成，未见铁血黄素颗粒沉集。镜下诊断考虑为缺血性肠炎。

治疗：

(1) 予禁食，补液支持治疗及低分子右旋糖酐治疗；

(2) 内服中药：黄芩 10 g，黄连 10 g，地榆炭 15 g，赤芍 15 g，白芍15 g，茯苓 15 g，白术 15 g，甘草 5 g，鬼针草 30 g，马齿苋 30 g。日一剂，水煎服，早晚各 1 次；云南白药 0.5 g，每日 3 次。

(3) 灌肠法：五倍子 30 g，白及 30 g，苦参 20 g，马齿苋 30 g，黄芪 20 g。煎汤 200 mL，云南白药 4 g 混入，每晚灌肠 1 次。按上述方法治疗 7 天后，便血已止。大便常规加潜血检查正常。

按语：缺血性肠炎是由于结肠某一段供血不足而引起的病变。临床上可分为坏疽型、缺血狭窄型和一过性缺血性结肠炎型。病因分为闭塞性和非闭塞性动静脉病变。对于 50 岁以上，有心血管疾病史的患者，突然出现急性腹胀、腹痛、腹泻及血便时应考虑本病可能。在肠镜检查中注意观察结肠黏膜病变有无以脾曲为中心向两侧延伸，病变黏膜与正常黏膜界限是否清晰。注意与溃疡性结肠炎及克罗恩病相鉴别。缺血性肠炎属中医“便血”“痢疾”范畴。病机多为湿热下注、气滞血瘀、脾肾阳虚等。活血化瘀、清热利湿、温肾健脾、行气止痛中药具有抗凝、降低血黏滞度、促进纤维蛋白原的降解、改善血液高凝状态作用，有较好的临床疗效。

[陈一斌，吴耀南. 2005. 缺血性肠炎 1 例治验. 河南中医，25(4)：12.]

理肠方治疗腹泻型肠易激综合征 60 例

陈一斌

肠易激综合征是一组包括腹痛、腹胀、排便习惯和大便性状异常，排便过程异常及排便不尽感等症状，持续存在或间歇发作，而又缺乏形态学和生化学异常改变可以解释的证候群。笔者自 2003 年 4 月至 2005 年 6 月采用中医辨证内服理肠方治疗腹泻型肠易激综合征 60 例，并与思密达（蒙脱石散）治疗进行对照，取得了较好的疗效。现报道如下。

一、临床资料病例

（一）纳入标准

病例选择按国家药品监督管理局 2002 年制定的《中药新药治疗泄泻的临床研究指导原则》的病例入选标准及排除标准。

（二）病例选择

全部病例均为本院门诊和住院病例共 120 例，其中男 78 例，女 42 例；年龄 26～66 岁，平均 45.5 岁。随机分为两组，治疗组 60 例，男 36 例，女 24 例；病程 0.5～12 年。对照组 60 例，男 42 例，女 18 例；病程 1.5～11 年。两组在性别、年龄、病程等资料经统计学处理，差异无显著性理意义（$P>0.05$）。

二、治疗方法

（一）治疗组

采用理肠方治疗，药用防风 12 g，白芍 15 g，炒白术 10 g，陈皮 10 g，木香 10 g，黄连 5 g，鬼针草 20 g，芡实 12 g，柴胡 10 g，茯苓 15 g，甘草 5 g。若脾虚者加党参；湿热者加黄芩、葛根。每天 1 剂，水煎 2 次，分 2 次服。疗程为 15 天。

（二）对照组

口服思密达（博福益普生制药有限公司），每次 3 g，每天 3 次。疗程为 15 天。

三、疗效标准与治疗结果

（一）疗效评定标准

按国家药品监督管理局2002年制定的《中药新药治疗泄泻的临床研究指导原则》的病例疗效标准。显效：大便次数每日2～3次，近似成形，或便溏而每日仅1次，伴随症状及体征总积分较治疗前减少70%以上。有效：大便的次数和质有好转，伴随症状及体征总积分较治疗前减少35%以上。无效：未达到上述标准者。

（二）治疗结果

两组治疗临床疗效比较，见表1。治疗组总有效率高于对照组，差异有显著性意义（$P<0.05$）。

表1　治疗组与对照组临床疗效比较（n,%）

组　别	n	显　效	有　效	无　效	总有效率
治疗组	60	29(48.33)	26(43.33)	5(8.33)	91.66%
对照组	60	20(33.33)	25(41.66)	15(25)	75%

四、讨论

腹泻型肠易激综合征属中医“泻泄”“飧泄”范畴。肝主疏泄，脾主运化。脾的运化功能有赖于肝的疏泄。肝的疏泄功能正常，则脾的运化功能健旺。脾胃虚弱，复因忧思恼怒，肝气郁结，横逆乘脾，运化失常，湿从内生，气滞不行，日久化热，传化失常，发生泄泻。本病主要应责之于肝、脾二脏。吴琨曰：“泻责之脾，痛责之肝，肝责之实，脾责之虚，脾虚肝实，故令痛泻”。虚、滞、湿、热为本病的病理变化。治疗上予疏肝理气健脾，佐以清热利湿为基本治则。笔者据此拟理肠方治疗本病，收到较好疗效。理肠方主要由疏肝理气，益气健脾及清热燥湿中药组成。方中柴胡、白芍、木香疏肝理气止痛；防风散肝疏脾；炒白术、茯苓、陈皮、芡实、甘草益气健脾泻湿；配黄连、鬼针草取其燥湿清热之功效。现代研究表明：健脾化湿中药可能具有通过降低胃泌素，抑制或减弱结肠的运动，从而起到改善肠易激综合征症状的作用。疏肝健脾药对异常的一氧化氮有明显的调节作用，使过低的一氧化氮水平明显增加，从而可以延长食物、水、电解质在肠道内的运转时间，升高肠易激综合征患者的痛阈值，起到明显的治疗作用。本观察表明理肠方在腹泻型肠易激综合征治疗中疗效满意，无不良反应。

［陈一斌. 2006. 理肠方治疗腹泻型肠易激综合征60例. 实用中医内科杂志，20(1)：68.］

自拟双癀合剂治疗慢性咽炎疗效观察

张竞之　涂志红　吴伟伟　指导：涂福音　张琼英

慢性咽炎为咽部黏膜、黏膜下及其淋巴组织的慢性炎症。由于临床常见且自然病程长，症状易反复，所以愈来愈引起人们的重视，但临床上缺乏可靠的治疗手段。从2003年6月～2005年4月，笔者用本院享受国务院特殊津贴的名老中医涂福音教授自拟之双癀合剂治疗慢性咽炎60例，疗效满意，现报道如下。

一、临床资料

病例均为西医诊断符合慢性咽炎的厦门中医院门诊患者，按随机数字表分为两组。治疗组60例，男28例，女32例；年龄18～64岁，平均年龄38.5岁；肺肾阴虚型32例，痰热郁结型28例；单纯性咽炎28例，肥厚性咽炎19例，萎缩性咽炎13例。对照组60例，男27例，女33例；年龄18～62岁，平均年龄37.5岁；肺肾阴虚型31例，痰热郁结型29例；单纯性咽炎26例，肥厚性咽炎20例，萎缩性咽炎14例。两组病程均为2个月～6年。两组间性别、年龄、慢性咽炎病理分组经基线可比性检验均无显著性差异（$P>0.05$）。

病例选择：诊断标准参照卫生部《中药新药临床研究指导原则》诊断标准。纳入标准：符合西医诊断标准，中医诊断辨证为肺肾阴虚、痰热郁结者，年龄18～65岁，病程2个月～6年。排除标准：急性咽炎；咽部的特殊感染：如结核、白喉；全身感染性疾病等；血液系统疾病的咽部表现；全身代谢性疾病：如甲亢、糖尿病；中医辨证为脾肾阳虚型者；年龄在18岁以下或65岁以上者；妊娠或哺乳期妇女；对本药过敏者。剔除标准：因故中断治疗，无法评定疗效者。

二、治疗方法

治疗组以双癀合剂治疗，药用：千根癀、鸡骨癀各12 g，九节茶10 g，丹参9 g，赤芍12 g，连翘6 g，寒水石15 g，生薄荷6 g，玄参12 g，桔梗9 g，甘草6 g。水煎内服，每日1剂，每日服3次，30日为1个疗程。对照组予冬凌草片（安阳路德药业有限责任公司生产，国药准字220013132）口服，每次4粒，每日3次，30日为1个疗程。两组均嘱清晨用淡盐水漱口。

观察项目：两组在治疗期间停用其他药物。在治疗后第7、15、30天复查，记录症状体征变化情况及两组在治疗期间的不良反应。

三、疗效判定标准与结果

（一）疗效判定标准

参照卫生部《中药新药临床研究指导原则》标准评定：痊愈：用药 7 天以内症状明显减轻，1 个月以内症状及体征消失；显效：用药 7 天以内症状明显减轻，1 个月以内大部分症状及体征消失；有效：用药 7 天以内症状减轻，1 个月以内部分症状及体征消失；无效：用药 7 天以内症状不减轻，1 个月以内部分症状及体征改善不明显。

统计学方法：疗效比较采用 χ^2 检验。

（二）治疗结果

两组疗效比较，治疗组 60 例中，痊愈 5 例，显效 34 例，有效 18 例，无效 3 例；总有效率为 95.00%。对照组 60 例中，分别为 2、25、19、14 例；总有效率为 75.00%。两组比较 $P<0.05$。

治疗组不同证型疗效比较，肺肾阴虚型 32 例中，痊愈 4 例，显效 19 例，有效 8 例，无效 1 例；总有效率为 96.87%。痰热郁结型 28 例中，痊愈 1 例，显效 15 例，有效 10 例，无效 2 例；总有效率为 92.85%。两证型间疗效比较无显著性差异，$P>0.05$。

治疗组不同类型疗效比较，单纯性咽炎 28 例，痊愈 4 例，显效 17 例，有效 7 例，无效 0 例；有效率 100%。肥厚性咽炎 19 例，痊愈 1 例，显效 11 例，有效 6 例，无效 1 例；有效率 94.73%。萎缩性咽炎 13 例，痊愈 0 例，显效 6 例，有效 5 例，无效 2 例；有效率 84.61%。

不良反应和毒性作用：治疗组在治疗开始时有 5 例患者出现轻微胃肠不适症状，继续服药 1 周后好转，未见其他不良反应及毒性作用。

四、讨论

慢性咽炎病因复杂，病理学分为慢性单纯型咽炎、慢性肥厚型咽炎、萎缩性及干燥性咽炎。常见症状有咽痒、咽烧灼感、咽异物感、咽干燥感、咽痛、干呕、发热和反酸等。其诱因可能有上呼吸道感染、嗜好烟酒、抑郁、疲乏、生活无规律等。发病在成年人中多见。中医学认为，慢性咽炎的临床表现类似于虚火喉痹，认为本病基本病机是感受热邪或温热病后，余邪未清，痰毒留滞，阴液亏损，虚火上炎，咽喉痹着。根据临床表现，一般分为肺肾阴虚、痰热郁结、脾肾阳虚三型，且以前两型多见。治疗以解毒化痰，滋阴降火，润燥利咽为主。涂福音教授根据多年临床观察总结，认为慢性咽炎还有以下特点：慢性咽炎以咽痒为主要症状，易反复，常因外感诱发，且咽喉位处上焦，易受风邪侵袭，所以本病常以风邪为患；咽喉连于胃腑，又是胃经经行之所，烟酒饮食伤胃，病变常反映于咽喉，所以本病又与胃火亢盛密切相关；本病病程较长，根据中医“久病成瘀”理论，必然存在血瘀。所以涂师认为本病多因邪气久羁，导致气血运行不畅，虚热内生，风、痰、火、瘀结于咽喉而发为本病，病因复杂，虚实夹杂，治疗除以上原则外，尚需上疏风邪，下清胃火，并以活血通络，方有良效。

根据上述机制，涂福音教授根据多年临床经验，自拟双癀合剂，经临床实践，取得良好疗效。本方以千根癀、鸡骨癀为主药，取其善清燥热而利咽喉；玄参滋阴生津，清热凉血；连翘清热解毒以清余热；九节茶理气清热解毒；丹参、赤芍清热凉血，活血祛瘀止痛；寒水石清胃火而利咽喉；桔梗、薄荷两药配伍，疏风宣肺祛痰，解毒利咽，消肿排脓，且为舟楫，升载诸药，引药力至病患之处；甘草调和诸药，亦起甘缓利咽止痛之效。从现代药理学角度看，千根癀、连翘有较广的抗菌谱，对多种致病菌及病毒有抑制作用，千根癀还有较强镇静作用；玄参对多种致病性真菌具有抑制作用，并能促进口咽黏膜细胞新生，恢复其分泌功能，尚可增强机体免疫功能；丹参、赤芍对微循环有较好的改善作用；桔梗能反射性增加气管分泌、稀释痰液，有较强的祛痰、镇咳作用，且有较好的镇静作用；薄荷油能刺激神经末梢冷感受器，产生局部舒适感，有助于改善症状；甘草具有抗病毒、抗炎及抗变态反应作用，能促进咽喉及支气管的分泌，使痰容易咯出。综观全方，诸药合用，紧扣病机，共奏清热解毒、滋阴润燥、疏风活血、利咽消肿之功。并起抗菌、抗病毒、抗炎、缓解症状、提高免疫功能，增强机体的抗病能力，促进组织损伤的修复之效，这是本方治疗取得较好效果的主要原因。本观察结果表明，与冬凌草片对照组相比，双癀合剂对慢性咽炎疗效有统计学意义（$P<0.05$）。适用于中医辨证属肺肾阴虚、痰热郁结的慢性单纯型咽炎、慢性肥厚型咽炎、萎缩性及干燥性咽炎的治疗。但疗效与中医证型关系密切，笔者在临床实践中发现本方对脾肾阳虚型慢性咽炎则不适用，这和原方组方思想是一致的。

总之，本研究结果表明，双癀合剂对慢性咽炎疗效可靠，无明显不良反应及毒性作用，为临床治疗慢性咽炎的良方。

[张竞之，涂志红，吴伟伟，等. 2005. 自拟双癀合剂治疗慢性咽炎疗效观察. 辽宁中医杂志，32(11)：1161－1162.]

臌胀的预防与护理

王文凡　傅　敏

臌胀是因腹部胀大如鼓而命名，以腹部胀大、皮色苍黄，甚则腹皮青筋暴露、四肢不肿或微肿为特征。凡重症肝炎、肝炎后活动性肝硬化、慢性肝炎以及腹腔内肿瘤等疾病发生腹水者，可按臌胀护理。

一、预防

根据历代医家论述和近代认识，臌胀病的病因主要由于情志不畅、酒食不节、劳欲过度、六淫外侵、虫积水毒、黄疸、积聚迁延等因素致肝脾内伤，肝气郁滞，横逆犯脾，脾伤转输失职，胃不能化，脾失健运；又因肝郁而致血行不畅，瘀血阻络，与水湿相结，隧道壅塞，导致腹胀大而发生臌胀。针对上述病因提出下列几个利于预防臌胀发生的措施。

(1) 怡情悦性，保持乐观的情绪，避免情志所伤。

(2) 不可劳欲过度，伤及脾肾。

(3) 节饮食，忌酒醇，已患过肝炎的病人更应忌酒。

(4) 春防风，夏防暑，长夏防湿，秋防燥，冬防寒，防止外邪入侵。

(5) 避免与疫水接触。

(6) 黄疸及积聚患者，应积极治疗，调摄有方，使身体早日康复。

二、护理

病人须卧床休息，若腹水较多，胸满膈塞，气逆息粗，应取半卧位。

安心静养，解除顾虑。给病人精神上安慰、鼓励，树立战胜疾病信心。

保持病房安静、整洁，寒暖适宜，不宜让风直接吹拂病人，注意气候变化，防止病中受邪。清代沈金鳌《沈氏尊生书・肿胀源流》说："先令却盐味，厚衣衾，断妄想，禁忿怒。"食盐有凝涩助水之弊，一般采用低盐饮食，以半流质和无渣软食为宜，少量多餐，切勿过饱，禁酒，忌油腻煎炸、辛辣坚硬的食物，以防助热伤络。尿少者应给予无盐饮食，并限制饮水量，待腹水消除，酌情逐渐增加食盐量。多吃蔬菜、豆腐、瘦肉、鸡蛋等富于营养的食物，可佐以食饵疗法，用黄翅鱼或鲤鱼肉适量，同赤小豆 15 g，桑白皮 10 g，鲜葱适量清蒸，以利水化浊。亦可大蒜每日

1 个，以砂糖水煮烂，时时食之。

住院治疗的患者，须每日测量腹围，记录 24 小时出入量，每周称体重 1 至 2 次，观察患者神色、腹胀及二便情况，协助判断病情变化。如有呕吐者，对呕吐物的颜色、数量需细致观察和记录。病情重者，应加强口腔和皮肤护理，防止褥疮，可予乌梅、黄柏煎汤漱口，每日 3 至 4 次，皮肤瘙痒者，可用温水擦浴，或局部涂 2%冰硼散水以止痒。

若体虚不甚，可配合攻下逐水之剂。予牵牛子粉，每次吞服 1.5～3 g，每天 1～2 次。或大戟粉 0.3～0.5 g 合以行气利水之沉香粉、琥珀粉各 0.5 g，用红枣 10 个煎汤，清晨空腹送服，服后若见腹痛、呕吐、泄泻，是药物正常反应，大约 1～2 小时便可恢复。如腹泻不止可吃糯米粥或红枣汤即可缓解。去洗手间须有人陪伴，以防体力衰弱而晕倒，尿量较多者，可口服橘子汁或 10% KCl 以防低血钾。

中药汤剂须浓煎。腹胀甚者，莱菔子 30 g，微炒，水煎分次服；鼻衄者，黑山栀粉嗅鼻；齿衄者，地骨皮每日 50 g 煎汤含漱；出现消化道出血，可给服白及粉、白芍粉、三七粉，各药等分和匀，温开水分次调服。

顾及胃气，胃气通和，不使滞塞，常加陈皮、鸡内金、薏苡仁、谷芽、麦芽或常食藕粉以助胃气。

轻度腹水者或腹水消退好转期，予西洋参 60 g，三七粉 30 g，鸡内金 60 g 研末混匀，分 30 包，每日开水送服 1 包，可益气、祛瘀、消积，攻补兼施。或甲鱼炖食，既可滋阴又可柔肝软坚。

病情稳定者，可进行适当的活动，以“劳而不倦”为度，如气功、太极拳，有助于脾胃健运，肝气条达，血脉流畅，利于疾病恢复。

[王文凡，傅敏. 1997. 臌胀的预防与护理. 甘肃中医，10(1)：43.]

>>>>> 从脾胃论治其他系统疾病的诊治经验

涂福音教授治疗内科杂症经验

张冬英　吴耀南

涂福音教授是厦门市中医院名誉院长，全国第二批名老中医药专家，享受国务院特殊津贴，曾拜师于著名中医学家姜春华教授，从医50余年，对内科杂症的研究有很深的造诣，尤其在脾胃病诊治方面颇有建树，多次参与国家及省内脾胃病等诸多课题的研究工作。笔者有幸随身伺诊，获益良多。现择涂老治疗内科杂症经验介绍如下。

一、湿热内蕴证

闽南属亚热带地区，海洋性气候，天气较热且湿气重，故临床以湿热证多见。涂老针对中焦湿热者，善用藿朴夏苓汤加减，清热利湿，健脾和胃；对于胃脘灼热，呕呃不舒，伴舌红、苔黄腻、脉滑数者，常予藿香 9 g，厚朴 9 g，枇杷叶 15 g，法半夏 12 g，陈皮 6 g，茯苓 12 g，甘草 6 g，麦芽 18 g，黄芩 6 g 治疗。方中枇杷叶、法半夏降逆止呕，功效显著；兼脾虚湿热，症见食欲不振、胃腹胀满、大便溏薄者，则予党参 15 g，炒白术 9 g，茯苓 9 g，陈皮 6 g，藿香 6 g，苍术 9 g，佩兰 6 g，薏苡仁 30 g 等，健脾化湿，助其运化；频繁呃逆、矢气，胃失和降者，可在原方基础上加用丁香 6 g，紫苏梗 12 g，枇杷叶 15 g 行气消胀；若见口干口苦、口腔溃疡者，多为中焦湿热、胃火炽盛所致，涂老喜用土茯苓 30 g，茵陈 18 g，黄连 6 g，金银花 15 g，滑石 15 g(布包)，甘草 3 g，知母 6 g，黄柏 9 g，泽泻 9 g，药量随患者体质而加减，疗效明显；对于患有慢性浅表性胃炎伴有幽门螺杆菌阳性者，涂老认为此乃湿热邪毒所致，给予白花蛇舌草 15 g，黄芩 6 g，白豆蔻 6 g，生地黄 15 g，以增强清热解毒之疗效，每可见效。

二、肝胃郁热证

涂老对于肝胃郁热证之胃痛，常予化肝煎加减以疏肝泻热，理气和胃。药物组成：绿萼梅 6 g，白芍 9 g，青皮 6 g，陈皮 6 g，郁金 9 g，藕节 9 g，甘草 3 g。加减：兼气阴不足者，则与玉屏风散(太子参 15 g，黄芪 15 g，防风 9 g，白术 15 g)合用；胃热较重者，可加用香连丸，清热和胃；兼有伤阴者，加用黄精 15 g，枸杞子 12 g，石斛 12 g，佛手干 10 g 益气养阴；肝胃郁热常伴有反酸者，加用乌贼骨

15 g，浙贝粉 3 g(冲服)，吴茱萸 4 g，黄连 3 g。

三、肠道湿热证

对于以泄泻为主要症状者，涂老给予葛根芩连汤加减(葛根 12 g，黄芩 9 g，黄连 6 g，荷叶 9 g，木香 6 g，蚕沙 15 g，白头翁 12 g，秦皮 9 g，神曲 15 g，白芍 18 g，甘草 3 g)清热利湿，健脾止泻；对于直肠癌化疗后脾虚湿热者，给予太子参 30 g，黄精 15 g，枸杞子 15 g，蒲公英 15 g，白花蛇舌草 24 g，淮山药 15 g，茯苓 15 g，白术 15 g，甘草 6 g；湿热内蕴之便秘，见苔黄、厚腻者，则以黄芩 9 g，黄连 6 g，法半夏 15 g，竹茹 9 g，瓜蒌仁 30 g，茯神 15 g，陈皮 6 g，枇杷叶 9 g，郁金 9 g，石菖蒲 6 g，绿萼梅 10 g，红藤 15 g，大黄 3 g，枳实 15 g 清热利湿，行气通便；针对老年性便秘者，则常在通便导滞的基础上佐以养阴润肠，给予厚朴 15 g，槟榔 9 g，枳实 15 g，桑白皮 12 g，火麻仁 15 g(打碎)，黄芩 9 g，生地黄 18 g，生白术 15 g，黄芪 24 g；湿偏重者，涂老认为湿邪非温不化，喜用藿香梗、苏梗、白芷、厚朴花等芳香化湿，同时加用冬瓜仁、薏苡仁、车前子等淡渗利湿，令邪有出路。

四、瘀血内阻证

涂老在治疗瘀血内阻证方面有独到之处，对于瘀血内阻型胃痛，给予丹参饮加减以活血化瘀，药物组成：丹参 9 g，砂仁 6 g(后下)，檀香 3 g(冲)，白芍 9 g，台乌药 9 g，郁金 9 g。涂老还自创了不少方剂，如消管炎散(沉香 3 g，大黄 3 g，珍珠粉 30 g，三七粉 6 g，藕粉 18 g)，主要针对瘀血内阻之胃痛；护胃散(三七 3 g，珍珠粉 3 g，白及 6 g，大黄 3 g，沉香 3 g，藕节炭 3 g，诸药混合，每次 3 g，每日 2～3 次，冲服)，治疗胃溃疡或十二指肠溃疡，疗效良好；最常用的则数下瘀血汤(地鳖虫 6 g，桃仁 9 g，生大黄 2 g)，具有活血化瘀的功效，对于各脏腑的瘀血内阻证皆可适用。涂老在临证时对于临床表现为面色晦黑、口唇紫暗、脉沉涩的胃痛患者，考虑为阳虚血瘀型，给予制附子 5 g，瓜蒌 10 g，黄芪 15 g，党参 15 g，大黄 2 g，地鳖虫 5 g，桃仁 10 g；伴腹痛者，加红藤 18 g，大枣 9 g，防风 9 g，马齿苋 30 g，陈皮 6 g，败酱草 18 g，太子参 15 g。对于肿瘤患者，涂老常考虑存在瘀血阻滞之病机，治疗过程中不忘活血化瘀导滞，如肺癌脑转移患者，给予地鳖虫 6 g，桃仁 9 g，生大黄 3 g，太子参 15 g，沙参 12 g，牡丹皮 9 g，石斛 12 g，玉竹 9 g，丹参 15 g，赤芍 9 g，黄芪 18 g，女贞子 30 g，红藤 15 g，鸡血藤 15 g。涂老临证治疗瘀血内阻证时善用虎尾轮。虎尾轮是一种闽南的地方草本植物，有活血化瘀、行气止痛、消炎、消痈的功效，适用于治疗溃疡患者，配合土茯苓、浙贝母、甘草效果更佳。涂老治疗直肠溃疡并出血者，给予仙鹤草 18 g，野麻草 15 g，蒲公英 15 g，鬼针草 15 g，虎尾轮 15 g，红藤 15 g，白芍 18 g，甘草 5 g，水煎灌肠，疗效很好。涂老在临床中也极爱使用九节茶和徐长卿，其中九节茶有抗菌消炎、祛风除湿、活血止痛的功效，主治肺炎、急性阑尾炎、急性胃肠炎、细菌性痢疾、风湿疼痛、跌打损伤；而徐长卿性温、味辛，具有疏风解热，行气活血的作用，对于血瘀型胃痛或跌倒损伤的病症均有很好的疗效。

五、气阴两亏证

涂老认为患者病久，常有气阴亏损之象，故在邪气已除，或邪气仍旺、但正气亏损明显的情况下，要注意益气养阴或攻补兼施。涂老在滋补阴精时，善用黄精、枸杞子。黄精归脾、肺、肾经，滋阴润肺效佳，常配合枸杞子、百合、鸡内金而发挥滋阴和胃之功效，用量常 20～30 g；枸杞子归肝、肾经，对老年人出现的腰腿酸痛、头晕目眩、夜尿多效果很好，且具有一定的疏肝作用。二者配伍，共奏疏肝养阴之效。涂老曾接诊一中年患者，临床表现为腰膝酸软、脱发甚、寐差、舌淡红、苔剥脱、脉沉细，诊断为肾阴亏虚，给予酸枣仁 24 g，炒白术 15 g，枸杞子 15 g，黄精 15 g，石斛 9 g，肥玉竹 9 g，黄芪 15 g，太子参 18 g，熟地黄 15 g，淮山药 15 g，茯神 15 g，白芍 15 g，合欢皮 30 g，夜交藤 30 g，女贞子 30 g。服药 1 个月，患者临床症状明显改善。涂老又在此基础上稍作加减，继服 2 个月，患者各病症基本消失。涂老善用台乌药。台乌药功效行气散寒，主治肾阳不足、膀胱虚寒之遗尿、尿频，但也有很好的养阴作用，常与百合配伍，养阴和胃疗效极佳。涂老在治疗胃阴不足、气血亏虚之胃脘痛患者时，常予百合乌汤加减(百合 9 g，乌药 9 g，白芍 9 g，佛手干 3 g，香橼 9 g，石斛 9 g，荷叶 9 g，升麻 9 g，桑叶 9 g，山楂 9 g，太子参 30 g，炒白术 15 g)；兼睡眠差者，给予夜交藤 20 g，合欢皮 20 g，乌药 9 g，吴茱萸 6 g，酸枣仁 9 g，灵芝 6 g，其中大枣健脾养阴、柔肝安神，与灵芝为一药对。乌梅是生津、养阴、收涩的良药，涂老针对久咳不愈、辨证为气阴两虚者常使用该药。气阴两虚者常给予太子参 15 g，麦冬 9 g，五味子 6 g，乌梅 5 g，紫菀 9 g，款冬花 9 g，百合 15 g，百部 9 g，桔梗 6 g，甘草 3 g。对于气阴两虚导致不寐的老年人，涂老给予炒酸枣仁 15 g，知母 6 g，茯神 15 g，沙参 15 g，夜交藤 30 g，百合 15 g，石斛 15 g，合欢皮 30 g，配合党参、炒白术、芡实、莲子各 18 g，同时给予石斛 12 g，枸杞子 15 g，黄精 15 g 炖瘦肉服用，7 天为 1 个疗程，后者可长期食用。女贞子加旱莲草为补肝肾阴之药对，涂老在临证时使用娴熟。例如一中年男性，同房后腰腹酸软，涂老辨其为脾肾阴虚，肝气郁结，给予女贞子 18 g，旱莲草 12 g，茯苓 10 g，白术 15 g，麦芽 30 g，绿萼梅 9 g，郁金 12 g，石菖蒲 15 g，合欢皮 30 g，王不留行 15 g，取效颇佳。甘露饮是养阴清热的常用方剂，药物组成：天冬 10 g，麦冬 10 g，黄芩 10 g，黄连 5 g，枇杷叶 10 g，生地黄 15 g，熟地黄15 g，茵陈 10 g，石斛 12 g，女贞子 20 g，杜仲 15 g，石菖蒲 6 g，续断 10 g。涂老在临床中非常擅长使用该方剂，针对湿热内蕴、肾阴亏虚之证常获奇效。涂老治疗产后汗多、气阴两虚、阴虚内热者，常予当归六黄汤加减（生地黄 15 g，熟地黄 20 g，党参 15 g，炙黄芪 30 g，浮小麦 9 g，当归 12 g，大枣 10 g，黄连 5 g，乌梅 9 g，五味子 6 g，煅龙骨、煅牡蛎各 18 g，黄柏 6 g，黄芩 10 g）养阴清热，益气扶正。对于骨蒸、潮热之病症，涂老经验治法是以玄参、骨碎补、地骨皮、黄柏、薏苡仁合用，因为骨蒸、潮热均乃阴虚不能制阳、虚火内扰之象，上述药物在清虚热、退骨蒸方面可起到独特效果。涂老还有不少偏方、妙方，如：知柏地黄丸合盐水化开饮用治牙痛，效果皆佳。因肾之余在齿，盐能入肾，故得。针对胃阴不足之胃脘痛，常用护胃方（西洋参 30 g，石斛 30 g，枸杞子 30 g，珍珠母 30 g，研末冲服）和胃护膜。

六、小结

以上仅为涂老经验的窥斑之见，涂老在其他病症诊治方面亦有许多很好的经验。涂老临证时辨证精准，用药灵活变通，治疗宗旨主张有是证用是药，斩断病机、防止传变是关键。

[张冬英，吴耀南. 2013. 涂福音教授治疗内科杂症经验. 中医研究，26(1)：37－39.]

运用脾胃学说论治咳喘病

阮诗玮

咳喘，是咳嗽、喘息并见的病症，是临床上的常见病，多发病。本症多见于西医学的慢性支气管炎、慢性阻塞性肺气肿、慢性肺源性心脏病，它具有病因多、病程长、病情复杂，反复发作的特点，治疗颇感棘手，而涂师对中医的咳喘症有独到的见解。

一、中医学中关于咳喘的记载

中医学对咳喘病的病因病机，疾病分类及其转变规律等，早在二千年前《黄帝内经》的《素问·咳论》就有记载。皇帝问曰："肺之令人咳，何也?"岐伯曰："五脏六腑皆令人咳，非独肺也"。又《灵枢·百病始生》篇指出"风雨热寒，不得虚邪，不能独伤人……此必因虚邪之风，与其身形，两虚相得，乃客其形"。说明咳嗽一症以肺为主，若脏腑损伤，亦能影响肺的气机失调，还指出了内脏虚弱，必招致外邪侵袭。后世医家进而阐明本病，分为虚、实两类：一为实证，由外邪袭肺，有寒、热之分；二为虚证，由气精亏损，病气正蒸，影响于肺，正如《医学从众录》所曰："……何为虚证……为气虚即精虚也……"

关于本病的痰饮、喘息与外感、内伤的记载，张氏《景岳全书》说："夫人之多痰，悉由中虚而然，盖痰即水也，其本在肾，其标在脾"。这与《内经》"脾为生痰之源"之说又有进一步的认识。《灵枢·经脉》篇提出："喘……有虚实之分，实喘者，肺感邪气，气道壅遏；虚喘者，肾元亏损、肾气不纳，而上气于肺为气冲，不能自主，故出多入少而喘也"。而张氏《景岳全书》又进一步提出"真喘者，其责在肺，似喘者，其责在肾……实喘之证，以邪实在肺也，肺之邪实，非风寒则火邪耳……虚喘之症，若脾肺之虚者，不过在中上二焦……其病犹浅，若肾气虚，则病出下焦，而本末俱病较深……"可见，喘证为虚和实二大类，实喘以风寒或火邪为主；虚喘为肺脾肾虚，犹以肾虚为重。

中医学认为咳、痰、喘与瘀血有关，气病日久，常见入络，络脉郁阻或热极或寒凝均可导致血瘀的病理变化。正如清代唐容川《血证论》指出"盖人身气道，不可塞滞，内有瘀血，则阻凝气道，不得升降，是以壅而为咳，痰饮为瘀血所阻……更为阻塞肺叶……是以倚息不得卧"。

据脏腑相关学说及其传变规律如《景岳全书》记载："……肾为元精之本，肺为元气之主，故五脏之气分受伤，则病必自上而下，由肺内脾以及于肾；五脏之精分受伤，则病必自下而上，由肾内脾以及于肺……"慢性支气管炎的本虚证每以肺虚可导致脾虚，脾虚可以导致肾虚，反之，肾虚可以及脾，脾虚可以及肺。

因此，本病日久，可见肺脾肾三脏俱虚。若内脏阳虚日久，则阳损及阴，阴损及阳的病理改变可导阴阳两虚，正如杨修园《医学从众录》说："……气不化精，阳病及于阴……精不化气，阴病必及于阳。"

至于喘的治疗，仍依《内经》提出"热者寒之，寒者温之，实泻之，虚者补之……"，及《金匮要略》的"温散……行水逐饮……"唐容川的"去瘀血，则痰水自清"，还有"宣肺止咳""治痰者，必调理脾肾""清热化痰""润肺化痰"等理论，这对于临床治疗具有指导意义。

基于上述，进而讨论咳喘标本分型的病变规律，认为"其标在肺，其本在脾"，病有标本，本为病之源，标为病之变。本虚受邪，招致标证，标证反复，加重本虚，标本既有区别，又有联系，标证区别寒与热，寒热之辨在于痰，标证的热痰兼喘息。临证定型为热喘；标证的寒痰兼喘息，临证定型为寒喘。经过临床观察，其结果痰喘阴虚少数，肺气虚或脾肾阳虚为多数。

二、咳喘的中医病因与病机

（一）致病因素

咳、喘的发病原因，虽有外感与内伤之别，但二者相互关联，可以在一定的条件下相互转化。其病因乃由内脏损伤，素有宿痰，复感外邪、每见外感风寒或外感风热（燥热）之邪，外感之痰较为突出（如感冒之症状），虽经疏风解表或疏风清热，则外邪已罢，但邪散而宿痰（素痰饮之患或燥热之体）未解，故标证之痰显见，以痰之辨，可为寒痰与热痰也。至于肺脾肾虚而影响肺气肃降功能，可发为本病。基于外感之后，咳嗽发作，仅限于肺脏，其病浅而轻；内伤日久，肾不纳气、发为咳嗽，病由他脏波及于肺，其病深而重。现将致病因素归纳如下。

（1）由外受寒气，宿饮内患，或外感风寒之邪，引动内饮，以内外合邪，因而客之，而成寒痰，上阻于肺。

（2）素阳盛（燥热）之体，外感风热或寒郁化热、热为阳邪、熬津成热疾、阻塞气道，肺失宣肃。

（3）饮食不节或劳倦过度损伤于脾（胃），脾失健运，聚湿成痰，痰浊阻肺，肺失肃降。即所谓"脾为生痰之源，肺为贮痰之器"的道理。

（4）年老体衰、肺气素虚，或久病伤肾，肾不纳气，肾阳虚损，蒸化无权，水湿化为痰饮，上逆于肺。

(5) 情志所伤，气郁化火（“气有余便是火”），气火上升，上至于肺，肺失肃降亦发为本病。

总之，本病的发生发展，以机体脏腑虚损，尤以肺虚，易招外邪入侵而发标证。脏腑的病理变化以及外界环境变化，如气候、饮食、劳倦、情志等原因，与肺互为影响。

（二）病理机制

《素问·经脉别论》曰：“饮入于胃，游溢精气、上输于脾、脾气散精、上归于肺、通调水道……”说明人体水液代谢功能，与肺、脾、肾三脏功能协调，体内水湿才能正常地吸收、运行、排泄。若某种内外因素影响致肺脾肾三脏功能失调，则产生水液积聚，遂成痰饮，上逆于肺而发为本病。可见，肺脾肾三脏生理功能失调导致病理变化，肺失宣降、通调无权；脾失健运、聚湿成痰；肾气不纳、蒸化无权，水湿化为痰饮。

1. 肺、脾、肾在咳喘的病理机制

(1) 肺：肺主气，外合皮毛。肺司呼吸，有通调水道的功能，故以清肃下降为顺，“肺如钟，撞则鸣”。若肺气虚，卫外不固，则外邪入侵，内干于肺、肺气不宣，肃降无权，通调失司，水凝为痰，痰液阻肺，则发为咳痰也。

(2) 脾：脾主运化则健，一化水谷精微而输布脏腑及四肢，二转输水湿，维持水液的平衡，若外感内伤，以致脾虚失运，水湿停留，聚而成痰，上渍于肺、宣降失权，则发为痰咳也。

(3) 肾：肾为气之根，下元不固，摄纳失权，肾阳虚衰（命门火衰），蒸化无权，水湿酿成痰饮，上逆于肺，故致咳、痰、喘也。

2. 肺、脾、肾三脏在病理机制上的相互关系

(1) 肺脾相关：脾转运水湿，必赖肺气肃降，才能通调水道也，若脾虚则精微失运，肺失滋养以致肺气虚弱。反之，肺气不足，失助脾运，脾不运化水湿即停聚成痰饮，阻犯于肺而发痰咳。

(2) 脾肾相关：脾阳与肾阳二者相互关联，脾主运化有赖于命门之火（肾阳）而发挥其作用。肾为气之根，主纳气仍然靠后天脾的运化精微补充，若脾失命门之火（肾阳）温煦，则运化失职。症见畏冷肢冷，脘腹胀闷，大便溏薄，或痰多。若脾阳虚弱，运化无权，肾失接济以致先天之肾气（精）不足，肾阳虚损，则调节水液受阻，而成水湿内聚为痰饮。症见喘咳，动则喘甚、四肢不温，头晕腰酸，夜尿频数等病理现象。

(3) 肺肾相关：肺与肾二脏有敷布与代谢水液的作用，但必须在肺气畅利、水道通调的情况下。水湿经肾的气化(膀胱与肾为表里关系)，清者，上输与肺；浊者，经膀胱而小便。若肺气虚，则通调失权。水湿内聚反损肾气。而肾虚气化无权、则水液上逆于肺、肺气不降，二者关系失常，均可出现本病的病理现象。中医认为，阴阳平衡，若燥热伤津、肺津不足(金不生水)则肾阴亏损，导致肺肾虚，虚火上升，上逆于肺，故见干咳无痰或少痰，咽燥口干等症。

综上所述，根据“五脏六腑皆令人咳，非独肺也”“脾为生痰之源”“肺为贮痰之器”“胃为水谷之海”“脾胃为升降之枢”“肺与大肠相表里”这些传统的中医理论，涂师认为治疗咳喘不仅仅在于治肺治肾，可以根据中医脾胃学说理论，从治脾、治胃、治肠入手而获良效。

[阮诗玮. 运用脾胃学说论治咳喘病//吴耀南. 2002. 全国第二批老中医药专家学术经验继承论文荟萃. 福州：福建省新闻出版局：99－103.(内部刊物)]

慢性支气管炎中医研究进展

涂福音

慢性支气管炎(以下称慢支),是常见病,多发病。它具有病因多,病程长,病变复杂及反复发作的特点。在中医古籍中虽无此病名,但根据慢支的咳、痰、喘,按中医观点,概括于“咳嗽”“痰饮”“气喘”等范畴,是属“内伤”“本虚”等病。

一、中医学中有关慢性支气管炎的记载

慢支以咳、痰、喘为症,中医学类似于本病的病因病机,疾病分类及其转变规律等,早在二千年前《素问·咳论》记载。黄帝问曰:“肺之令人咳,何也?”岐伯曰:“五脏六腑皆令人咳,非独肺也”。又《灵枢·百病始生》篇指出“风雨寒热、不得虚、邪不能独伤人……此必因虚邪之风,与其身形,两虚相得,乃客其形”。说明咳嗽一症以肺为主,若脏腑损伤,亦能影响肺的气机失调,还指出了内脏虚弱,必招致外邪袭。《内经》之后,进而阐明虚、实两类:一为实证,由外邪袭肺,有寒、热之分。二为虚证,由气精亏损,病气正蒸,影响于肺,正如“……何谓虚证……为气虚即精虚也……”(清代陈修园《医学从众录》)。

关于本病痰饮、喘息与外感、内伤的记载,张氏《景岳全书》说:“夫人之多痰,悉山中虚而然,盖痰即水也,其本在肾,其标在脾”。这与《内经》“脾为生痰之源”之说又有进一步的认识。《灵枢·经脉》篇提出:“喘……有虚实之分,实喘者,肺感邪气,气道壅遏;虚喘者,肾元亏损、肾气不纳,而上气为气衡,不能自主,故出多入少而喘也”。而张氏《景岳全书》又进一步提出“真喘者,其责在肺。似喘者。其责在肾……实喘之证,以邪实在肺也,肺之邪实。非风寒则火邪耳……虚喘之证,若脾肺之虚者,不过在中上二焦……其病犹浅,若肾气虚、则病出下焦,而本末俱病较深……”可见,喘证为虚和实二大类,实喘以风寒火火邪为主;虚喘为肺脾肾虚,尤以肾虚为重。

中医学中认为本病咳、痰、喘与瘀血有关,中医认为气病日久,常见入络,络脉郁阻或热极或寒凝均可导致血瘀的病变化。正如清,唐容川《血证论》指出“盖人身气道,不可寒滞,内有瘀血,则阻凝气道,不得升降,是以壅而为咳,痰饮为瘀血所阻……更为阻塞肺叶……是以倚息不得卧”。

据脏腑相关学说及其传变规律如《景岳全书》记载:肾为元精之本,肺为元

气之主，敌五脏之气分受伤。则病必自上而下，由肺内脾以极于肾，五脏之精分受伤，则病必自下而上、由肺内脾以极于肺……”慢性支气管炎的本虚证每以肺虚可导致脾。脾虚可以导致肾虚，反之，肾虚可以及脾，脾虚可以及肺。

因此，本病日久，可见肺脾肾三脏俱虚。若内脏阳虚日久，则阳损及阴，阴损及阳的病理改变，可导阴阳两虚，正如陈修园《医学从众录》说：“……气不化精，阳病及于阴……精不化气，阴病必及于阳。”

至于慢性支气管炎咳、痰、喘的治疗，仍依《内经》提出“热者寒之，寒者温之，实者泻之，虚者补之……”及《金匮要略》的“温散……行水逐饮……”唐容川的“去瘀血，则痰水自消”。还有“宣肺止咳”“治痰者，必调理脾胃”“清热化痰”“润肺化痰”等理论。这对于临床治疗具有指导意义。

基于上述，进而探讨慢性支气管炎标本分型的病变规律。认为“其标在肺，其本在脾”，病有标本，本为病之源。本虚受邪，招致标证，标证反复，加重本虚，标本既有区别，之间又有联系，标证区别寒与热，标证之辨在于痰，标证的热痰兼喘息，临证定型为热喘；标证的寒痰兼喘息，临证定型为寒喘。经过临床观察，其结果肺阴虚少数，但肺气虚或脾肾阳虚为多数。

二、慢性支气管炎的中医病因与病机

（一）致病因素

慢性支气管炎咳、痰、喘的发病原因，虽有外感与内伤之别，但二者相互关联，可以在一定的条件下互相转化。中医认为其病因乃由内脏损伤，素有宿痰，复感外邪、每见外感风寒或外感风热（燥热）之邪，外感之痰较为突出（如感冒之症状），虽经疏风解表或疏风清热，则外邪已罢，但邪散而宿痰（素痰饮之患或燥热之体）未解，故标证之痰随而显见，以痰之辨，可为寒痰与热痰也。至于本脏的肺脾肾虚而影响肺气肃降功能，可发为本病。基于外感之后，哮喘发作，此限于肺脏，其病浅而轻，内伤日久，肾不纳气、发为哮喘，病由他脏波及肺，其病深而重。现将致病因素归纳如下。

（1）由外受寒气，宿饮内患，或外感风寒之邪，引功内饮。以内外合邪，因而客之，上述于肺，而成寒痰。

（2）素阳盛（燥热）之体，外感风热或寒郁化热、热为阳邪、熬津成痰、阻塞宣通，肺失肃降，而成热痰。

（3）饮食不节或劳倦过度，损伤于脾（胃），脾失健运。聚湿成痰，痰浊阻肺，肺失肃降即所谓“脾为生痰之源，肺为贮痰之器”的道理。

（4）年老体衰，肺气素虚，或久病入肾，肾不纳气，肾阳虚损，蒸化无权，化为痰饮，上逆于肺而成之痰。

（5）情志所伤，气郁化火（气有余便是火），气火上升，上至于肺，肺失肃降亦发为本病。

总之，本病的发生发展，以机体脏腑虚损，尤以肺虚，易招致外邪入侵而发标证。脏腑的病理变化以外界环境所变。如气候，饮食，劳倦，情志等原因，与肺互为影响。

（二）病理机制

《素问·经脉别论》曰："饮入于胃，游溢精气、上输于脾、脾气散精、上归于肺、通调水道……"说明人体水液代谢功能，与肺、脾、肾三脏功能协调，体内水湿才能正常地吸收、运行、排泄。若某种内外因素影响致肺脾肾三脏功能失调，则产生水液积聚，遂成痰饮，上逆于肺而发为本病。可见，肺脾肾三脏生理功能失调导致病理变化，肺失宣降、通调无权，脾失健运、聚湿成痰，肾气不纳、蒸化无权，化为痰饮。

1. 肺、脾、肾在慢性支气管炎的病理机制

（1）肺：肺主气，外合皮毛。肺司呼吸，有通调水道的功能，故以清肃下降为顺，"肺如钟，撞则鸣"。若肺气虚，卫外不固，则外邪入侵，内干于肺、肺气不宣，精肃无权，通调失司，水凝为痰、痰液阻肺，则发为咳痰也。

（2）脾：脾主运化则健，一化水谷精微而输布脏腑及四肢，二转输水湿，维持水液的平衡，若外感内伤，以致脾虚失运，水湿停留，聚而成痰，上渍于肺、宣降失权，则发为痰咳也。

（3）肾：肾为气之根，下之不固，摄纳失权，肾阳虚衰（命门火衰），蒸化无权，水湿酿成痰饮。上逆于肺，故致咳、痰、喘也。

2. 肺、脾、肾三脏在病理机制上的相互关系

（1）肺脾相关：脾转运水湿，必赖肺气肃降，才能通调水道也，若脾虚则精微失运，肺失滋养以致肾气虚弱，反之，肺气不足失助脾运，脾不运化水湿即停聚成痰饮，阻犯于肺而发痰咳。

（2）脾肾相关脾阳与肾阳二者相互关联，脾主运化有赖于命门之火（肾阳）而发挥其作用。肾为气之根，主纳气仍然靠后天脾的运化精微补充，若脾失命门之火（肾阳）温煦，则运化失职。症见畏冷肢冷，脘腹胀闷，大便溏薄。或痰多。若脾阳虚弱，运化无权，肾失接济以致先天之肾气（精）不足，肾阳虚损，则调节水液受阻，而成水湿内聚为痰饮。症见喘咳，尤动则气喘、四肢不温，头晕腰酸，夜尿频效等病理现象。

(3) 肺肾相关：肺与肾二脏有施布与代谢水液的作用，但必须在肺气畅利、水道通调的情况下。水湿经肾的气化（膀胱与肾为表里关系）清者、上输于肺，浊者，经膀胱而小便。若肺气虚，则通调失权。水湿内聚反损肾气。而肾虚气化无权、则水液上逆于肺、肺气不降，二者关系失常，均可出现本病的病理现象。中医认为，阴阳平衡。若燥热伤津，肺津不足（金不生水）则肾阴亏损，导致肺肾虚，虚火上升，上逆于肺故见干咳无痰或少痰，明燥口干等症。

三、慢性支气管炎中医标本结合分型

慢性支气管炎中医辨证分型，目前还未能一致，就国内的有关资料，大概有35种的分型方法。如按症状分为咳型、痰型、喘型；有的按疾病属性分为寒型与热型；又有用虚实分为虚型与实型；也有根据病机分型（即肺郁寒饮、肺郁痰热及脾肾阳虚等），有的把西医分型与中医的寒热虚实等结合分型（如单纯偏寒，单纯偏热等）。我们依据国内有代表性的分型方案，在研究总结过程中，发现有些分型方案，用客观指标统计型与型之间很少有差别。而另一些分型方案中，型与型之间差别非常显著，且有一定规律性。因此，我们设计了一个从统计学角度来评选辨证分型的电子计算机方案。这个方案用44项客观指标，评价7个国内有代表的方案。

按统计学处理后的得分多寡来比较，评选的结果表明中西医结合标本分型方案得分最多，这个方案的各个类型之间，无论是X线，肺动能、心电图，自主神经功能、免疫功能和生物化学等各项分析，都存在着显著的差别。因此我们认为这个分型方案较其他方案合理，较能反映慢性支气管炎发生、发展及其演变的规律和不同阶段的本质特点。从标本分型方案观之，有些指标（疾病病理细胞学、疾病细菌培养，痰生化分析等）是反映标证的寒痰、热痰、湿痰、燥痰四型。以后对289例患者采用同步客观指标反复验证发现：

1. 热痰型患者　痰中均有细菌性感染，其他部分合并病毒性或过敏性炎症；

2. 燥痰型患者　痰中以细菌性感染为主，有的属于过敏性炎症，其中个别合并病毒性感染；

3. 湿痰型患者　常见痰中细菌性炎症，分泌性者次之，个别为病毒性感染或过敏性的炎症；

4. 寒痰型患者　主要为分泌性变化，有的同时合并细菌或病毒性感染。由此，就将以细菌感染为主的热块、燥痰及部分黏稠而浊的湿痰归为热痰型（合并喘息者为热喘），寒痰表面上是分泌异常，但引起分泌异常的疾病仍可能是感染或合并变态反应。分泌异常性的疾病，为寒痰型(合并喘息者为寒喘)。

本证分型为肺气虚、脾阳虚、肾阳虚和阴阳两虚。反映其客观指标有X线、肺功能、心电图、超声心动图、生化免疫等。通过7年临床观察、反复实践，我们认为，慢性支气管炎标本分型是中医辨证论治的特色，它既有利于指导临床提高疗效，又有利于探讨病因和发病机制，是临床研究和理论研究的一种较为科学的研究方法。

四、关于中医药治疗

关于慢性支气管炎的中医药治疗，一是从民间挖掘有效的单味中草药进行筛选及药理实验，另一种是辨证施治，按中医的理、法、方、药治疗。在具体治法上，以"急者治其标，缓者治其本"为原则，用标本缓急来决定主次，标急者先治标，标治后治本，或标本兼治。总之，根据临床实际表现，灵活运用，以达到提高疗效为目的。对上述施以中医理、法、方、药辨证施治的方法就不多加赘述，仅从三个方面谈谈慢性支气管炎的中医药治疗情况。

(一) 从单味中草药研究

慢性支气管炎咳、痰、喘的发病原因，至今尚未彻底搞清楚，目前国内用于防治慢性支气管炎的药物大都属于止咳、祛痰、平喘和抗感染等对症治疗。根据国内报道，已挖掘有效的单味中草药3 000多种，其中牡荆、杜鹃及复方阴阳莲(含阴阳莲、十大功劳、枇杷叶)等十余种已在全国推广使用。此外，还有艾叶油、山苍子油、石菖蒲、青蒿油、鹅不食草、前胡等，经过有关单位进行药理实验具有祛痰、镇咳、平喘的作用。还有北京某部队，据民间经验研究用洋金花治疗慢性支气管炎14 000余人，经基础研究有效成分是东莨菪碱和阿托品等，具有抗胆碱等作用。

(二) 单方验方在临床的使用

(1) 鲜姜3～5 g，红糖10 g。将姜放在红糖中加水煮沸10分钟，去姜温服，可治寒痰。

(2) 生橄榄4枚(打碎)，冰糖15 g，水适量煎至出味，温服，有止咳化痰作用。

(3) 百合30～50 g，款冬花15 g，冰糖15 g，水煎空腹顿服，具有润肺止咳作用。

(4) 黑木耳10 g，冰糖10 g，开水炖服，可治慢性支气管炎。

(5) 杏仁 10 g,胡桃 8 个(去壳),共捣加蜜为丸。每粒重 16 g,每早晚各服一丸,姜汤送服,治疗咳、痰、喘。

(6) 鱼腥草 30 g,鸡蛋 1 只,先煎鱼腥草去渣,加鸡蛋(去壳)煮沸顿服,适应于体虚久咳的慢性支气管炎,具有清热化痰止咳的作用。此外,还有成品药,如胆汁注射液,蛇胆陈皮末、蛇胆川贝液,海珠喘息定及抗喘息灵片等,在临床上均使用多年,有一定疗效。

(三) 运用标本分型治疗慢性支气管炎

用标本诊断分型方案为基本的中医药治疗措施反复实践认为,审证求因、理论与实践结合研究这标本分型是较好提高临床疗效方案。7 年来,我们收治慢性支气管炎患者观察,于 1973 年始,收治 108 例,单纯为了抑制感染,一律给予抗生素来治疗 10 天(四环素加 T,M,P),其结果不但无效,反而有害(因为抗生素多数有阻碍蛋白合成或抗酸代谢作用)。中医所谓"伤正",因而药后病人反映疲乏无力、食欲不振,特别是脾虚患者较长时间口服抗生素,常明显有胃肠道的反应如出现恶心、纳呆、腹胀、腹泻等副反应。然后仅简单分为偏寒、偏热二型分别给予不同的方药治疗,临床症状控制率(临控率)仅 14.2%。随后于 1974~1976 年又以牡荆丸不分型治疗 246 例,临控率 21.6%。第二年(1974~1975)虽然在标本分型中,使用清热解毒,化痰止咳等药物,疗效有一定提高,但效果并不理想,临控率为 48.2%。在探讨诊断分型的从础上,探索治疗规律,对立法、选方、用药等一系列问题,加以研究,以中医观点考虑了慢性支气管炎与瘀血、伤阴的病理变化有关,以西医角度认为有变态反应和微循环障碍存在。故在治法上加用活血养阴药物,可增强清热化痰功效,并改善微循环,以提高局部药物浓度,并抑制过高的免疫病理,使临控率提高(或保持在)65%~67%之间。基于上述我们体会,只有合理的辨证分型和相应治疗措施,方能提高效率。可见,中医学辨证论的体系是不可分割的整体。

五、对有关治疗上的几个问题的认识

(1) 慢性支气管炎常由燥热(风热)所伤,寒郁化热、化火,以致阴津受伤的病理存在,所以,标证的热痰型病例有口干咽痛,舌干脉细略数等症。在清热解毒等药物中,须配合养津药如北沙参、竹茹、麦门冬等,可能有加强清热解毒作用,促进痰化以提高疗效。

(2) 慢性支气管炎病程长,久病入络与活血药的应用。慢性支气管炎咳、痰、喘与瘀血病理有关,所谓"去瘀血,痰水自清"之理。现代医学认为本病与微循环障碍有密切关系，从指夹血容积示波描记及甲皱微循环等客观指标检查，发现部分患者治疗前后有明显变化，说明微循环的灌注情况在治疗后有改善。我们从225例舌诊观察(包括舌面青紫及舌下瘀筋)，慢性支气管炎标证：有瘀血征象，热痰型占31.19％，寒痰型占66.26％，而本证脾虚型"舌瘀象"者占14.8％，脾阳虚型的舌瘀象患者占21.46％，肾阳虚型的舌瘀象占患者41.27％，阴阳两虚型的舌瘀象患者占多数，为50％。从而提示慢性支气管炎标本分型的舌瘀象阳性率均在各型中出现，本证各型中随病情发生发展与"瘀血"病理的舌瘀象阳性率呈递增现象，似可说明，脏气功能愈低，气运行愈差，血流停滞的病理则易发生。"青紫舌主热极"(《舌鉴》)，"寒则血凝"(《内经》)示寒与热在病理过程容易出现"瘀血"的道理。所以，我们治疗慢性支气管炎标证或本证各型中加活血药，如桃仁、丹参、赤芍、川芎、当归等，结果证明可提临床疗效。

(涂福音.1991.临证论医集.厦门：厦门大学出版社：75－84.)

涂福音治脾胃以平喘的经验

吴耀南　指导：涂福音

涂福音主任医师行医30余春秋，临床经验丰富，疗效显著，擅长中医脾胃病，且运用中医脾胃学说研究呼吸系疾病造诣颇深。笔者有幸亲得教诲，收获匪浅，现将其治脾胃以平喘的经验归纳整理，以飨同道。

一、清胃热平喘

主症：喘而汗多，闷懑不适，高热心烦，面赤口渴，小便短赤，或背微恶寒，舌红苔黄，脉洪数或洪大而芤。

处方：生石膏、知母、薏苡仁、荷叶、鱼腥草、桑白皮、黄芩、杏仁、滑石、粉甘草。

分析：此证为暑热伤气，燔炽阳明之候。涂老认为：阳明经热，内壅于肺，则肺失宣肃，气机不利而喘，其本在胃，其标在肺。此即《素问·生气通天论》："因于暑汗，烦则喘喝"之论。综观脉证，总属热盛阳明气分，充斥内外，火迫于肺所致。故治以本方清暑泄热，透邪外达，宣肺平喘。尤其是石膏辛寒，擅清阳明气分之热，釜底抽薪，则胃热除而肺热降。辅鱼腥草、黄芩清肺热，桑白皮、杏仁宣肺气，肺能宣肃，喘促自平。

二、降胃气平喘

主症：平素胸脘胀满，喘促气逆，情志抑郁，咽中不适，呕恶呃逆，苔薄，脉弦。

处方：半夏、厚朴、茯苓、苏子、前胡、陈皮、枳实、槟榔、沉香、甘草。

分析：中土为升降之枢，胃气以通降为顺，与肺气之肃降攸关。若胃气逆满，中枢不利，肺之呼吸出纳道路不畅，则气上而喘。《仁斋直指方·喘嗽方论》云："又有胃络不和，喘出于阳明之气逆"即指此而言。故治以降胃气，即可通肺气而畅呼吸。涂老师治喘常以厚朴下气宽中，以半夏化痰和胃降呕，其治胃之旨，昭然若揭。故本方中以半夏、厚朴为下气平喘之要药，少佐沉香降气，及为画龙点睛之品。

三、泻腑实平喘

主症：喘促胸闷，大便秘结，痰黄黏稠，或发热呕逆，纳少神疲，口苦口干，舌质红，苔黄厚，脉滑数。

处方：大黄、玄明粉、栀子、黄芩、全瓜蒌、连翘、鱼腥草、葶苈子、枳实、甘草。

分析：大肠之经脉络肺，与肺相表里，且大肠为"传导之官"主司传食物糟粕以排体外，亦属于脾胃系统。涂老认为：阳明腑实，燥屎内结，腑气不通则肺气不降，且腑热又可循经上移于肺，灼津成痰，痰热阻肺，致肺气壅塞，发为喘证，故泻腑实可以降肺气而平喘。方中大黄、玄明粉为泄腑实之主药；全瓜蒌、葶苈子既能宣肺化痰，又可增强通便逐邪之功，使肺之痰热假大肠而出，肺气宣降，则喘促自除。此即所谓"泻表安里"法。

四、健脾化痰平喘

主症：喘咳痰多而黏，咯出不爽，胸脘窒闷恶心、纳呆、舌苔白腻、脉滑。

处方：茯苓、半夏、陈皮、厚朴、苍术、白术、苏子、白芥子、莱菔子、浙贝、地龙。

分析："脾为生痰之源，肺为储痰之器。"脾失健运则聚湿生痰，痰浊上壅于肺，气道被阻，肺气失降，则气逆而喘。《仁斋直指方・喘嗽方论》指出："惟夫邪气伏藏，痰涎浮涌，呼不得呼，吸不得吸。于是上气促急。"涂老亦认为：本证为痰浊之喘，故治予健脾化痰入手。方中以茯苓、白术、苍术健脾化痰，三子豁痰下气，使痰浊清除，气道通畅，则喘促自缓。

五、温脾化饮平喘

主症：喘咳胸满，甚则不能平卧，痰如白沫量多。脘腹喜温喜按，或饮入易吐。呕吐清水痰涎，大便溏，喘咳日久则面目浮肿，舌质淡，苔白腻，脉弦细而滑。

处方：茯苓、桂枝、苍术、白术、葶苈子、大枣、半夏、细辛、椒目、地龙、甘草。

分析：涂老师认为脾阳虚衰，水湿失运，则蓄积而成为饮证。《素问・至真要大论》曰："太阴之胜……独胆则湿气内郁，饮发于中。"即指此类情况。饮邪上犯胸肺，肺气失降而上逆，则喘咳胸满，不能平卧，痰多如白沫，故治以温脾化饮为要。如《金匮要略・痰饮咳嗽病脉症并治》云："夫短气有饮，当从小便去之，苓桂术甘汤主之。"且方中加地龙既可化痰通络，解痉平喘，又可利尿，使邪有出路，实为化饮平喘之良药。

六、健脾益气平喘

主症：喘促无力，咳声低弱，气短声怯，面白神疲，自汗畏风，食欲不振，大便溏舌淡苔白，脉象虚弱。

处方：党参、白术、黄芪、茯苓、陈皮、当归、升麻、防风、半夏、淮山药、莲子肉、芡实。

分析：根据五行原理，脾为肺之母，久病喘证则致肺气虚衰，肺虚则耗夺母气以自养，则肺病及脾。脾为后天之本，气血化生之源。脾主运化，输布水谷精微，若脾气虚弱，不能“散精，上归于肺”则肺气愈亏，喘促愈甚。故治疗以健脾补益中气为大法。方中参、术、芪为主药调理后天之本，俟脾气健旺，肺得谷气滋养，主气有权，则喘促可轻或愈。涂老师常用“培土生金”法治肺脾两虚之喘。

七、养胃滋阴平喘

主症：喘促短气，咳吐浊唾涎沫，其质黏稠，或干咳，口干咽燥，潮热盗汗，形体消瘦，皮毛干枯，溲赤便秘，舌红而干，苔少或无，脉象细数。

处方：太子参、玄参、淮山药、半夏、川贝、天花粉、首乌。

分析：此为肺阴不足，虚火内炽，肺失清肃，宣降失司，则气逆咳喘。但肺阴不足仅为其标，胃阴亏虚乃为其本。因肺属金，胃属土，土为金之母，且“胃为水谷之海”，胃阴亏损，胃津不能上输，无以润肺，则上焦生热，以致肺燥阴亏，肺失清肃而喘。如《医门法律》说：“总由胃中津液不输于肺，肺失所养，转枯转燥，然后成之。”故以滋养胃阴，生津润肺而平喘为主要治则。涂老认为：用药宜酸甘化阴既能养胃阴，又可润肺燥。本方源于益胃汤，增入半夏、川贝以化痰平喘，首乌养阴平喘，且方中用乌梅既可养阴生津，又可收敛耗散之肺气，实为一举两得之良药。如《医门法律》指出：“大要缓而图之，生胃津，润肺燥，下逆气，开积痰……此辨证用药之大略也。”此亦所谓“虚则补其母”。

八、体会

喘证以呼吸急促，甚至张口抬肩，鼻翼煽动为特征，是肺系的顽疾。其主要病因病机为正气虚弱和外邪侵袭。致肺气郁，宣肃失司，气逆而喘。肺居上焦，主气司呼吸，为气机升降出入之所，故肺之病理表现主要是气机升降出入的失常，脾胃位于中焦，脾主运化输布水谷精微，胃主受纳腐熟水谷，两者同为气血化生之源，共司升清降浊，故中土有“升降之根”之称。《素问·经脉别论》篇说：“饮入于胃，游溢精气，上输于脾，脾气散精，上归于肺”，即指出肺必须依赖脾胃的滋养。若脾胃虚损，不能“散精，上归于肺”必然导致肺脏虚弱，致肺主气司呼吸的功能受损害。而且气机升降，必经中焦，莫不与脾胃相关联。若脾胃不和，痰饮阻滞，火盛腑实，气机升降失常，肺之呼吸出纳道路不畅，必然不能使呼吸正常而致气逆为喘。由此可见，肺与脾胃在生理和病理上息息相关，相互为用，相互影响。故涂老师在临床治肺之喘证，重视调理“后天之本”从“升降之枢”入手，补中土之虚，泻阳明之实，则可起到纲举目张的作用，此亦符合中医辨证施治的整体观。

［吴耀南，涂福音. 1994. 涂福音治脾胃以平喘的经验. 中国中西医结合脾胃杂志，2(1)：45－46.］

运用中医脾胃学说肠道给药治咳喘

吴耀南　涂福音

5年来我们根据中医脾胃学说的理论，采用中西医结合的方法，即在用西药常规治疗的同时，结合中医“急则治标”和“标本兼治”的治则，分别用通腑泻热，宣肺祛痰和益气养阴清热，通腑宣肺祛痰的中药煎剂保留灌肠，治疗慢性肺源性心脏病（肺心病）合并急性呼吸道感染患者84例，同时设对照组40例，观察其临床咳、喘两大主症的改善情况，现报告如下。

一、对象与方法

（一）对象

治疗组：84例，男54例，女30例，年龄56～75岁，平均为63.5岁，病程7～22年，平均为14.4年。对照组：40例，男28例，女12例，年龄52～72岁，平均为61.6岁，病程5～16年，平均为10.8年。

诊断标准：根据1980年全国第三次肺心病专业会议修订的诊断标准，治疗组和对照组所有病例均经详细体检和血液、胸片，心电图、超声心动图等检查，确诊为肺心病合并急性呼吸道感染。两组病例的一般情况相似，治疗组的病情略重于对照组。

（二）方法

1. 治疗组　除了用西药常规治疗外，按中医辨证分为标急和标本俱急两个证型，分别加用中药煎剂保留灌肠。① 标急：症状：喘促气急、咳嗽痰黄、胸闷或痛、神疲乏力、身热口渴、小便短赤、大便秘结、舌质暗红，舌苔黄腻、脉弦滑数。辨证：痰热壅肺，气失宣降。治法：泻热通腑，宣肺祛痰。处方：大黄6 g，芒硝3 g（冲），栀子10 g，黄芩10 g，连翘10 g，银花10 g，鱼腥草30 g，天竺黄10 g，瓜蒌15 g，桑白皮10 g。② 标本俱急：症状：喘促无力，咳声低弱，痰黏难咯，神疲倦怠，自汗畏风，口干咽燥，或身热，或便秘，舌暗红少苔或苔腻中剥，脉细弦数。辨证：气阴两虚，痰热内阻。治法：益气养阴清热，通腑宣肺祛痰。处方：太子参30 g，麦冬15 g，五味子6 g，淮山药30 g，玄明粉3 g（冲），大黄6 g，鱼腥草30 g，玄参10 g，桑白皮10 g，生地12 g，川贝母6 g。加减法：痰多加半夏10 g，葶苈子 15 g，喉间哮鸣加地龙 12 g，蜈蚣二只；瘀血重加丹参 15 g，桃仁 6 g，浮肿明显加车前子 10 g，泽兰 10 g；胸闷气憋加厚朴 10 g，郁金 10 g。操作方法：中药每日一剂，煎取汁约 250 mL，过滤冷却至 38～40℃，令患者左侧卧位，用小枕抬高臀部 10 cm，用肛管(14～16 号)，插入肛门约 20 cm，将药汁缓慢注入，每日 1 次，嘱病人保留 1 h 以上。

2. 对照组　按常规使用有关中西医治疗，如吸氧、抗感染，口服止咳平喘等西药及辨证施治的中药汤剂。

（三）疗效标准

显效：咳喘完全缓解，其余临床症状及肺部体征明显改善；好转：咳喘明显减轻，其余临床症状及肺部体征有改善；无效：咳喘和其余临床症状及肺部体征无改善或加重。

二、结果

两组疗效比较详见表 1、表 2。

表 1　治疗组与对照组疗效比较[n(%)]

分　组	例　数	显　效	好　转	无　效	总有效
治疗组	84	28(33.3)	48(57.2)	8(9.5)	76(90.5)
对照组	40	6(15)	23(57.5)	11(27.5)	29(72.5)

注：从表 1 可见两组比较，无论总有效率或显效率，治疗组均显著高于对照组($P<0.05$)。

治疗组中两证型疗效比较见表 2。

表 2　急则治标型与标本兼治型疗效比较[n(%)]

分　组	例　数	显　效	好　转	无　效	总有效
急则治标型	34	12(35.30)	20(58.82)	2(5.88)	32(94.12)
标本兼治型	50	16(32.00)	28(56.00)	6(12.00)	44(88.00)

注：从表 2 可见，两个证型疗效比较无明显差异($P>0.05$)。

一般患者在中药保留灌肠后 1～4 h 内可排稀水便 1～3 次，3 h 后咳喘开始缓解，2 天内可控制病情。病情较重者在中药灌肠后 1～2 天内，咳喘逐渐缓解。

三、讨论

笔者采用中药保留灌肠旨在用中西医结合治疗本病时，探索中药的最佳给药途径，以达到治疗急重病所要求的高效、速效。本文观察的结果表明，治疗组2天的总有效率为90.5%，对照组2天的总有效率72.5%，两组疗效比较有显著差异($P<0.05$)，证明在用中西医结合治疗本病时，中药肠道给药法明显优于中药口服法。治疗组的患者大多在用中药保留灌肠的当天或次日，咳喘即得到明显缓解。因此，有理由认为中药保留灌肠是起止咳平喘的主要作用。中药保留灌肠即中药导引法，早在汉朝张仲景的《伤寒杂病论》第235条就有“蜜煎导”和“土瓜根及大猪胆汁皆可为导”的记载，说明自古中医治疗急重症就曾采用肠道给药法。“肺主气，司呼吸”，咳喘为肺气膹郁，宣降失司所致。大肠为“传导之官”，主司传食物糟粕以排体外，属于脾胃系统，且与肺相表里，互有经脉络属。肺热可下移大肠，若阳明腑实，燥屎内结，腑气不通可致肺气不降。故泻肠中邪热可逐肺中痰热，通腑气可降肺气，起调理气机升降出入之用，故能止咳平喘。现代医学研究认为大肠吸收药物的速度较口服为快，其黏膜吸收在用药之后就立即开始。有人将安定注射液注入直肠，10 min血中浓度即达高峰，维持1 h以上，与肌肉注射效果相当。也有人用异戊巴比妥钠直肠和静脉给药进行抗惊厥实验，结果直肠和静脉给药显效速度无显著差异。直肠给药有两个吸收途径：一是通过直肠静脉经门静脉进入肝脏，再由肝脏进入大循环；二是通过中直肠和下直肠静脉进入下腔静脉，绕过肝脏直接进入大循环。药物注入结肠时，其吸收途径是上直肠静脉和结肠静脉。因此，中药灌入直肠和结肠可避免上消化道的酸碱度和酶对药物的影响，且部分药物不通过肝脏而直接进入大循环，可减少药物在肝中发生化学变化，因而能较好地保证药效的完整性，发挥更大的疗效。

[吴耀南，涂福音. 1995. 运用中医脾胃学说肠道给药治咳喘. 中国中西医结合脾胃杂志，3(4)：233-234.]

运用脾胃学说治疗肺心病并急性呼吸道感染92例

吴耀南

自1995年来我们根据中医整体观和脾胃学说的理论，采用中西医结合的方法，即在西药常规治疗的同时，结合中医“急则治标”和“标本兼治”的治则，分别用通腑泻热、宣肺祛痰和益气养阴清热、通腑宣肺祛痰的中药煎剂保留灌肠，来治疗慢性肺源性心脏病合并急性呼吸道感染患者92例，同时设对照组40例，观察其临床咳、喘两大主症的改善情况，现报告如下。

一、临床资料

（一）一般资料

所有患者均为本院住院患者。治疗组92例中，男59例，女33例；年龄56～64岁，平均62.5岁；病程7～12年，平均10.2年。对照组40例中，男25例，女15例；年龄52～65岁，平均61.6岁；病程5～15年，平均10.8年。

（二）诊断标准

根据全国第3次肺心病专业会议修订的诊断标准，两组所有病例均经详细体检和血液、胸片、心电图、超声心动图等检查，确诊为肺心病合并急性呼吸道感染。

（三）辨证分型

分为痰热郁肺为主和气阴两虚、痰热郁肺两型。

1. 痰热郁肺为主　症见咳嗽，气喘，胸闷，心悸，痰黄而多，发热，口渴，纳少，神疲，尿赤，或便秘，或足肿，舌暗红，苔黄腻，脉滑数。

2. 气阴两虚，痰热郁肺　症见咳嗽声怯，气喘气促，动则喘甚，胸闷，心悸，痰少难咯，身热，口干咽干，倦怠乏力，纳少，小便短赤，或便秘，或足肿，舌暗红，苔根黄腻，或苔黄腻中剥脱，脉弦细数。

治疗组痰热郁肺为主型37例，气阴两虚、痰热郁肺型55例。对照组痰热郁肺为主型14例，气阴两虚、痰热郁肺型26例。

两组患者在性别、年龄、病程、病情、证型等方面无显著差异（P 均>0.05），有可比性。

二、研究方法

（一）分组方法

按诊断及分型标准，将观察对象随机分为治疗组和对照组，2 组病例在性别、年龄、病程、病情、证型分布方面基本接近。

（二）观察内容及记录方法

主要观察患者咳嗽、气喘两人临床主症及其他症状和体征的改善情况，按统一制定的观察表，在治疗前后及治疗过程中将临床症状、体征和有关理化检查及不良反应等各项认真填写，每天记录 1 次。

（三）治疗方法

1. 治疗组　除了用西药常规治疗外，按中医辨证分为 2 个证型，分别加用中药煎剂保留灌肠。① 痰热郁肺为主型：治以通腑泻热，宣肺祛痰。处方：大黄 6 g，芒硝 3 g（冲），栀子 10 g，黄芩 10 g，连翘 10 g，苇茎 30 g，鱼腥草 30 g，草茄子 12 g，瓜蒌 15 g，桑白皮 10 g，地龙 12 g。② 气阴两虚，痰热郁肺型：治以益气养阴清热，通腑宣肺祛痰。处方：太子参 30 g，麦冬 12 g，五味子 6 g，山药 30 g，玄参 10 g，生地 12 g，大黄 3 g，玄明粉 3 g（冲），鱼腥草 30 g，川贝母 6 g，桑白皮 10 g，地龙 12 g。用法：每日 1 剂，煎取汁约 150 mL，过滤冷却至 36～38℃，保留灌肠，每日 1 次，嘱病人尽可能将药汁保留 1 h 以上。

2. 对照组　按常规中西医结合治疗，如吸氧，抗感染，止咳平喘等西药治疗及口服辨证施治的中药汤剂。以上两组的疗程均为 3 天。

三、治疗结果

（一）疗效标准

显效：咳喘完全缓解，其他症状和体征明显改善；好转：咳喘明显减轻，其他症状和体征有改善；无效：咳喘和其他症状及体征无改善或加重。

（二）统计学处理方法

采用 Ridit 检验。

（三）治疗结果

两组的总疗效比较详见表 1，咳嗽、气喘单项症状疗效比较详见表 2，治疗组内两型的疗效比较见表 3。

表 1　两组疗效比较(n,%)

组　别	例　数	显　效	好　转	无　效	总有效
治疗组	92	31(33.70)	51(55.43)	10(10.87)	82(89.13)
对照组	40	6(15.00)	23(57.50)	11(27.50)	29(72.50)

注：从表 1 可见，治疗组的疗效显著高于对照组($P<0.05$)。

表 2　两组咳嗽、气喘单项症状疗效比较(n,%)

组　别	症　状	例　数	显　效	好　转	无　效	总有效
治疗组	咳嗽	86	28(32.56)	49(56.98)	9(10.47)	77(89.53)
	气喘	92	31(33.70)	51(55.43)	10(10.87)	82(89.13)
对照组	咳嗽	36	5(13.89)	22(61.11)	9(25.00)	27(75.00)
	气喘	40	7(17.50)	22(55.00)	11(27.50)	29(72.50)

注：从表 2 可见，治疗组中咳嗽、气喘单项症状疗效均显著高于对照组(P 均<0.05)。

表 3　治疗组 2 个证型疗效比较(n,%)

辨证分型	例　数	显　效	好　转	无　效	总有效
痰热郁肺	7	13(35.14)	22(59.46)	2(5.41)	35(94.60)
气阴两虚兼痰热郁肺	5	16(29.09)	31(56.36)	8(14.55)	47(85.45)

注：从表 3 可见，治疗组中 2 个证型疗效比较无显著差别($P>0.05$)。

四、讨论

笔者采用中药保留灌肠治疗咳喘，旨在探讨运用中医脾胃学说治疗其他脏腑的疑难病症，并且在运用中西医结合治疗本病时，探索中药的最佳给药途径，以达到治疗急重病所要求的高效、速效。本文观察结果表明，治疗组 3 天的疗效显著高于对照组($P<0.05$)，治疗组的咳嗽、气喘单项症状疗效均显著高于对照组(P 均<0.05)，证明在运用中西医结合治疗本病时，中药肠道给药法明显优于中药口服法。治疗组的患者一般在运用中药保留灌肠 1～2 天内咳喘得到明显缓解。因此，有理由认为中药保留灌肠在止咳平喘中起主要作用。

中药保留灌肠即中药导引法，早在东汉张仲景的《伤寒论》第 233 条就有“蜜煎导”和“土瓜根及人猪胆汁皆可为导”的记载，说明自古中医治疗急重症就曾采用肠道给药法。“肺主气，司呼吸”，咳喘为肺气膹郁，宣降失司所致。大肠为“转导之官”，主司传糟粕以排体外，属于脾胃系统，且与肺相表里，互有经脉络属。肺热可下移大肠，若阳明腑实，燥屎内结，腑气不通可致肺气不降，故泻肠中邪热可逐肺中痰热，通腑气可降肺气，起调理气机升降出入之用，此即中医的“解表安里”之法，故能止咳平喘。本文的观察结果表明，根据中医的整体观，运用中医脾胃学说理论可以治疗其他脏腑的疑难重症，并取得良好疗效。

现代医学研究认为人肠吸收药物的速度较口服快，其黏膜吸收在用药之后就立即开始。直肠给药有两个吸收途径：一是通过直肠静脉经门静脉进入肝脏，再由肝脏进入体循环；一是通过中直肠和下直肠静脉进入下腔静脉，绕过肝脏直接进入体循环。药物注入结肠时，其吸收途径是上直肠静脉和结肠静脉。因此，中药灌入直肠和结肠可避免上消化道的酸碱度和酶对药物的影响，且部分药物不通过肝脏而直接进入体循环，可减少药物在肝脏中发生化学变化，因而能较好地保证药效的完整性，发挥更大的疗效。

[吴耀南. 2001. 运用脾胃学说治疗肺心病并急性呼吸道感染92例. 福建中医药，32(6)：13-14.]

脾胃学说在心脑血管疾病中的运用概况

吴耀南　涂福音　张冬英

心脑病症是指由于情志所伤，禀赋不足，年老体弱，久病失养等引起心脑功能失常和病理变化的一类病证。主要包括胸痹心痛、心悸、中风、癫痫等疾病，既往多从痰火扰心、饮遏心阳、心血瘀阻、脑脉受损、心阳（气）虚、心阴（血）虚、脑髓空虚等方面分析其病因病机。然诸多医药工作者经多年的临床工作，总结和探索得知脾胃功能失调在心脑病症的发病中扮演着重要的角色，是故从调理脾胃论治心脑血管病症常获佳效。

一、胸痹从脾胃论治

胸痹相当于现代医学中的"冠心病""心绞痛"等心血管疾病，其病名首见于《灵枢・本藏》："肺大则多饮，善病胸痹，喉痹，逆气。"《金匮要略》始将它作为一种独立的疾病。其病机为胸中阳气不足，浊阴上逆，痰浊瘀血寒邪凝结阻滞，胸阳失宣，气机闭郁，甚则脉络阻塞不通，以胸中窒而痛或胸背彻痛为主要表现。路志正教授认为胸痹病虽有虚实寒热之分、在气在血之异，然胸中阳气虚衰、邪气乘虚入侵阳位、痹阻气机则是共同的发病机制。正如喻嘉言所说："胸中阳气，如离照当空，旷然无外，设地气一上，则窒塞有加，故知胸痹者，阳气不用，阴气上逆之候也"。胸中阳气，又名宗气，是心、肺两脏功能的总概括。宗气的强弱与脾胃的健运与否有直接关系。脾胃为水谷之海、气血生化之源、气机升降之枢纽，人体各部都必须通过脾胃及其经脉的作用，而获得后天的营养，始能精力充沛、机体健康，若脾胃一衰，则百脉失养，诸病从生。郭刚则从经络及生理病理的角度分析心脏与脾胃密切相关。① 在经络方面，脾胃与心相通。经络使脾胃与心密切联系起来，如《内经》曰："胃之脉络通于心"，李东垣在《医学发明》中说："脾经络于心"，《黄帝内经太素》杨上善注曰："足太阴脉注心中。从心中循手少阴脉行也"。现代医学观察到饱食后可引发猝死，从而提出"胃冠反射"理论，这也为脾胃在经络上与心相通提供了一个有力佐证。② 在生理方面，心脏需要营气的滋养，营气入心，经心火的锻炼化赤为血。以供人体需要。而营气是营运于脉中的精气，生于水谷，源于脾胃，出于中焦。李东垣云："心主荣，夫饮食入胃，阳气上行，津液与气入于心”“若胃气正常，饮食入胃，其荣气上行，以舒心肺”。所以说脾胃是营气的生化之源，营气在生理状态下对心脏及其他脏腑起营养作用。③ 在病理方面，郭刚分析脾胃功能失调可引起心脾两虚，气虚血少；痰凝瘀阻，阻遏胸阳；脾阳衰弱，水饮凌心等证。可见脾胃的功能失常可引起气血虚弱、血瘀、痰浊、水饮等病理状态及病理产物，而这些均可累及心脏。使心脏受病。另一方面，心、脾为母子相连，不仅脾胃病变可以传于心，而且心脏病又可影响脾胃。若心气内虚，运血无力。则胃失滋养、脾失健运，或心阳衰微，则上湿不化、湿阻中焦。这说明心脏与脾胃的病理相互关联，为心脏病患者从脾胃论治提供了理论上的支持。该病虽然发病在心，其病机应以心的脏气失调为主，但与肝肾、脾胃有着密切联系，尤以脾胃为然，治疗上路志正从以下几方面对进行论治：① 补中气而鼓宗气。宗气不足，可见胸部隐痛，时发时止，心悸气短，动则闷憋，纳少倦怠，易汗出，面白，舌淡有齿痕，脉沉细无力或结代。路老认为：虽有胸闷、喘憋、胸痛等气机阻滞之证，而为气虚运行无力而气滞，治之惟补虚行滞，不宜散结破气。《罗氏会约医镜》云：“气不虚不阻，凡常人之于气滞者，惟知破之散之，而云补以行气，必不然也。不知实则气滞，虚则力不足运动其气，亦觉气滞，再用消散，重虚其虚矣。”宗气虚用五味异功散加味。② 调脾胃而养营血。营血亏虚则脉不充盈，血行滞涩。本证虽有胸闷刺痛、舌暗、脉涩等瘀血见症，亦有心悸怔忡，色淡等血不养心见症，但路老认为：此乃营血亏虚，血少不运，脉道滞涩不通而致，治之不可过用消伐之活血逐瘀之物，应以养营血而行血。心血虚，惟调脾胃，乃滋化源，即“导源江河”以资灌输流畅，若只知活血通络，必事与愿违。故营血虚用归脾汤加减调理心脾。如舌有瘀点，脉涩等瘀血见症者加桃仁、红花、川芎以养血活血；血亏久而伴虚热者加麦门冬、地骨皮并去黄芪；肾阴不足加旱莲草、何首乌、枸杞。③ 醒中州而化湿浊。湿浊蕴结可见胸部闷痛，阴雨天加重，脘痞纳呆，口黏恶心，头晕沉重如裹，便软不爽，溲混，苔白腻，脉濡缓。路老认为：湿为无形之邪，氤氲弥漫，碍阻气机，而脾主运化水湿，祛湿必先醒脾运脾，脾健则无生湿之源，而气机自通矣。治用三仁汤加减。湿易困阳少佐砂仁、干姜以振中阳；湿易化热而热偏重者加黄连、黄芩、茵陈以清热祛湿。④ 化痰湿而宣痹阻。痰浊痹阻，可见心中痞塞，胸满咳喘，痰黏不爽，肢体酸楚，沉困乏力，舌淡暗苔白腻，脉沉伏或弦滑。路老认为：此乃胸阳阻闭不通而致，用通阳开痹治其标，调补脾胃治其本为法。治本在于杜绝痰湿滋生之源，固宗气之旺盛。治用瓜蒌薤白半夏汤或枳实薤白桂枝汤并常合用小陷胸汤加减。⑤ 温中阳而祛阴寒。寒气上逆，可见卒然心痛如绞，形寒肢冷甚，冷汗出，短气心悸或伴脘腹冷痛，大便稀溏，小便清长，舌淡苔白，脉沉迟。路老认为此乃中阳虚衰，阴寒内盛，寒气上逆心胸，令胸阳不宣，鼓动血行无力，同时阴寒遏滞血脉瘀阻而为痛，《金匮要略》云“阳微阴弦”是其病机之概括。《素问·举痛论》曰：“寒气入络而稽迟……客于脉中则气不通，故卒然而痛。”治用附子理中汤加桂枝、高良姜、丁香、西茴以温散寒邪，降逆通络而止痛。赵国定沿用其师袁家玑教授重视调理脾胃之经验，遵从“急则治标，缓则治本”的原则，急时以通为主。“通”主要指芳香温通，宣痹通阳，活血化瘀等法，平时调治则以治本为主，培养元气，增强正气，达到祛除邪气之目的。但补而兼通，多选用人参或党参、太子参、黄芪、大红枣、陈皮、炙甘草等健脾益气的药物，同时稍佐活血化瘀、化痰之品。从而达到促进血脉的流通，调和气血之目的。郭刚根据“同病异治”的原则从脾胃论治胸痹常能收到较好疗效，并总结出以下五法：① 补脾益气生血法。主治心脾两虚证。方药：以归脾汤或当归补血汤加减。② 除湿和胃法。主治湿阻中焦，气机不畅，胸阳失展证。方药：以平胃散或三仁汤为主，酌加菖蒲、全瓜蒌、丹参、白芥子或焦三仙等芳香化湿之品。③ 消食化积法。主治饮食停滞证。方药：以保和丸加减。④ 健脾化痰通络法。主治脾胃虚弱，痰涎壅阻之证者。张景岳曰：“痰之化无不在脾”，故治以健脾化痰通络。方药：以温胆汤为主，酌加枳实、瓜蒌、丹参、木香或焦三仙等化痰行气之品。⑤ 温脾消饮法。主治脾阳虚衰，水饮凌心证。治以温脾消饮法，方药以苓桂术甘汤酌加人参、葶苈子、车前草、附子、杏仁等温肺益气，利水消饮之品。由上可知在胸痹(冠心病)的治疗中不仅要考虑温阳活血、祛湿化痰更要重视健脾益气以缓图功，方为长远之计。

二、中风从脾胃论治

中风是临床常见病、多发病。本病起病急骤，见证多端，变化迅速，病情多凶险，常留有后遗症，往往难以速愈。其病因不外风、痰、火、气、虚六端，此六邪杂而相搏，可使脏腑虚损，气血逆乱于脑。自《内经》《金匮要略》至今，历代医家对中风病的论述，多详于肝肾，略于脾胃。临证常用醒脑开窍、平肝息风、祛风通络、化痰通腑、益气养阴、活血化瘀等治法。张建腾等却认为，脾胃和肝肾在中风发病中具有同等重要的作用。病因中痰的产生大多与脾胃有关。如嗜食肥甘厚味，嗜酒过度；或形盛气弱，中气亏虚；或肝阳素旺，横逆犯脾，而致脾失健运，水湿内停，聚湿生痰，痰郁化热，引动肝风，挟痰上扰，蒙蔽心窍。这种内生的痰热是诱发中风的重要病理因素之一。金元医家朱丹溪在《丹溪心法》中指出：“……东南之人，多是湿土生痰，痰生热，热生风也。”明确指出，东南方气候潮湿，容易内困脾胃，脾胃运化失职，湿痰壅盛，痰热生风。近代医家张山雷在《中风斠诠》中说："肥甘太过，酿痰蕴湿，积热生风，致为晕仆偏枯，猝然而发，如有物击之使仆者，故曰仆击，而特著为病源，名以膏粱之疾。"张氏把这种贪食肥厚甘美食物，损伤脾胃，致痰热生风，骤然起病的偏瘫叫做膏粱之疾。王肯堂也十分重视饮食过盛伤脾与中风发病的关系，指出"久食膏粱厚味，肥甘之品，损伤心脾"。中医研究院赵金铎也认为："随着人民生活的改善，恣饮醇酒，已为常事，饮食自备，肠胃乃伤，脾胃不健，气不布津，聚湿生痰，痰湿内蕴，郁久化热，热极生风。"通过临床观察，由于饮食不节，损伤脾胃，痰热生风而致的中风者十分多见。对于从脾胃治疗该病的方法王洪京总结了以下几种：① 健脾化痰法，主要针对中风预防。中老年体肥之人，症见头晕目眩，纳呆，舌胖有齿痕，脉细或弦，伴有高血压、糖尿病、高脂血症、高黏血症者，发生中风的可能性较大。在防治上应健脾化痰，方选半夏白术天麻汤加减。② 通腑泻下，畅利中焦法，多用于中风急性期实证。其中平肝通腑法适用于肝肾阴虚。风阳上扰，兼腑气不通者，方用羚角钩藤汤加大黄；化痰通腑法适用于痰热腑实，风痰上扰者，方用瓜蒌承气汤；通腑开窍法适用于里热炽盛，腑实燥结而神昏者，方用安宫承气丸。③ 补气活血法，多用于中风之中经络及中风恢复期。方用补阳还五汤加减。杨军亦强调治该病当以健脾气、顾胃气、资化源为要。因脾胃居中焦，主运化水谷。通上连下，为气机升降之枢纽，脏腑经络、四肢百骸无不仰赖脾胃所化生输布的精气以滋养脏腑，气血之升降亦为中焦气机所转枢，故前人视脾胃为后天之本。土为万物之母，生化旺则气血调和，诸病屏息；生化衰则气血亏损，百病交侵。中风病脏腑虚损，升降失调，痰瘀阻痹，气血逆乱于脑，证属本虚标实。而扶正气治根本必须先调脾气，培补中州，枢转气机。只有滋化源生正气，才能扶正以祛邪，趋病向愈。正如张仲景云："若五脏之真气通畅，人即安和。"治疗本病杨军认为首在恢复后天之本，不断增强和充养正气，调节脏腑功能，祛除风痰瘀血诸邪，使气血调和，筋脉通达。总之，应时刻顾护脾胃之气，使其升降相因，既可化其精微以溉四旁经络，又能增强对药物的吸收以充分发挥药力，使邪去、正复、人安。

三、癫痫病从脾胃论治

癫痫是一种发作性的神志疾病。其病因病机虽然复杂，但总不外乎脏气不平，痰涎壅塞。如《三因极一病证方论》云："夫癫痫病，皆由惊动，使脏气不平，郁而生痰，闭塞诸经，厥而乃成"。《景岳全书》指出："癫痫多由痰气，凡气有所逆，痰有所滞，皆能闭塞经络，格塞心窍"。可见，脏腑气机失调，痰浊内停，是癫痫发病的关键病机，因而调理脏腑气机，祛除痰浊即为治疗癫痫不可忽视的法则。欲调畅脏腑气机必有赖于脾胃的中轴转枢作用，脾胃转枢正常，脏腑气机才能升降出入有序，从而一方面确保精微物质正常敷布，使神有所养；另一方面使体内代谢产物及时排出，则无浊邪停蓄影响神志之患。一旦脾胃转枢失职，则脏腑气机失于调畅，体内精微物质不归正化，反聚饮生痰，成为导致癫痫的主要病理因素。若痰浊滞留不去，又影响脏腑气机，久则瘀浊互结，终成胶固难解之势，则癫痫反复发作，缠绵难愈。正如康应辰《医学探骊全集》所云：脾之一脏乃运用之神所出；癫痫多由顽痰困脾，脾既为顽痰所困，则运用之神无从而出。前贤所论无疑为癫痫病从调理脾胃论治奠定了理论基础。针对脏气不平，痰浊壅塞这一致痫的主要机制，古今医家虽未明确指出调理脾胃气机之治法，但有从脾胃论治的实践先例。如《扁鹊心书》有“气痫者，经灸中脘穴而愈”的记载；《医学入门》主张“化痰必先顺气，顺气必先调中”。《石室秘录》认为癫痫之证，多因气虚有痰所致，故以健脾化痰之品组成祛痰定痫汤治之。《医学传灯》指出：此病痰伏心包，全要胃气清虚，方能健运，故拟舒中二陈汤、六君健脾汤治疗阳痫、阴痫。尚有采用吐法、下法治疗者，如《备急千金要方》疗食痫，以紫丸（赭石、赤石脂、巴豆、杏仁）下之，从方药来看，含有调理气机之意。再观不少医家治疗癫痫所喜用的星香散、妙香散、醒脾散、定痫痫丸等方亦蕴调气化痰之理。这对后世论治癫痫颇有启示作用。近代医家陈百平认为痫由痰起，治痫必先治痰。在痫证发作期主张用开破之法，以开气机闭塞，荡痰邪之积聚，而直达病所，常用温胆汤加升降之品治之；在缓解期，注重扶正、健脾、化痰，多用六君子汤加减施治。熊继柏认为痫久必归五脏，每致虚实夹杂，其中尤多脾虚痰盛之证，故扶脾为要策，以六君子汤加定痫丸治之多验。李修伍认为病在肝脾，与心脑有关，宜镇逆气，化痰浊，用神赭散为主方治疗。尚有采用通腑泻浊法，以导下宣上，治疗癫痫者，如汤氏家传秘方；槟榔、黑丑、皂角、酒大黄、制南星治疗癫痫 30 例，疗效满意。王洪图教授精究博览，在前人研究的基础上，对脾胃与神志关系的认识有其独到见解，认为脾胃气机转枢正常与否在癫痫等神志疾病的发病中起关键作用，中轴转运正常，则诸脏腑气机调畅，无浊邪产生、停留之患，神志活动自然如常。故以调理脾胃枢机为主旨组成复方，治疗癫痫等神志疾病，且经多年的临床验证，确实疗效显著。从现代医学的角度有人推测，胃—肠—胰内分泌系统，通过脑肠肽影响脑肠轴，很可能是中医认为脾胃与高级神经活动有关的物质基础，这就为脾胃主神志的脾藏神理论提供了现代科学依据。随着神经科学的发展，近十年来，对癫痫发病机制的研究也取得了新的进展。一些研究表明，脑肠肽等神经肽类物质与癫痫病有密切关系。这对癫痫病从脾胃论治寻找其物质基础提供了线索。

四、小结

综上所述可见，心脑病证从调理脾胃论治的认识思路，是在前贤理论及实践基础上的进一步升华，既有深刻的理论内涵，又有临床实践验证，还有初步的现代研究依据的支持。说明调理脾胃气机确实为治疗心脑疾病的安全、有效的一种方法其作用机现尚待深入研究。

[张冬英，吴耀南，涂福音. 2004. 脾胃学说在心脑血管疾病中的运用概况. 云南中医中药杂志，25(5)：44－46.]

大活络丹与复方丹参注射液治疗冠状动脉粥样硬化性心脏病心绞痛疗效观察

邵培升　邵以德　涂福音

1994年以来，我们采用大活络丹治疗冠状动脉粥样硬化性心脏病(冠心病)心绞痛36例，并与复方丹参注射液治疗36例作比较，报告如下。

一、病例与方法

(一) 病例

根据文献标准诊断冠心病心绞痛患者72例，随机分两组。治疗组36例中男21例，女15例；年龄45～79岁，平均62岁。病程2～28年，平均7年。劳累性心绞痛28例，自发性心绞痛5例，混合性心绞痛3例。中医辨证：血瘀型27例，痰浊型4例，气虚型3例，阴虚型2例。对照组36例中男22例，女14例；年龄46～78岁，平均61岁。病程2～28年，平均6.5年。年劳累性心绞痛29例，自发性心绞痛4例，混合性心绞痛3例。中医辨证：血瘀型26例，痰浊型5例，气虚型2例，阴虚型3例。全部患者在治疗前休息状态下或做运动试验后，心电图检查均示明显缺血表现；伴心律失常者治疗组12例，对照组15例。两组临床资料相似，具有可比性。

(二) 治疗方法

治疗组：口服大活络丹，每次1丸，每日2～3次，21日为1个疗效。对照组：5%～10%葡萄糖200～500 mL加复方丹参注射液10～20 mL静滴，每日1次，21日为1个疗程。两组均口服硝酸异山梨酯10 mg，每日3次，不用抗心律失常药。

(三) 疗效标准

按相关文献标准进行评定。

(四) 统计学处理

计数资料采用 χ^2 检验，计量资料采用配对t检验。

二、治疗结果

（一）临床疗效

治疗组显效20例，好转14例，无效2例，总有效率为94.4%。对照组中显效18例，好转10例，无效8例，总有效率为77.8%。两组总有效率比较有显著性差异（$\chi^2=4.30, P<0.05$）。

（二）心电图疗效

治疗组36例中显效24例，好转8例，无效4例，总有效率88.9%。对照组36例中显效16例，好转9例，无效11例，总有效率为69.4%。两组比较有显著性差异（$\chi^2=4.16, P<0.05$）。

（三）心律失常疗效

治疗组12例中，窦性心动过缓4例中显效2例，有效2例；房性早搏1例有效；心房颤动1例无效；窦性早搏2例中显效1例，有效1例；左前束支传导阻滞2例无效；完全性右束支传导阻滞2例中显效1例，有效1例。总有效率75.0%。对照组15例中，窦性心动过缓3例均无效；房性早搏2例，显效1例，无效1例；心房颤动3例中有效1例，无效2例；室性早搏2例中显效1例，有效1例；左前束支传导阻滞3例均无效；完全性右束支传导阻滞2例中显效1例，有效1例。总有效率40.0%。两组总有效率比较有显著性差异（$P<0.05$）。

（四）不良反应

治疗组轻度胃部不适2例，改饭后服药均能适应；对照组2例用药1～2日时觉头晕，继续治疗后症状消失。

三、讨论

冠心病的中医证型与冠状动脉（冠脉）病变程度具有一定的关系，冠心病属中医“胸痹”“真心痛”范畴。基本病机为本虚标实，虚者以气虚为先，渐则阳虚、阴虚，实者以血瘀为始，渐则痰浊、痰瘀互结。气虚而气血运行无力是冠心病的初始病因，血瘀痰浊阻滞心脉是最终结果我们观察的72例患者均有不同程度的气虚表现，且以心肺、心脾气虚相兼占多数。有人根据中医证型及其冠状动脉（冠脉）造影提示：冠心病中医病理变化由气虚、气滞、血瘀、痰浊、痰瘀互结自轻而重发展，与西医的冠脉痉挛、冠脉病变累及支数、狭窄程度、心肌梗死、心功能异常等病理生理变化在一定程度上具有一致性。

大活络丹具有补益气血、活血化瘀、祛风通络、化痰健脾、解痉止痛之功效。方中用四君补气，四物补血，这是治本的一面。辅以麻黄、羌活、附子、官桂祛风散寒，温通血脉；麝香、龙脑、安息香等芳香透络；丁香、木香、沉香等调畅气机，促进血液循环；乳香、没药、血竭等活血化瘀，具有抗凝作用；白花蛇、乌梢蛇、虎骨、全蝎、地龙、葛根等祛风舒筋，解痉止痛，具有缓解冠脉痉挛、降低血液黏稠度、溶栓（蚓激酶）等作用。这是祛邪治标的一面，更佐以白术、茯苓、南星等健脾化痰，以达标本兼治之功。临床观察表明，使用大活络丹后，心绞痛症状好转，心电图缺血性改变及伴发的心律失常的改变方面均较复方丹参注射液有明显的疗效，提示大活络丹有显著扩张血管、增加冠脉血流量、改善心脏供血的作用，同时具有抗凝、溶栓，降低血液黏稠度，降低心脏负荷，增强心脏功能及抗多种心律失常的作用。对窦性心动过缓有较明显的增加心率作用，对早搏及束支传导阻滞亦有一定疗效。其机制考虑可能与心肌供血改善，心脏功能增强，从而使心律失常得以纠正有关，或其中某些药物具有直接抗心律失常的作用。复方丹参注射液主要由丹参和降香组成，两者均有活血化瘀功能，丹参虽有“功同四物”之称，但无补气治本等功效。故丹参为主治疗冠心病心绞痛虽有效率尚满意，但显效率较大活络丹低，且在改善心电图缺血性 ST－T 改变和抗心律失常方面比大活络丹疗效较差。

综上所述，大活络丹合用硝酸异山梨酯治疗冠心病心绞痛，其综合疗效明显优于复方丹参注射液加硝酸异山梨酯，且使用方便，其远期疗效有待于进一步验证。

［邵培升，邵以德，涂福音. 1999. 大活络丹与复方丹参注射液治疗冠状动脉粥样硬化性心脏病心绞痛疗效观察. 中西医结合实用临床急救，6(1)：35－36.］

脾胃学说在儿科疾病中的应用

吴耀南　张冬英

中医脾胃学说认为：脾胃是元气之本，元气为健康之本，脾胃伤则元气衰，元气衰则疾病所由生。小儿因脏腑娇嫩，形气未充，为稚阴稚阳之体，脾常不足，脾胃功能较弱。若因饮食不节，喂养不当，损伤脾胃，则易发脾胃疾患。而人体为一有机整体，"内伤脾胃，百病由生"，所以，临床上但凡脏腑疾患中出现脾胃失常之候，从脾胃论治每获佳效，现简介如下。

一、厌食症从脾胃论治

厌食症主要由于脾胃虚损，运化失常，消化吸收功能长期障碍，以致气血生化之源缺乏，肌肤失养而形成的一种慢性病症。在儿童中的发病率很高，尤其在城市儿童和独生子女中多见。厌食症严重影响小儿的生长发育，故临床防治该病具有非常重要的意义。

（一）病因病机

陈永辉等提出厌食症的病因主要是饮食不节，喂养不当，病变脏腑在脾胃，发病机制是脾运胃纳功能的失调。张秀华等认为该病主要是饮食不节所致，过食肥甘厚味之品，导致运化失职，胃失和降，食滞中焦而不欲食，久则脾虚更难运化，加重中焦食滞，而成虚实夹杂之候。董新宁指出在排除器质性疾病对小儿食欲的影响外，缺锌是造成小儿厌食的主要原因之一。体内缺锌可导致含锌消化酶的活力降低，消化能力减弱，使味觉敏感度下降，而引起厌食；缺锌可使患儿体内 T 细胞减少，吞噬细胞及 T 细胞功能下降，导致免疫功能低下，防病能力减弱。赵鹏提出小儿厌食就其原因而言，除饮食不节，喂养不当外，情志失调也是引起厌食的主要原因。小儿虽少情志病，但近年娇生之儿，常具乖戾之性，情志偏亢，稍有不遂或所求不得，则哭吵不已，久则肝郁失疏，横逆犯胃，致使脾胃受损，脾失健运，胃纳不佳而成厌食症。

总而言之，能食不能消，脾之故，能消不能食，胃之因。小儿"脾常不足"，饮食不能自调，食物不知饥饱，若喂养不当或饮食不节，长期偏食，皆易损伤脾胃，胃阴伤则不思饮食，脾阳伤则运化失职，从而导致脾失健运，胃不思纳的厌食症。

（二）辨证施治

王俊侠等以健脾益胃立法，运用六一健儿散（桔梗、山药、扁豆、砂仁、牡蛎、山楂、太子参、白术、茯苓、甘草等）治疗小儿厌食症 150 例。结果：痊愈 87 例，好转 57 例，无效 6 例，总有效率 96%。冯香玲等采用儿宝冲剂（生龙骨、生牡蛎、炒山楂、生山楂、生黄芪、炒白术、瞿麦、核桃仁、桑葚子、生麦芽、炒神曲、鸡内金、砂仁、当归）治疗小儿厌食 380 例。结果：总有效率为 95.8%。较对照组有显著性差异（$P<0.05$）。吴涛采用自拟方"小儿消食饮"（茯苓、党参、白术、木香、山楂、砂仁、鸡内金、沙参、甘草、山药、枳实、党参、白术、木香、山楂、砂仁、神曲、麦芽、乌梅）治疗脾胃虚弱型厌食症患儿 56 例，对照组采用吗丁啉与胃蛋白酶合剂联合给药治疗。结果：治疗组与对照组总有效率均为与 100%，但治疗组总治愈率明显高于对照组（$P<0.01$）。薄丽亚等以健脾益胃，消食化积为法，应用自拟方健脾消食散（党参、白术、陈皮、郁金、砂仁、鸡内金、槟榔各 9 g，牵牛子、大黄各 6 g，朱砂 1 g，将上药共研成极细末，分装成每包 10 g）治疗小儿厌食症 240 例。结果总有效率为 97.5%，较对照组有显著性差异（$P<0.05$）。

由上可知，健脾益胃，消食导滞是治疗小儿厌食症的理想途径，若伴性情较焦躁者，可适当配伍疏肝理气药使肝气条达不致横逆犯胃。另外，纠正不良的喂养方式、养成定时定量的进食习惯对增进小儿食欲，纠正厌食具有重要作用。

二、小儿贫血从脾胃论治

小儿贫血属中医学"血虚""虚劳""黄肿"等范畴，是我国小儿四大常见疾病之一，重度贫血或贫血时间过长，可使小儿生长发育迟缓，智力发育落后，免疫功能下降而易患各种感染性疾病，所以防治小儿贫血对儿童健康成长意义重大。

（一）病因病机

唐容川在《血证论》中说："上虚而不运，不能升达津液，以奉心化血，渗灌诸经。"即指血液化生与脾运有关，脾胃健运，才能有效地把水谷精微化生为气血，以滋养周身。韩芳华提出血液资生于脾，根源肾，若脾失健运，肾精亏虚则生化无源而致贫血。陈桂荣和赵兰芳等均认为小儿贫血与脾胃虚弱关系密切。脾胃是血液生化之源泉，饮食不当则脾胃功能障碍，气机升降失调，气血津液不能化生而致气虚血弱，或营养不足，化源缺乏，则形成贫血。马新超等指出小儿营养性缺铁性贫血的病因主要是：铁的供应不足和铁的吸收障碍这两方面。《丹台玉案》提出本病"多因食积、虫积之为害。碍其脾胃道路，经久不消，脾胃失运化之权，浊气上腾，故面黄而且浮，手足皆无血"，由此可知，虫积是贫血的另一主要原因。

综上所述，小儿贫血主要是因造血物质的摄入不足或素体脾胃虚弱或食积、虫积导致脾胃功能障碍，阻碍了营养物质的吸收及输布，使气血生化乏源，引起贫血。

（二）辨证论治

尹淑香以健脾生血立法，以自拟之补血灵糖浆（组成：党参、白术、陈皮、当归、鸡血藤、制首乌、炒二芽等）配口服铁剂治疗小儿缺铁性贫血 240 例，临床观察有效率达 95%以上，经统计学检验明显优于西药组及中药组。黄岩杰等以补脾益肾为法，运用自拟方儿乐补血冲剂（由太子参、黄芪、阿胶、焦山楂、鸡内金、枸杞子、大枣组成）治疗小儿缺铁性贫血 120 例，总有效率达 95.8%。并对治疗前后患儿的 Hb、RBC、MCH、FEP、FEP/Hb5 项实验室指标进行比较，均有显著性差异。赵兰芳等以中西医结合的方法治疗小儿贫血 86 例。中药：辨证分两型治疗。脾胃虚弱型治以健脾开胃，益气养血，方选香砂六君子汤加味；心脾两虚型治以健脾养心，益气生血，方用归脾汤加味加减：伴腹泻者加白扁豆、莲子肉、薏苡仁；伴虫积者加槟榔、百部、大蒜汁。西药：缺铁性贫血配合硫酸亚铁片、维生素 C 口服；营养性巨细胞性贫血配合维生素 B_{12} 注射液肌注，叶酸片、维生素 C 片口服；混合性贫血同时用上述两种方法。结果：痊愈 48 例，显效 30 例，无效 8 例，总有效率为 90.7%。王欲明运用加味四君子汤（党参、茯苓、白术、炙甘草、当归、阿胶、红枣、红糖）治疗小儿贫血 33 例，结果：痊愈 24 例，好转 7 例，无效 2 例，总有效率 93.9%。

所以，健脾生血是治疗小儿贫血的关键所在，脾胃健运则纳食正常，摄入充足；同时脾胃运化功能正常，则所摄营养才能被充分吸收和利用，气血生化之源才能得以保证。另外，因精血同源，贫血甚者在健脾的同时辅以补肾，使肾精旺盛，髓海充盈，则更能促进气血的生化。除此之外，合理的喂养方式及饮食习惯也极为重要。

三、小儿哮喘从脾胃论治

哮喘是一种以发作性的哮鸣气促，呼气延长，不能平卧为临床特征的疾患。它是小儿呼吸系统常见疾病，近年来发病率呈世界性上升趋势，对小儿生长发育影响极大，常反复发作，证情顽固，严重影响了小儿的健康成长，所以积极防治该病具有重要意义。

（一）病因病机

汪受传、陈可静和李建保等认为痰湿内蕴，痰伏于肺为哮喘的夙根，而痰之本水也，源于肾；痰之动湿也，主于脾；痰之处肺也，贮于肺，所以痰的形成及痰饮留伏与肺脾肾三脏功能失调有着密切的关系。肺脾肾三脏虚损，津液代谢障碍，从而导致痰湿内盛，故哮喘的病变脏腑在肺脾肾。外因是感受外邪，触动伏痰，痰随气升，气因痰阻，相互搏击，阻塞气道，则声哮痰鸣。韩芳华和张小平均指出小儿哮喘从夙根来看多有脾虚，脾虚则水湿不运，湿聚成痰，内伏于肺，遇外感或其他因素则肺失宣通，痰随气升，气因痰阻，气道壅闭而成哮喘。

是故，哮喘的发病，是外在因素作用于内在因素的结果。其发病机制主要在于痰饮久伏，触遇诱因而发，而“脾为生痰之源，肺为贮痰之器”，脾虚不能运化水湿，湿聚成痰，内伏于肺为其关键因素。

（二）辨证施治

沈俊元以温阳益气，健脾补肾养血为法，以都气丸合参苓白术散加减（党参、黄芪、白术、五味子、黄精、熟地、丹参、沙参、茯苓、甘草）配合西药盐酸左旋咪唑治疗小儿哮喘 36 例。结果：痊愈 25 例，显效 7 例，有效 4 例，总有效率 100%，较对照组有非常显著性差异，$P<0.01$。杜海华以补气健脾，祛痰化湿为法，以哮喘二号（组成：黄芪、防风、白术、石斛、知母、冬虫夏草、制半夏、陈皮、藿香、佩兰）合喘康速、必可酮治疗小儿哮喘 36 例。结果：治愈 34 例，好转 1 例，无效 1 例，总有效率 97.2%，显著优于对照组，$P<0.05$。张晓霞用加味黄芪生脉饮（黄芪、党参、麦门冬、五味子）防治小儿哮喘 65 例，其遵循“冬病夏治”观点，在每次哮喘发作后的缓解期内，夏至前后连续服药 3 个月，冬至前后服 1 个月，总有效率达 87.8%。

赵丽英等以六君子汤为主方加味治疗小儿哮喘 60 例，汗多明显者，加五味子；气短、畏寒怕冷者加黄芪。结果：痊愈 40 例，有效 19 例，无效 1 例，总有效率 98.3%。李向东等采用健脾益肺口服液（组成：党参、白术、鸡内金、茯苓、山药、扁豆、黄精、黄芪、丹参、陈皮、防风）治疗肺脾气虚型哮喘患儿 50 例，结果：痊愈 39 例，显效 8 例，有效 2 例，无效 1 例，总有效率 98%。较以酮替酚治疗的对照组有显著性差异，$P<0.05$。

总而言之，从调理后天之本入手治疗哮喘可以起到杜绝生痰之源，除去夙根之作用。发作期在宣肺的同时佐以调理脾胃气机以平喘，缓解期着重益气健脾佐以补肾以提高患儿机体免疫力。由此可见，调理脾胃法在小儿哮喘的治疗中起着举足轻重的作用。

四、调理脾胃法的作用机制

调理脾胃法的立足点在于改善消化系统的消化吸收功能，促进机体对营养物质的吸收和利用，着眼于调整机体，恢复脏腑的正常生理功能，健运脾胃，充其后天之本，保证儿童健康成长发育，体现了中医学辨证求因，审因论治，整体观点的临床特色。

现代药理研究证实，健脾益气药物，具有调节胃肠道运动，促进消化液的分泌和酶的活性，从而增强胃肠道消化吸收功能，有利于营养状况的改善。同时健脾方药可以促进铁剂吸收，刺激造血系统，增加红细胞和血红蛋白的生成，提高机体免疫功能，增强抗病能力等作用。一般认为，缺铁、缺锌是导致小儿厌食症、缺铁性贫血的主要原因。汪受传等通过临床及实验研究证实，调理脾胃法的作用机制在于增进食欲，促进机体对各种营养物质的吸收和利用，从而满足患儿对各种营养物质如锌、铁、铜、锰等的需求。张月萍等认为调理脾胃法改善食欲，增进摄食的疗效是通过影响脑肠肽的分泌和调节食欲中枢电活动取得的。

五、评价与展望

实践证明应用脾胃学说治疗儿科临床常见病、多发病取得了满意的疗效，这是值得我们肯定和乐观的一面，但同时我们也应认识到其中还存在许多不足：① 临床研究目前多为临床疗效观察，且病例数较少，缺少严格的科研设计及诊疗标准；② 缺乏一些大样本、多中心的协作研究，使脾胃学说的研究工作出现一定障碍；③ 临床研究多，动物实验的研究少，致使疗效评估的客观性不足，严密性不够。

我们认为，要减少主观因素对疗效结论的影响，首先要做好严格的科研设计，它主要包括：病例选择及诊断标准的确切性；评估疗效指标的敏感性、规范性和可重复性；采用随机双盲双模拟法，这是评估中医疗效的重要前提；其次积极把脾胃学说与现代科学高新技术结合，有利于寻找脾胃学说的一些客观诊断指标与各分支之间的鉴别指标，从而加快脾胃学说的诊断标准客观化和疗效标准客观化。此外，动物模型的建立有利于临床与基础相结合，病例观察与动物实验相结合。

只要我们严格地做到以上几点，认真地将基础理论、临床观察和实验研究相结合，我们相信，最终必定能够探清脾胃学说的本质，从而使脾胃学说在儿科临床的应用提高到一个新的台阶。

［吴耀南，张冬英. 2004. 脾胃学说在儿科疾病中的应用，云南中医中药杂志，25(6)：45－47.］

>>>>>

对古今名医治疗脾胃病的体会

浅谈活用仲景方

吴耀南

石寿棠云："汉张太守著《伤寒》一书，立一百一十三方，三百九十七法，随病之变迁用之，千变万化，灵妙无穷，万病皆当仿之为法，不可仅作伤寒书读也。"启发医者学用《伤寒论》方，不能生搬硬套，或按图索骥，而应穷其理致，探其精微，触类旁通，灵活应用，方能取效于临床。现将本人学用《伤寒论》方的粗浅体会探讨于下。

一、抓住主症，对症用方

《伤寒论》中明示：伤寒中风，有柴胡证，但见一证便是，不必悉具（101条，宋版《伤寒论》，下同）。所谓一证，当指少阳主症之一而言，如往来寒热，胸胁苦满，心烦喜呕等，可见少阳病只需见到一部分主症，即可使用小柴胡汤，不必主症悉具，然后用之。再细览《伤寒论》，仲景先师在不同经的病中，只要出现相同的主症，则予异病同治。如栀子豉汤证，在太阳篇曰："发汗吐下后，虚烦不得眠，若剧者，必反复颠倒，心中懊，栀子豉汤主之"（76）；"发汗，若下之，而烦热，胸中窒者，栀子豉汤主之"（77）。在阳明篇则云："阳明病，若下之，则胃中空虚，客气动膈，心中懊，舌上苔者，栀子豉汤主之"（221）；"阳明病下之，其外有热，手足温，不结胸，心中懊，饥不能食，但头汗出者，栀子豉汤主之"（228）。在厥阴篇则曰："下利后，更烦，按之心下濡者，为虚烦也，宜栀子豉汤"（375）。比较以上数条，皆异中有同，病位异在三经，同为栀子豉汤所主，因见心烦懊侬之主症，便可据证用方，而非某方专治某经某病。受此启发，推而广之，治疗各经诸证，主要抓住主症便是，不必拘泥。

所谓主症者，乃某证候中之主要症状，为该证候主要病机的表现，惟其主症出现，据此选方用药，则于临床多验。

案例：患者，黄某，男，45岁。

病史：以带状疱疹并肺部感染住院，入院后持续5天高热不退，体温39.5～39.8℃，予大剂清热解毒中药和西药多种抗生素、退热剂以及激素，均未能改善症状而延余会诊。症见：高热、畏冷、往来寒热、咳嗽、少痰、呕吐、口干、口苦、纳少、尿黄、便干，右胸胁带状疱疹灼痛，舌红苔黄，脉弦数。

辨证：往来寒热乃邪在少阳之主症，且忆起“呕而发热者，小柴胡汤主之(379)”。

处方：小柴胡汤为主方，随证加减：柴胡 12 g，半夏 10 g，太子参 12 g，黄芩 12 g，大枣 12 g，生姜 5 片，青蒿 12 g，白薇 15 g，鱼腥草 30 g，甘草 6 g。服药当晚体温降为 38.1℃，3 剂后体温降为正常而未再发热。

二、抓住病机，不拘证候

谨守病机，不拘证候，常常能扩大经方的使用范围，因证候为标象，病机为本质，若标象迥异而本质相同者，则可异病同治。

患者，王某，男，53 岁。

病史：自汗 4 个多月，每于午后汗出如洗，内衣尽湿，汗出时项背微恶风，天天如此，余无不适，曾多方求医，服当归六黄汤、玉屏风散、补中益气汤等药，均无效。

辨证：因思仲景所言：“病常自汗出者，此为荣气和，荣气和者，外不谐，以卫气不共荣气谐和故尔。以荣行脉中，卫行脉外，复发其汗，荣卫和则愈，宜桂枝汤(53)”。

处方：桂枝 10 g，白芍 10 g，大枣 10 g，生姜 5 片，甘草 6 g，防风 10 g，白术 10 g，黄芪 15 g。服药未及一周，病证若失。

患者，刘某，女，27 岁。

病史：产后两个半月，起居不慎而突发高热 2 天，体温 39.9～40.2℃，恶寒、身痛、头痛、汗出、恶风、神倦乏力、食欲不振、恶心欲吐，舌淡红苔薄白，脉浮缓重按无力。

辨证：分析其病机为产后气血骤虚，复因起居不慎，贼风乘虚侵入，两虚相得，乃客其形，致营卫不和，故见高热、汗出、脉浮缓而弱，诚如《伤寒论》所言：“太阳病，发热、汗出者，此为荣弱卫强，故使汗出，欲救邪风者，宜桂枝汤。”

处方：桂枝 10 g，白芍 10 g，大枣 30 g，生姜 5 片，炙甘草 6 g，当归 10 g，玉竹 15 g，白薇 15 g，青蒿 10 g，羌活 10 g，防风 10 g。服药 3 剂，体温降至正常，诸症悉除。

以上两例，一为长期自汗，一为产后高热，证候迥异，但究其病机，均由卫不固护于外，致营不内守，营卫不相协调所致，故异病同治，均投予调和营卫之桂枝汤为主方。自汗者因病逾四月，卫表亦虚，故予桂枝汤中加玉屏风散以益气固表；产后高热者，气血骤亏，则于桂枝汤中重用大枣补气，再加养阴血之当归、玉竹，理法方药，丝丝入扣，故能疗效显著。

三、根据部位，结合病机

人体表部位的症状，每与相应脏腑功能失调有关，但须结合病机，辨其虚实寒热，则可根据部位，扩大经方使用的范围。

患者，任某，男，41 岁。

病史：平素嗜烟酒，以反复胃脘胀痛 5 年，加剧 3 周为主诉求诊，症见胃脘胀痛，按之痛甚，纳食减少，食后嗳气，口干口苦，小便短赤，大便干结，2～3 日一行，心烦急躁，夜寐不安，舌质暗红，舌苔黄腻，脉象弦滑。曾查胃镜示："慢性萎缩性胃炎"，病理检查示："胃窦慢性萎缩性胃炎（中度），伴肠上皮化生，HP（+）。"经莫沙比利、果胶铋、奥美拉唑等西药及疏肝理气和胃止痛等中药治疗，胃痛仍无改善。

病史：该患者痛在剑突下胃脘部，按之痛甚，与小结胸类似，但此为胃脘痛而非典型之小结胸病，分析其病因病机，平素嗜烟酒，湿热内蕴，酿生痰热，阻滞中焦，气机不利，不通则痛，与痰热结胸的病机相似，《伤寒论》曰："小结胸病，正在心下，按之则痛，脉浮滑者，小陷胸汤主之(138)。"

处方：小陷胸汤加味治之：瓜蒌 30 g，半夏 12 g，黄连 6 g，枳实 15 g，白术 15 g，丹参 15 g，砂仁 6 g，生蒲黄 10 g，九节茶 30 g，甘草 6 g。服药 5 剂，胃痛消失，后经中药辨治 5 个多月，诸症悉除，体重增加 6 kg。复查胃镜及病理，均示："慢性浅表性胃炎(轻度)"。

点滴体会，不揣愚陋，权当抛砖引玉，敬请同道指正。

[吴耀南. 2007. 浅谈活用仲景方. 光明中医，22(12)：4－5.]

李东垣对“脾主运化”理论的贡献

吴耀南　涂福音

“脾主运化”是中医脾的最主要的生理功能，包括运化水谷和运化水湿两个方面。李东垣继承了《内经》《伤寒论》等有关脾胃论治的理论及张元素脏腑虚损辨治的学术思想，并根据自己的临证经验，全面系统创立了脾胃学说从其所著《脾胃论》一书所创四个“益气汤”的组成及应用，充分体现了李东垣对“脾主运化”理论的贡献。

一、气虚发热，甘温除热，补中益气汤

补中益气汤的组成：黄芪、炙甘草各五分，人参三分，当归身二分，橘皮二分或三分，升麻二分或三分，柴胡二分或三分，白术三分。主治气高而喘，身热而烦，其脉洪大而头痛，或渴不止，其皮肤不任风寒而生寒热之“脾证”。李东垣认为“脾证”的成因是脾胃之气下流，使谷气不得升浮，是春生之令不行，则无阳以护其荣卫，则不任风寒，乃生寒热，此皆脾胃之气不足所致也，然而与外感风寒所得之证颇同而实异。即指出内伤发热乃脾胃之气不足，阳气下陷，阴火上冲所致。治疗“惟当以辛甘温之剂，补其中而升其阳”“温能除大热”，故制补中益气汤治之。方中黄芪、人参、炙甘草为清除烦热要药。因脾胃一虚，肺气先绝。故用黄芪益卫气而固腠理；人参补气；炙甘草助元气而泻火热；白术甘温，除胃中湿热；升麻、柴胡既升举下陷之清气还于脾胃，又升少阳生发之气上煦心肺；橘皮理气，升清化浊，气旺则血生；当归助诸药以和血脉，此乃本方组成意义，也创立了“甘温除热”法。

二、湿困脾机，从阴引阳，调中益气汤

调中益气汤的组成：黄芪一钱，人参、甘草、苍术各五分，柴胡、橘皮、升麻各二分，木香一分或二分。主治肢节烦痛，身体沉重，口不知味，不思饮食，心烦不安，小便清利而数或口渴尿频，或大便结滞，或便后脓血，胸满气短，咽膈不利，痰嗽稠黏，口中唾沫，食入反出，耳鸣耳闭，热熏头目，不能安卧或嗜睡无力，脉象洪缓而弦，重按滞涩等证。李东垣认为这都是因脾气虚弱，湿困脾机，谷气下流，消化功能障碍所致。所述症状反映着湿盛与脾虚的矛盾，但据列举症状表现，湿邪

是矛盾的主要方面。故李东垣变补中益气汤为调中益气汤。方中仍以黄芪、人参、甘草甘温益气；柴胡、升麻一治脾胃谷气下流，一治少阳清升之气不足；橘皮健胃调中，但以苍术易白术以燥湿，以木香易当归以调气，此乃“从阴引阳”之法，关键在于祛湿，湿化则中调，脾阳升浮，脾能健运，则诸症可解。

三、脾虚暑湿，健脾解暑，清暑益气汤

清暑益气汤的组成：黄芪、苍术、升麻各一钱，人参、泽泻、神曲、橘皮、白术各五分，麦门冬、当归身、炙甘草各二分，青皮二分半，黄柏二分或三分，葛根二分，五味子九枚。主治在夏月劳倦脾虚伤暑，精神短少，四肢困倦，胸满气短，身热烦渴，小便黄而数，大便溏而频，自汗体重，不思饮食，脉象洪缓等暑伤元气的病证。李东垣认为此症乃“气虚身热，得之伤暑，热伤气故也”，“时当长夏，湿热大胜，蒸蒸而炽，人感之”此证暑湿之邪是标，元气是本，急则治标，暑湿之邪是其主要矛盾，当变补中益气为清暑益气方中用黄芪补益卫气；人参、当归身、炙甘草、橘皮补脾胃益元气；白术、苍术并用，运脾兼祛湿；葛根、升麻散肌表以解暑热，且以葛根易柴胡，鼓舞胃气上行；加泽泻以利小便除湿；加青皮、神曲以助运化；加麦门冬、五味子泻阴火以滋肺之化源；少佐黄柏助麦门冬以泄阴火，助参术以清暑湿。暑湿清，阴火降，脾胃中的元气自然得以舒伸，脾之健运功能可得复常，故本方适于暑湿偏重，暑伤元气之病证。

四、脾虚湿热，升降协调，清神益气汤

清神益气汤由茯苓、升麻各二分，泽泻、苍术、防风各三分，生姜五分，青皮一分，橘皮、生甘草、白芍、白术各二分，人参五分，黄柏一分，麦冬二分，五味子三分组成。主治素有脾胃虚损，夏季暑湿流行季节，全身及面目发黄，小便黄或清，大便不调，饮食减少，气短，动则呼吸急促，疲倦嗜睡，四肢无力不能动作等病证。李东垣于本方用茯苓、泽泻渗湿热于下；升麻、防风、生姜助风以胜湿，鼓舞阳气而外行经络；白术、人参、甘草补脾胃而内顾根本；白芍敛耗散之阴；青皮、陈皮利肝脾之气；生脉散急救津液；加黄柏既助麦冬、五味子以滋肾水，又配苍术以清湿热。本方内补脾胃阳气，外泻经络湿热，标本兼治，升降协调，使肝病所致之黄疸等症，亦由肝病治脾的整体疗法，达到清神益气的治疗目的，故可知升降协调的关键在于脾胃的健运。

《素问·经脉别论》篇云：“饮入于胃，游溢精气，上输于脾，脾气散精，上归于肺，通调水道，下输膀胱，水精四布，五经并行，合于四时五脏，阴阳揆度以为常也”这是指脾对饮食物具有消化吸收功能，当饮食进入胃以后，其消化吸收，实际

上是在胃和小肠内进行的，但必须依赖脾的运化功能，才能将水谷转化为精液，再转输布散全身为化生精、气、血、津、液提供足够的营养物质，使全身脏腑器官得到充分营养以保证身体各种生理功能的正常运行，此即脾运化水谷的含义而脾运化水湿是指脾对水液具有吸收转输和布散作用，能使脏腑百骸得到水液的濡润，又能将水谷精微中的多余水分吸收，及时转输到肺和肾，通过肺肾的气化功能化为汗和尿排出体外，以防止水液在体内停滞，避免湿、痰、饮等病理产物的生成，而导致水肿、泄泻、黄疸等疾病。脾的运化水谷和运化水湿功能是密切配合的，由于脾运化功能的正常，才能化生气血充养全身，保证人体水液代谢的正常对人体生命活动的持续，防止疾病的发生均有重要意义。

综观李东垣的四个“益气汤”，补中益气汤乃针对脾不能运化水谷所致之气虚内伤发热证而创。李东垣认为本证因“饮食失节，寒温不适，则脾胃乃伤，喜怒忧恐，损耗元气……脾胃气虚，则下流于肾，阴火得以乘其土位”。指出因饮食劳倦、情志所伤，可致脾失健运，不能运化水谷，清气下降，使阴火上冲，侵害脾胃而产生发热，故称为之“脾证”。治疗应以补气升阳，使脾健能运化水谷，则阳气升发，阴火下潜而热自退；元气充足，则肌表固密而腠理坚，故发热恶寒诸症，悉得以除。调中益气汤、清暑益气汤、清神益气汤是针对脾既不能运化水谷，又不能运化水湿所致脾虚湿困，暑湿外侵，湿热内生等病证而创。调中益气汤证乃脾虚运化失司，湿困脾机，谷气下流所致，治以益气健脾渗湿，“从阴引阳”，脾阳升发则能主运化而诸症自解。清暑益气汤适于脾胃元气先虚，运化失司，暑湿之邪复乘虚侵害元气致病，如李东垣所说：“此病皆由饮食劳倦损其脾胃，乘天暑而病作也。”暑必夹湿，故李东垣治暑特别注重脾虚湿盛的调理，其清暑益气汤中健脾治湿的药占主要地位，乃遵脾主运化水湿之旨也。清神益气汤适于“素有脾胃虚损病……加之正当于暑雨之际，素有黄证之人”由于平素脾胃虚损，脾虚不能运化水谷，元气化生不足，加之正当于暑天多雨之季，湿热交蒸，而脾虚又不能运化水湿，有黄疸病的人病情就加剧了。治疗则“当于脾胃肺之本脏，泻外经中之湿热”。以清神益气汤既升发阳气，温补脾胃肺脏的虚弱；又外泄经络的湿热，故“主之而愈”。由此可见，清神益气汤旨在恢复脾主运化水谷及运化水湿之功能。

综上所述，我们看出脾主运化水谷是创制补中益气汤的理论基础，脾主运化水谷和运化水湿为调中益气汤、清暑益气汤、清神益气汤的制定确立了理论依据，而李东垣四个“益气汤”的创立，也是对“脾主运化”理论的应用和发展。

从四个“益气汤”可以看出李东垣重视脾胃，强调脾胃之气的升发，在治疗上着重对脾胃升阳益气药物的运用。由于脾胃居于中焦，是升降运动的枢纽，升则上输于心肺，降则下归于肝肾，只有脾胃健运，才能维持“清阳出上窍，浊阴出下窍，清阳发腠理，浊阴走五脏，清阳实四肢，浊阴归六腑"的正常升降运动。若脾不主运化，脾胃气虚，升降失常，则内而五脏六腑，外而四肢九窍，都会发生种种病证。故李东垣强调脾胃之气的升发即强调脾主运化，着重对脾胃升阳益气药物的运用，即重视对脾主运化的调理。

因此，《脾胃论》启示我们在防治疾病中要善于保护脾胃，注重调养脾胃，使脾能主运化，则身体健康。反之，若脾不主运化，则易产生各种疾病。此即李东垣所说："内伤脾胃，百病由生"。这种体现整体观的中医理论对临证施治和养身防病都有深远的指导意义。

[吴耀南，涂福音. 2000. 李东垣对"脾主运化"理论的贡献. 甘肃中医，13(1)：4－5.]

《续名医类案》用温（补）法治疗腹暴痛述评

吴耀南　陈少玫

《续名医类案》系清代魏之琇编著，全书共36卷，分345门。本书集录了清初以前历代名医治病的验案，有关中医的各种病证基本备列。书中所载危急病案较多，有关腹部暴痛的病案就有39例。原因有寒暑之邪、时行疫痢、霍乱、伤食、虫积、气滞、血瘀、久病体虚、前医误治所致等。治法有温中祛寒、补中益气、调气行滞、消导攻下、安蛔、化湿等。在这39例腹部暴痛的病案中，属寒属虚，治以温（补）之法而获效者达21例之多。笔者仅就这21例腹部暴痛病案的类型、属性及治疗，分别探讨分析于下。

一、腹部暴痛的类型

大痛：本型占7例，居本类病案的首位。痛甚：本型占4例。急痛：本型占3例。其他型包括"切痛""绞痛""痛极""腹痛异常""痛不可忍""腹痛垂死"等，共7例。

二、腹部暴痛的兼证

所有以上这些疼痛都伴有"脉沉微""脉沉紧""六脉沉伏""面赤戴阳""手足冰冷""四肢厥逆""日夜转侧""伛偻不能仰""彻夜呼号""叫喊不绝"或"不省人事"等危重证候。

三、腹部暴痛的属性

（一）属寒的病案

在21例病案中占16例，如吴案（第31页），万案（第88页），孙案（第133页），褚案（第179页），韩案（第180页），张案（第181页），陆案（第181页），鞠案（第182页），龚案（第191页），程案（第451页），李案（第452页），薛案（第465页），柴案、王案、陆案（均是第466页），吴案（第617页）。正如《素问·痹证》所指出："痛者，寒多也，有寒故痛也。"

（二）属虚的病案

共有 5 例，如尤案（第 174 页），张案（第 196 页），李案（第 452 页），焦案（第 466 页），薛案（第 577 页）。

四、腹部暴痛的治疗

在这 21 例因寒因虚所致的腹部暴痛病案中，其治疗主要采用温（补）法，具体疗法有 2 种。

（一）温中祛寒法

应用此法的病案有 16 例，而其中以理中汤类方剂（包括理中汤、附子理中汤、附桂理中汤和加减理中丸、理中安蛔丸）最为常用，共 14 例。此外，应用吴茱萸汤、建中汤的病案各 1 例。

病案案例：

（1）“柴屿青治一人腹疼吐酸，日夜转侧呼号，已治木，求一诊以决之。其脉微紧，此受寒所致，予附子理中汤而愈”（第 466 页）。

（2）“张三锡治一人下痢腹痛，自服大黄丸，一时痛转甚，手足俱冷，脉沉伏，知寒用早也，投炮姜理中汤加厚朴、苍术、山楂一服，外用炒盐熨之下膈，用时即定”（第 181 页）。

（3）“鞠二府九月间赤痢腹痛，里急后重，用芩、连、槟榔、白芍、滑石，一剂痛觉增，二剂痛更甚。诊之，其面赤戴阳，唇若涂硃，舌白滑无苔，所下有瘀血，（大便）如豆大者数十枚，色淡黄而溏，其脉浮，按微数而大，沉按迟而无力，此痛乃寒也，当以温热解之。服用白芍五钱醇酒炒数次，姜炭二钱、炙甘、肉佳、附子各一钱，木香五分，大枣二村，一剂痛减能卧，二剂痛止”（第 182 页）。

（二）补脾益气法

用此法治疗的病案有 5 例，其中用补中益气汤送服八味丸的病案占 2 例，用香砂六君子汤、归脾汤以及八味丸的病案各 1 例。

病案举例：

（1）“薛立斋治一人小腹急痛，大便欲去不去，此乃脾肾气虚而下陷也，用补中益气汤送服八味丸，二剂而愈”（第 577 页）。

（2）“张三锡治一人过食瓜果，时值夏月，大泻不止，中院大痛，烦渴引饮，自服天水散及香薷饮。脉之右关寸俱沉伏，因作停冷治。香砂六君子汤加炮姜、厚朴一服痛渴即止”（第 196 页）。

五、讨论

《素问·举痛论》曰:"寒邪客于肠胃之间,膜原之下,血不得散,小络引急,故痛";《诸病源候论·腹痛病诸候》曰:"腹痛者,由府藏虚,寒冷之气客于肠胃募原之间,结聚不散,正气与邪气交争相击,故痛";《证治汇补·心痛选方》云:"服寒药过多,致脾胃虚弱,胃腑作痛"。由此可见,寒邪侵入腹中,或过食生冷,或误投寒凉,或久病大病致中阳受损,脾胃气虚,运化无权,寒积留滞,气血受阻,"不通则痛",故症见腹痛暴急。对寒邪内侵、阳气受困者,治当温阳祛寒,犹如离照当空,阴霾自散,"通则不痛";若因正气不足、阳虚内寒者,治以培补阳气、扶正祛邪,则暴痛自除。从上述21例腹部暴痛病案所用的方药来看,方以理中汤类为常用,共有16例,占全部病例的四分之三强;药多用温补之品,如用干姜或炮姜的有18例,用肉桂的有10例,用附子的有9例,用参、术的各14例。

现代药理研究发现,干姜含姜辣素和挥发油(主要成分为姜烯、姜醇等),能促进血液循环,服后胃肠有温暖感,即所谓"温中散寒"并能止呕。肉桂含桂皮油及鞣质,桂皮油的主要成分为桂皮醛、乙酸桂皮醋、乙酸苯丙酯等,对胃肠有缓和刺激的作用,能增强消化功能,排除消化道积气,缓解胃肠痉挛。附子含乌头碱、次乌头碱等生物碱,能起镇痛作用。党参含皂苷、蛋白质、维生素B_1、维生素B_2、蔗糖、生物碱等,对神经系统有兴奋作用,能提高机体的抗病能力。白术含挥发油,主要成分为苍术醇和苍术酮,并含维生素A类物质,有促进肠胃分泌的作用,其小剂量有镇静作用。

理中汤用党参补脾胃虚弱,以干姜祛脾胃里寒,均属主药,辅以白术健脾燥湿,炙甘草和中益气,诸药合用有补益脾胃、温中散寒之功。有关药效分析认为,本方温中散寒的作用,与镇痛、止呕、止泻等作用有关,可能是通过调整胃肠功能而起到上述作用。

对于治疗腹部暴痛,一般多以"通"字立法,目前中医治疗急腹症,多用攻下祛邪、清热解毒等疗法,以达"通则不痛"之目的。但笔者认为,所谓"通"者,并非单指攻下通利而言,温(补)法同样是"通"的重要手段。如《医学真传·心腹痛》言:"夫通则不痛,理也。但通之之法,各有不同,调气以和血,调血以和气,通也;下逆者使之上行,中结者使之旁达,亦通也;虚者助之使通,寒者温之使通,无非通之之法也。若必以下泄为通则妄矣",可知治疗腹部暴痛固以"通则不痛"为大法,面临床施治又必须辨证而灵活运用。综上所述,通过对《续名医类案》所载历代名医治疗腹部暴痛病案的分析探讨,可以得出以下初步结论:

(1) 腹部暴痛可因寒因虚所致。

（2）因寒因虚所致的腹部暴痛大多具有以下特征：① 发病之后治以清热攻下、行气活血等法，但疗效不佳或病反加重。② 患者素体虚弱，病程较久，或曾早用、过用寒凉药。③ 伴有面色苍白，或面赤戴阳、手足冰冷，或四肢厥逆、腹痛喜温喜按等虚寒之象。④ 脉象沉微、沉紧或六脉沉伏、脉迟无力。

（3）属寒属虚的腹部暴痛，治以温（补）之法，可获良效，理中汤类方剂可考虑作为首选，姜、附、桂、参、术确为有效之品。

由于《续名医类案》集录的是清初以前历代名医治病的验案，故该书对研究古代医家经验颇有参考价值。书中所载腹部暴痛的39个病案，治疗采用温（补）法而获良效者，竟占一半以上，说明温（补）法是不可忽视的重要治法，这对我们开展中医急腹症的治疗和研究很有启示。

［吴耀南，陈少玫. 1996.《续名医类案》用温（补）法治疗腹暴痛述评. 中国中医急症，5(1)：28－29.］

学用《伤寒论》方的体会

吴耀南

石寿棠云："汉张太守著《伤寒》一书，立一百一十三方，三百九十七法，随病之变迁用之，千变万化，灵妙无穷，万病皆当仿之为法，不可仅作伤寒书读也。"启发医者学用《伤寒论》方，不能生搬硬套，或按图索骥，而应穷其理致，探其精微，触类旁通，灵活应用，方能取效于临床。现将本人学用《伤寒论》方的粗浅体会探讨于下。

一、抓住主症，对症用方

《伤寒论》中明示："伤寒中风，有柴胡证，但见一证便是，不必悉具"（101 条，宋版《伤寒论》，下同）。所谓一证，当指少阳主症之一而言，如往来寒热，胸胁苦满，心烦喜呕等，可见少阳病只需见到一部分主症，即可使用小柴胡汤，不必主症悉具，然后用之。再细览《伤寒论》，仲景先师在不同经的病中，只要出现相同的主症，则予异病同治。如栀子豉汤证，在太阳篇曰："发汗吐下后，虚烦不得眠，若剧者，必反复颠倒，心中懊恼，栀子豉汤主之"（76）；"发汗，若下之，而烦热，胸中窒者，栀子豉汤主之"（77）。在阳明篇则云："阳明病……若下之，则胃中空虚，客气动膈，心中懊恼，舌上苔者，栀子豉汤主之"（221）；"阳明病下之，其外有热，手足温，不结胸，心中懊恼，饥不能食，但头汗出者，栀子豉汤主之"（228）。在厥阴篇则曰："下利后，更烦，按之心下濡者，为虚烦也，宜栀子豉汤"（375）。比较以上数条，皆异中有同，病位异在三经，同为栀子豉汤所主，因见心烦懊恼之主症，便可据症用方，而非某方专治某经某病。受此启发，推而广之，治疗各经诸症，主要抓住主症便是，不必拘泥。所谓主症者，乃某证候中之主要症状，为该证候主要病机的表现，惟抓住主症，据此选方用药，则于临床多验。略举笔者之医案为例。

案例 1：黄某，男，45 岁。

病史：以带状疱疹并肺部感染住院。入院后持续 5 天高热不退，体温 39.5～39.8℃，予大剂清热解毒中药和多种抗生素、退热剂以及激素，均未能改善症状而延余会诊。症见：高热，畏冷，往来寒热，咳嗽，少痰，呕吐，口干，口苦，纳少，尿黄，便干，右胸带状疱疹灼痛，舌红苔黄，脉弦数。往来寒热乃邪在少阳之主症，且忆起"呕而发热者，小柴胡汤主之"（379）。

治疗：小柴胡汤为主方，随证加减：柴胡 12 g，半夏 10 g，太子参 12 g，黄芩 12 g，大枣 12 g，生姜 5 片，青蒿 12 g，白薇 15 g，鱼腥草 30 g，甘草 10 g。服药当晚体温降为 38.3℃，3 剂后体温降为正常而未再发热。

案例 2：张某，男，38 岁。

病史：夏季台风天受凉出现发热咳嗽，曾求诊某医院诊为"上呼吸道感染"，辨为风热感冒，予银翘散加减治疗，3 天未见改善。刻诊：咳嗽频频，痰白而稀，胸闷头痛，发热，恶风，汗出，鼻塞流涕，恶心，纳少，便调，夜寐不安，舌淡红苔薄白，脉浮略数。《伤寒论》示："太阳病，头痛，发热，汗出，恶风，桂枝汤主之"(13)。

治疗：遂予桂枝汤加味，桂枝 10 g，白芍 10 g，大枣 10 g，生姜 5 片，甘草6 g，羌活 10 g，黄芩 12 g，半夏 10 g，枇杷叶 12 g。3 剂病愈。此案提示：并非夏季外感即以风热论治，不能一见"上呼吸道感染"即予清热宣肺化痰，而应抓住主症。患者乃风邪袭表，卫外不固，营不内守，营卫不合，故发热，汗出，恶风、头痛为太阳本证，肺合皮毛，肺气上通于鼻，外邪犯表，肺气不利，则咳嗽，鼻塞，流涕，故投予解肌驱风，调和营卫之桂枝汤，效如桴鼓。柯韵伯说："此条(指第十三条)是桂枝本证，辨证为主，合此证即用此汤，不必问其为伤寒、中风、杂病也。今人凿分风寒，不知辨证，故仲景佳方置之疑窟。"

二、抓住病机，不拘证候

谨守病机，不拘证候，常常能扩大经方的使用范围，因证候为标象，病机为本质，若标象迥异而本质相同者，则可异病同治。

案例 1：王某，男，53 岁。

病史：自汗 4 个多月，每于午后汗出如洗，内衣尽湿，汗出时项背微恶风，天天如此，余无不适。曾多方求医，服当归六黄汤、玉屏风散、补中益气汤等药均无效。

辨证：因思仲景所言："病常自汗出者，此为荣气和，荣气和者，外不谐，以卫气不共荣气谐和故尔。以荣行脉中，卫行脉外，复发其汗，荣卫和则愈，宜桂枝汤"(53)。

治疗：桂枝 10 g，白芍 10 g，大枣 10 g，生姜 5 片，甘草 6 g，防风 10 g，白术 10 g，黄芪 15 g。服药未及 1 周，病证若失。

案例 2：刘某，女，27 岁。

病史：产后两个半月，起居不慎而突发高热 2 天，体温 39.9～40.2℃，恶寒，身痛，头痛，汗出，恶风，神倦乏力，食欲不振，恶心欲吐，舌淡红苔薄白，脉浮缓重按无力。

辨证：分析其病机为产后气血骤虚，复因起居不慎，贼风乘虚侵入，两虚相得，乃客其形，致营卫不和，故见高热、汗出、脉浮缓而弱，诚如《伤寒论》所言："太阳病，发热汗出者，此为荣弱卫强，故使汗出，欲救邪风者，宜桂枝汤。"

治疗：桂枝 10 g，白芍 10 g，大枣 30 g，生姜 5 片，炙甘草 6 g，当归 10 g，玉竹 15 g，白薇 15 g，青蒿 10 g，羌活 10 g，防风 10 g。服药 3 剂，体温降至正常，诸症悉除。

以上 2 例，一为长期自汗，一为产后高热，证候迥异，但究其病机，均由卫不固护于外，致营不内守，营卫不相协调所致，故异病同治，均投予调和营卫之桂枝汤为主方。自汗者因病逾 4 月，卫表亦虚，故予桂枝汤中加玉屏风散以益气固表；产后高热者，气血骤虚，则于桂枝汤中重用大枣补气，再加养阴血之当归、玉竹，理法方药丝丝入扣，故能疗效显著。

三、根据部位，结合病机

人体表部位的症状，每与相应脏腑功能失调有关，但须结合病机，辨其虚实寒热，则可根据部位，扩大经方使用的范围。

案例 1：任某，男，41 岁。

病史：平素嗜烟酒，以反复胃脘胀痛 5 年，加剧 3 周为主诉求诊。症见胃脘胀痛，按之痛甚，纳食减少，食后嗳气，口干口苦，小便短赤，大便干结 2～3 天一行，心烦急躁，夜寐不安，舌质暗红，舌苔黄腻，脉象弦滑。曾查胃镜示："慢性萎缩性胃炎"，病理检查示："胃窦慢性萎缩性胃炎，伴肠上皮化生，HP(+)。"经莫沙比利、果胶秘、奥美拉唑等西药及疏肝理气和胃止痛等中药治疗，胃痛仍无改善。

辨证：该患者痛在剑突下胃脘部，按之痛甚，与小结胸类似，但此为胃脘痛而非典型之小结胸病，分析其病因病机，皆因平素嗜烟酒，湿热内蕴，酿生痰热，阻滞中焦，气机不利，不通则痛，与痰热结胸的病机相似。《伤寒论》曰："小结胸病，正在心下，按之则痛，脉浮滑者，小陷胸汤主之"(138)。

治疗：故予小陷胸汤加味治之：瓜蒌 30 g，半夏 12 g，黄连 6 g，枳实 15 g，白术 15 g，丹参 15，砂仁 6 g，生蒲黄 10 g，九节茶 30 g，甘草 6 g。服药 5 剂，胃痛消失，后经中药辨治近半年，诸症悉除，体重增加。复查胃镜及病理，均示："慢性浅表性胃炎"。

案例 2：某，男，44 岁。

病史：小便浑浊如米泔水 2 周，无尿频尿急尿痛或腰酸耳鸣，亦无其他症状，舌质暗红，苔黄厚腻，脉象滑数。曾服八正散、革薢分清饮、三金片等中药，症状无改善。

辨证：观其脉证，当属下焦湿热之尿浊。《伤寒论》云："热利下重者，白头翁汤主之"(371)。白头翁汤所治乃下焦湿热，传导失司所致之下利，与此例病位相同，病机相似，故投予白头翁汤加味。

治疗：白头翁 15 g，黄连 6 g，黄柏 12 g，秦皮 12 g，蚕沙 15 g，蛇床子 10 g，蛇舌草 30 g，乌药 10 g，土茯苓 30 g，甘草 6 g。服药 1 周，小便正常。

点滴体会，不揣愚陋，权当抛砖引玉，敬请同道指正。

[吴耀南. 2006. 学用《伤寒论》方的体会. 福建中医学院学报，16(2)：65－66.]

浅析"春夏养阳，秋冬养阴"

陈丽凤　指导：涂福音

"春夏养阳，秋冬养阴"源于《素问·四气调神大论》篇，原文叙述如是："夫四时阴阳者，万物之根本也。所以圣人春夏养阳，秋冬养阴，以从其根，故与万物沉浮于生长之门。逆其根，则伐其本，坏其真矣"。历代医家对"春夏养阳，秋冬养阴"的认识各不相同，主要观点概括如下。

1. 马莳、高世栻　认为春夏顺其生长之气即养阳，秋冬顺其收藏之气即养阴。

2. 王冰　认为养即制也。春夏阳盛，故宜食寒凉以制其亢阳；秋冬阴盛，故宜食温热以抑其盛阴。

3. 张介宾　认为阳为阴之根，养春夏之阳是为了养秋冬之阴；阴为阳之基，养秋冬之阴是为了养春夏之阳。

4. 张志聪　认为春夏阳盛于外而虚于内，故当养其内虚之阳；秋冬阴盛于外而虚于内，故当养其内虚之阴。

原文："夫四时阴阳者，万物之根本也。所以圣人春夏养阳，秋冬养阴，以从其根，故与万物沉浮于生长之门。逆其根，则伐其本，坏其真矣。"

阴阳在我们现代《中医基础理论》教材里是这样定义的："阴阳，是中国古代哲学的一对范畴，是对自然界相互关联的某些事物或现象对立双方属性的概括。"阴阳最早源于《周易》伏羲远观天象，近取诸身，有所感悟，于是始作卦，"——"为阳卦、"－－"为阴卦，简而言之，即一个生物所在之地，太阳射到此地面之光热，就是阳。此地面的光热已过，与光热未来之间，就是阴。此即画卦之义。阴阳产生于宇宙运动，对整个地球来讲具体是日、月的运动。日、月运动产生阴阳，阴阳相互作用产生的气的变化叫阴阳气化。阴阳气化产生寒、热、温、凉四季变化及昼夜温差。所以，此处的四时阴阳，具体讲的就是指地球随着日、月的运动的相互作用而产生的四季气候寒、热、温、凉的变化及昼夜温差，即一年四时的阴阳盛衰变化。

那四时阴阳的盛衰具有什么变化规律呢？大家都对春升、夏浮、秋降、冬沉很熟悉，但具体的升降沉浮到底应该怎么解释比较适合呢？或谓降者，夏时太阳射到地面的热，降入土中也，立秋为降之起点。沉者，降入土中的热沉入土下之水中也，立冬为沉之起点。升者，沉入水中的热升出土上也，立春为升之起点。浮者，升出土上的热又与夏时太阳射到地面的热，同浮于地面之上也，立夏为浮之起点。中者，降沉升浮之中位也。故秋分前，土上热多，土下热少。秋分则土上与土下的热平分也。春分前，土下热多，土上热少。春分则土上土下的热平分也。冬至者，由立秋降入土下的热，多至极也。夏至者，由立春升出地上的热，多至极也。降极则升，升极则降，升降不已，则生中力（中气）。大气之升降沉浮中遂成一个太极圆运动。而中气即为升降沉浮之枢纽，中气足则升降不已，太极圆运动正常运转，阴阳交感，能量不断繁衍，生命乃续；中气不足则升降无序，以致阴阳不交，生命乃绝，正如古人所言："阴阳离决，精气乃绝。"

人禀天地之气以生，人体之阴阳亦遵循造化大气之阴阳。大气之圆运动即一大宇宙，而人身之圆运动则成一小宇宙。宇宙大气圆运动时，万物乃生；人之小宇宙圆运动时，生命乃续。中气是整个圆运动的枢纽，故顾护培养中气是相当重要的养生方法。古人言"有胃气则生，无胃气则死。"此胃气即指人的中气也。

接下来让我们探讨一下四时阴阳变化跟万物又有什么样的内在联系呢？举植物为例：植物经秋而叶落，植物个体的热下降也。经冬而添根，植物个体的热下沉也。经春而生发，植物个体的热上升也。经夏而茂长，植物个体的热上浮也。由此可见，热的降沉升浮在植物个体中的表现相当明了。从植物个体的热的降、沉、升、浮，即可见宇宙大气的热的降沉升浮，同时人身的热的降沉升浮亦可想而知了。热性本来升浮，不能沉降，热之沉降，秋气收敛之力降沉之也，热降，为生物有生之始，热不降，为生物致死之因。可见，四时阴阳消长变化是万物生、长、化、收、藏的根本，有四时阴阳之盛衰变化才有万物的生长变化，故内经言夫四时阴阳者，万物之根本也。所以圣人春夏养阳，秋冬养阴，以从其根。逆其根，则伐其本，坏其真矣。

由上可见，四时阴阳盛衰变化规律可概括如下：秋分前，土上阳气盛，土下阳气少。秋分则土上与土下的阳气平分也。春分前，土下阳气盛，土上阳气少。春分则土上与土下的阳气平分也。冬至者，土下的阳气盛至极也。夏至者，地上的阳气盛至极也。

中气之线，在宇宙为地面之际，在人身为胸下脐上之间，在脐上二寸。人体中气之线以上为心、肺，心在体合脉，肺在体合皮；中气之线上为脾，脾在体合肉；中气之线以下为肝、肾，肝在体合筋，肾在体合骨。故于人身而言，中线之上即指人体之上部、外部，中线之下即指人体之下部、内部，中线之上即指人体之中部。故在人身四时阴阳盛衰变化规律如下：秋分前，人体外上部位阳气盛，内下部位阳气少。秋分则外上与内下的阳气平分也。春分前，内下阳气盛，外上阳气少。

春分则外上与内下的阳气平分也。冬至者，内下的阳气盛至极也。夏至者，外上的阳气盛至极也。

人皆言："瑞雪兆丰年"，殊不知冬令雪大，次年丰收，乃因雪能封藏地面下的阳气。冬令雪大，地下阳足，岂止次年禾稼结实特多，人身亦加康健也。人知冬令鸣雷，次年不利。不知冬令鸣雷，乃地下封藏的阳气，往外消失。次年由地下生(升)出地上的大气，成了无根的病气。岂止五谷缺收，民病犹不易治。因去年是今年的先天，今年是明年的先天也。雪大冰厚，地下水中封藏气足，阳热不外泄也。

又为何地下冬天如暖炉，夏天如冰窖呢？其实这是冬天天寒地热，夏天天热地寒的表现。春夏之时，地下水中所藏的阳气，升出地面之上，地面之下阳气减少，故导致天热地寒，井水冰凉。秋冬之时，地面之上所盛满的阳热，降入于地面之下，故导致天寒地热，井水暖和，甚则有滚烫之温泉。

医圣张仲景在《伤寒论・辨脉》篇中指出："……五月之时，阳气在表，胃中虚冷……十一月之时，阳气在里，胃中烦热"。此是从临床辨证论治角度指出夏天阳气在表，冬天阳气在里，临床当依此特点用药施治。从天人相应的角度，夏天气候炎热，人体内的阳热反而虚少，因而容易生冷生寒，也就是表现为"阳气在表，胃中虚冷"，虽然热燥心烦口渴，却容易中寒腹痛腹泻。冬天气候寒冷，人体阳气入里潜藏，虽然身感寒冷，却容易内生痰浊积热，也就是表现为"阳气在里，胃中烦热"。

"春夏养阳，秋冬养阴"具体该如何做到呢？

《黄帝内经》提出：春三月，此谓发陈，天地俱生，万物以荣，夜卧早起，广步于庭，被发缓形，以使志生，生而勿杀，予而勿夺，赏而勿罚，此春气之应，养生之道也。逆之则伤肝，夏为寒变，奉长者少。释义：春季是万物萌发生长去旧更新的季节，养生在精神、饮食、起居、运动等方面，都应顺应春天阳气升发、万物始生的特点，注意顾护阳气，注重一个"生"字。饮食上，宜多食绿色蔬菜、水果等。起居情志上，宜夜卧早起，广步于庭，披发缓形，以便使精神情志随着春天生发之气而舒畅愉快，切勿抑郁、压抑之。否则将影响肝气的条达升发，导致夏天生长之阳气少，易生内寒之病。故圣人亦教导我们要"春捂"，也即为了保护阳气，不令阳气耗散，寒邪侵犯之意。

《黄帝内经》所说：夏三月，此谓蕃秀，天地气交，万物华实，夜卧早起，无厌于日，使志无怒，使华英成秀，使气得泄，若所爱在外，此夏气之应，养长之道也。逆之则伤心，秋为痎疟，奉收者少，冬至重病。释义：夏季烈日炎炎，地热蒸腾，雨水充沛，是自然界万物繁荣、成实的季节，夏季养生应顺应夏季阳盛于外的特点，注意顾护阳气，注重一个“长”字。以饮食调养为例，夏季阳在外阴在内，胃肠蠕动减慢，胃酸分泌减少，饮食宜清淡，不可过寒凉，故夏季的解渴消暑之品，如西瓜、绿豆汤等应少冰镇，做到“夏不欲穷凉”，以防耗伐生发之阳，变生暑湿、洞泄。另可适当食用一些生姜、大蒜、辣椒等辛辣之品，一是增强人体阳气，二是增加食欲以开夏季食纳之差，三则可通过出汗达散热降温之目的，此于暑中求热，乘夏养阳之法可谓事半功倍，且无“内火”“内毒”之虞。根据“夏季养阳”的法则，另有夏日三伏，每伏食附子粥或羊肉附子汤一次，配合天地阳旺之时，以壮人体之阳，效若桴鼓。

《黄帝内经》说：秋三月，此谓容平，天气以急，地气以明，早卧早起，与鸡俱兴，使志安宁，以缓秋刑，收敛神气，使秋气平，无外其志，使肺气清，此秋气之应，养收之道也。逆之则伤肺，冬为飧泄，奉藏者少。释义：秋季，结实已成，地气收敛，萌而待发，进入新的循环终始之期。此时应注重一个“收”字。当心志安宁而不外弛，收敛神气而内含，适萌而待发之机。逆之则金失敛降收涩，至冬阳气不能内敛而外泄，导致内藏之阳变少。故圣人亦教导我们要“秋冻”，也及肃降阳气，使阳气内敛不致耗散之意。秋内应于肺，秋躁易伤津液易伤肺，故秋宜多食甘润之品，以生津益肺，润燥护肤，使肺肃降功能正常发挥。常用食物有芝麻、蜂蜜、梨、枇杷、柿子、甘蔗、香蕉、百合、银耳、乳品等。

《黄帝内经》说：冬三月，此谓闭藏，水冰地坼，无扰乎阳，早卧晚起，必待日光，使志若伏若匿，若有私意，若已有得，去寒就温，无泄皮肤，使气亟夺，此冬气之应，养藏之道也。逆之则伤肾，春为痿厥，奉生者少。释义：冬天气温骤降，天寒地冻，万物闭藏，此时阳气敛藏，阴液易于内亏，蛰虫尚用冬眠来养精蓄锐为来春生机勃发做准备，人类更应顺应自然规律，故冬季养生应以“藏”为原则，保暖避寒为要法，使阴精潜藏于内，阳气不致外泄。以起居调养为例，应早卧晚起，必待日光，去寒就温，无泄皮肤，以适应冬天调养“藏”气的养生方法，使人体阴平阳秘，精神乃治。冬内应于肾，“肾为先天之本，生命之源”，此时进补最佳，但需因人而异，饮食一般多选滋阴潜阳、补肾添精、热量较高之品，如谷类、鳖、龟、木耳、桂圆、红枣、核桃肉、羊肉、牛肉、狗肉等，亦可稍饮醇酒，以助肾气，活血通脉。

因此，懂得适时地在春、夏季节保养阳气，以顺应生长的需要，在秋、冬季节保养阴气，以适应收藏的需要，这样顺从了天地自然生命发展的根本规律，就能与万物一样，在生、长、收、藏的生命过程中正常地运动发展。如果违逆了这个规律，就会戕害生命力，破坏人身真元之气，损害身体健康。故无论是养生防病，还是治疗用药，都应该顺应四时阴阳的自然变化，视人体阴阳之盛衰而调之。

大家耳熟能详的“冬病夏治，夏病冬治”其实就是对“春夏养阳，秋冬养阴”的临床应用。如对于慢性支气管炎，因肾阳不足，阴寒内凝所致者，不耐冬季阴寒内盛之时，故好发病于冬季，临证时在夏季阳旺之时，乘人体阳气欲盛之势。运用补阳药物或贴敷，或针灸等疗法，均可取得良好效果。对于阴精亏损，阳气偏亢的眩晕病证，每每夏季气候炎热，病情反复加重，在冬天加以治疗，给予滋阴柔肝的药物，借助时令闭藏之际，培植人体真阴，用以弥补夏时阴精不足，预防或减轻病证的发作。

很多人虽然觉得“春夏养阳，秋冬养阴”有一定道理，但实际运用起来却很没信心。他们普遍认为：春夏季节天气渐热，养阳岂不助热，诱发热病？秋冬季节天气渐冷，养阴岂不助寒，诱发寒病？下面我们就以“冬吃萝卜夏吃姜，不劳医生开药方”这句俗语举例来探讨这个问题。

这句俗语在民间历史悠久、流传甚广，我想必然有它的一定道理。有人说了，生姜性味是辛热的，萝卜性味是甘寒的，夏季本来就炎热，冬季本来寒冷，为什么还要在要夏季吃姜，冬季吃萝卜呢？这不是弄反了吗？实际上，这是与中医理论中的“春夏养阳，秋冬养阴”观点是极为契合的养生经验之谈。

春夏阳虚于下，故一切起居饮食，皆注意保养中下的阳气。此时不知保养中下阳气，必不免外热内寒，导致上热下寒诸危险病疾也。然保养之余应不忘使阳气升发于外，使气得泄，继续保持阳气旺于外上，虚于内下的自然状态，方可不致内热之病，此即真正所谓遵循大自然之规律。

秋冬阳实于下，阳气是往上浮的，虽实于下，仍易浮动上来。必须阴气充足，方能将阳降而藏于水气之中。故一切起居饮食，皆注意保养中上的阴气。此时不注意保养中上的阴气，阴气不足，封藏不住在下的阳气。来年春夏，根本亏伤，必病极危险的温病也。然保养阴气之余亦不忘顾护内藏之阳，切勿太过寒凉以伤阳。

故若春夏以寒药治病，则易损伤下部的阳气，秋冬以热药治病，则易扰动下部的阳气，多坏。

综上所述，可见“春夏养阳，秋冬养阴”的养生观，不论在人体的生理、病理方面。还是在养生、治疗方面都具有一定意义。她提示人们要顺应四时而补其虚，补而不偏。随着四季的变更，人体必须作出适应性调节，使人体保持阴平阳秘的平衡状态。

路志正调理脾胃治疗胸痹的学术思想浅析

吴耀南　谢俊杰　许正锦

全国著名中医学家路志正教授精通中医典籍，对脾胃学说的研究造诣尤深，行医60余年，形成一套独特的临床经验。路老师善用调理脾胃治疗多种疑难杂症，其中运用调理脾胃法辨治胸痹是其学术思想和临床经验的组成部分。现就笔者学习心得简介如下。

一、调理脾胃治胸痹的理论依据

路老师认为，胸痹病虽有虚、实、寒、热之分，在气在血之异，然胸中阳气虚衰，邪气乘虚入侵阳位，痹阻气机则是共同的发病机制，气虚、血少、湿蕴、痰阻、血瘀、寒凝是胸痹的主要病因。胸中阳气，又名宗气，是心肺二脏功能的总概括。宗气的强弱，与脾胃的健运与否有直接的关系。脾胃为后天之本，水谷之海，气血化生之源，气机升降之枢纽，人体各部均必须通过脾胃及其经脉的作用而获得后天的营养，始能精力充沛，机体健康。

路老师认为胸痹的发生、发展、转归、预后均与脾胃的功能状态密切相关。若肥甘无度，饥饱不调，情志过极，劳逸过度，致使脾胃损伤，气虚无以上奉，则宗气匮乏，久则心阳虚衰；血亏无以灌注，则血脉不充，脉道滞涩，久则脉络不通；脾主运化，脾虚不运，湿浊中阻，积久生痰，湿浊上蕴胸中，则胸阳不展；痰浊上逆，阻滞血脉，则痹塞不通；中阳虚弱则寒自内生，与外寒内外合邪，上犯心君，则胸阳痹阻，心脉不通，于是本虚标实之胸痹生焉。

二、调理脾胃治胸痹的辨证用药

（一）治心辨脾胃，治病必求本

路老师认为，治疗胸痹，除从心肺着眼外，还应追根溯源，从导致胸阳痹阻的根本——脾胃功能失调入手。早在《金匮要略·胸痹心痛短气病脉证治》中即开创了脾胃论治的先河，如"胸痹，心中痞气，气结在胸，胸满胁下逆抢心，枳实薤白桂枝汤主之，人参汤亦主之。"所说人参汤，即理中汤，其次如橘枳姜汤等，都是从中焦论治。前者温中益气，后者和胃降逆，以达到振奋中阳，祛除胸中寒邪，或调理气机，而收到消除胸痹之目的。路老师认为，气虚不运者，当健脾胃，补中气，中气盛则宗气自旺；血亏不荣者，当调脾胃，助运化，脾运健则营血丰而心血足；湿蕴者，当健脾运湿，湿祛则胸阳自展；痰阻者，当健脾化痰，痰消则血脉自通；中焦虚寒者，当温中散寒，寒散则胸阳自运而痹除。

路老师调脾胃治胸痹的辨证要点是：既有纳化失常，又有心系症状。有的脾胃失调在先，胸痹发病在后；有的先病胸痹，后见脾胃失调。路老师调理脾胃治疗胸痹的临床经验突出了中医整体观念，开辟了中医治疗胸痹的新领域。

（二）调中重升降，谨记畅气机

路老师认为，脾胃居中焦，脾气主升，胃气主降，为人体气机升降之枢纽，升降有序，气机通畅，人即安康。若中焦脾胃有病，升降失司，气机不畅，则阻碍胸中肺气的宣发与肃降，进而影响到心，即可诱发或加重胸痹。因此，路老师在调理中焦脾胃时非常重视升降药物的运用。在升脾阳方面，如系湿浊为患，阻碍气机，常用藿香、羌活、葛根、荷叶、荷梗、防风等；若为脾虚下陷，则用柴胡、升麻、白术等。在和胃降浊方面，常用枳实、厚朴、旋覆花、半夏等；若兼腑气不通者，酌加少量大黄，冀其腑气一通，浊气白降。又因肺主一身之气，有宣发肃降之功能，对脾胃气机的升降有直接的影响，肺气宣发，则脾气能升，肺气清肃，则胃气顺降，故临证又常选用杏仁、枇杷叶、桔梗、苏子、苏梗等以加强其清肃降浊之功。另外，肝与脾胃关系密切，肝主疏泄，疏泄正常，则脾胃升降适度，故常选用佛手、香橼、绿萼梅、香附、柴胡、莪术等疏肝理气，此即“土得木而达”。

（三）胸痹调脾胃，五法奏奇功

1. 健运中气法　适于中气不足所致胸痹。症见胸痛隐隐，时作时止，动则尤甚，兼见心悸气短，纳呆食少，倦怠乏力，面色皖白，时自汗出，腹胀便溏，舌淡胖，有齿痕，苔薄白，脉沉细无力或结代。治以健运中气，方投香砂六君子汤、桂枝汤合丹参饮化裁。药用党参、白术、茯苓、陈皮、木香、砂仁、桂枝、丹参、白芍、炙甘草。如心悸明显，失眠多梦，易惊善恐者，重用炙甘草，加酸枣仁、琥珀粉；舌有瘀斑，血瘀较重者，加红花、川芎；兼头目昏蒙者，加葛根。

2. 调脾养血法　适于气血亏虚所致胸痹。症见胸部隐痛，劳心后尤甚，兼见心悸怔忡，胸闷气短，头晕目眩，夜来失眠，唇甲色淡，舌淡或淡晦暗，苔薄白，脉细弱或结代。治以调脾养血法，方投归脾汤加减。药用黄芪、当归、白芍、龙眼肉、炒枣仁、党参、茯苓、枳壳、生姜、大枣。如舌有瘀点，瘀血明显者，加桃仁、红花、川芎、丹参；如血亏日久而致阴血俱虚者，症见口干、盗汗、夜间烦热，去黄芪，加地骨皮；肾阴不足者，加旱莲草、何首乌、枸杞子。

3. 醒脾化湿法　适于湿浊阻滞所致胸痹。症见胸部闷痛，阴雨天加重，兼见脘闷纳呆，口黏恶心，头昏如蒙，肢体沉重，便溏不爽，小便混浊，舌胖齿痕，舌苔白腻，脉象濡缓。治以醒脾化湿法，方投三仁汤合霍朴夏苓汤加减。药用杏仁、白豆蔻、薏苡仁、厚朴花、半夏、藿香梗、荷梗、石菖蒲、茯苓、枳壳、六一散。如症见口干黏苦，小便黄，苔黄腻，脉濡数，湿热明显者，加黄连、黄芩、茵陈；腹冷便溏，寒湿明显者，加砂仁、干姜、苍术；兼有瘀血，胸部刺痛时作，舌有瘀斑者，加红花、丹参、檀香。

4. 健脾涤痰法　适于痰浊壅塞所致胸痹。症见胸部窒闷而痛，或胸痛彻背，兼见胸满咳喘，痰黏不爽，心中痞气，恶心欲呕，肢体沉困，酸楚乏力，形体丰腴，舌淡红晦暗，苔白腻，脉弦滑或沉伏。治宜健脾涤痰，方投涤痰汤合小陷胸汤加减。药用茯苓、半夏、陈皮、石菖蒲、郁金、瓜蒌、黄连、枳实、竹茹、旋覆花、甘草。如症见口苦、心烦、苔黄腻，痰热较甚者，加黄芩、栀子；大便秘结者，重用瓜蒌，加生大黄；属痰湿者，加皂角刺，重用石菖蒲；面苍肢凉，脉细无力或沉迟者，属心阳虚衰，去黄连、竹茹，加附片、干姜、淫羊霍。

5. 温阳理中法　适用于中阳虚寒所致胸痹。症见胸部猝然疼痛，因感受寒冷而发或加重，其痛如绞，兼见形寒肢冷，心悸气短，脘腹冷痛，大便稀溏，小便清长，舌淡暗苔白，脉沉迟。治以温阳理中法，方投附子理中汤加味。药用党参、白术、干姜、桂枝、小茴香、高良姜、半夏、甘草等。

三、调理脾胃治胸痹的疗效验证

中国中医研究院广安门医院的高荣林、李连成等组织 10 家省、市级医院的临床医师以路志正教授调理脾胃法治疗胸痹 300 例，按照全国统一的标准诊断和评定疗效。300 例中属中气不足证 144 例，痰浊壅塞证 98 例，湿浊痹阻证 58 例。疗程均为 4 周。治疗后心绞痛疗效评为显效者 181 例(60.3%)，改善者 105 例(35.0%)，基本无效者 14 例(4.7%)，总有效率为 95.3%。心电图有缺血改变者 286 例，治疗后疗效评为显效者 69 例(2.1%)，好转者 73 例(25.5%)，无效者 144 例(50.2%)，总有效率为 49.70%。300 例患者中治疗前对硝酸甘油有依赖性者 147 例，治疗后停用者 79 例(53.7%)，减量者 44 例(29.9%)，无变化者 24 例(16.3%)，硝酸甘油停减率为 83.7%。同时观察到本法对胸痹患者高血压、高血糖、高血脂有显著的改善作用。

综上所述，路志正教授调理脾胃治胸痹的学术思想不仅具有深刻的理论基础，而且临床确实行之有效，故在此提出，供同道们学习和借鉴。

[吴耀南，谢俊杰，许正锦. 2006. 路志正调理脾胃治疗胸痹的学术思想浅析，北京中医，25(2)：88－89.]

路志正临证学术思想浅析

许正锦　黄小英　谢俊杰　指导：吴耀南

路志正教授治学严谨，虚怀若谷，博采众方，汲取各家之长。一生以“满招损，谦受益”为座右铭。他博览群书，精通经典，师古而不泥。崇尚脾胃学说，提出“调中央以通达四方”的观点。主张用“通、化、渗”三法治疗湿邪。倡导综合疗法，即内外同治，针药并用，食药结合，身心并调。路老育人有方，言传身教，诲人不倦，桃李满天下。虽已年逾八十，对中医的继承和发展事业仍鞠躬尽瘁，正如他自己所说：“八十扬鞭再攀登，继承弘扬力建功。”路老的治学精神与科学态度是我们年轻一代学习的榜样。我们师从路老已 2 年余，对路老的学术思想有一些肤浅的认识，今整理如下，以飨同道。

一、临证讲究系统性

路老临证，讲究系统性。以胸痹为例，他认为胸痹的发病机制多种多样，不应仅局限于“心痹”。如脾胃功能失调可导致胸痹，且为临床多见；命门火衰，不能上济于心，亦导致胸痹，称为“肾心痛”；肝失调达，心脉拘急，或肝气横逆，疏泄太过，或肝血虚不能荣络，均易致胸痹，称为“肝心痛”。其实上述概念散见于中医典籍中，路老结合自己长期的临床实践经验，将这些理论通过实践，不断深化，使其由零散归于系统，体现了中医理论的整体性和系统性，从而使我们易于掌握。这是中医走向现代化的一种趋势。路老在内科、外科、妇科、儿科等各个领域均有自己系统的理论认识与研究，而胸痹之证是路老研究最多的领域，其中有许多是中医现代化发展值得借鉴的。

二、临证强调灵变性

路老临证，其治法灵活多变。治法多样性实际上是建立对病机有系统性认识，因为有理才有法，有法才有方。路老以其扎实的理论功底与丰富的经验，在临证中可谓运筹帷幄，运用自如。就以胸痹而言，据其病机有调理心阴心阳法，有调理脾胃法，有调补肝肾法等。而调补脾胃法治疗胸痹又有健运中气、调脾养血、醒脾化湿、健脾涤痰、温阳理中诸法。调肝法治疗胸痹又有疏肝解郁、益肝养心、凉肝泻心、泄肝降逆、柔肝养心、清肝化痰、暖肝散寒等。此举清法为例，一般而言，清法多指清热，再细分则清实热、清虚热、清表热、清里热等，而路老对清法的运用灵活多变，得心应手，有散而清、润而清、消而清、补而清、辛凉而清、甘凉而清、化痰而清等。这种治法多样性体现的是一种思维素质与思维能力，是路老临床思维敏捷性、广阔性、精确性、深刻性的反映。提示我们临证时应多途径、多角度展开认识与辨析，尽量避免单一思维习惯性的束缚，这也是提高临床疗效的关键。

三、临证力戒局限性

路老临证，不落俗套，不拘常法，往往效如桴鼓。如对盗汗大多从阴虚而治，而路老认为湿热内蕴，邪热内迫，肝之疏泄太过亦可致盗汗，故有清利肝胆法治愈盗汗之案。又如胆石症多崇攻石，而路老认为肝郁气滞，湿热煎熬所成石者，则峻攻不如缓消，老年患者尤其如此。如淋证多责之下焦湿热，自古有“忌补”之说，但路老认为有虚证，或下虚上实者，或过用清热利湿而损伤气阴者，非但不应忌补，而应倡补，故有益气阴、清虚火之法治愈淋证之案。如肾炎多责之湿、毒、瘀，临床多见清热解毒，活血化瘀之法，但路老认为许多肾炎蛋白尿患者缘于脾肾亏虚，而无明显的实邪内阻，单用清热解毒，活血化瘀之品则更加损伤脾肾，从而加重蛋白尿，故有健脾益肾为主治愈肾炎之案。在临证过程中，我们常用惯性思维，这一方面是受到所掌握知识局限的影响，另一方面缘于我们思维品质不高，思维过于狭窄，未能尽心去分析、抽象、综合，以致产生种种误诊误治。路老这些另辟蹊径的治法并非标新立异、哗众取宠之举，而是其良好思维品质的体现，临证时善于分析、抽象、综合，把握正确的病机，而不受常规思路的限制。

四、临证注重阶段性

路老治病讲究阶段性。每一病证都有其发生、发展、预后演变的阶段性特征。如治一青年男性白塞综合征患者，以反复口腔溃疡 7 年，近 3 年加重，并伴生殖器及肛门溃疡而就诊，头面四肢亦曾发过疱疹，近期以口腔溃疡为重，伴咽痛，口干口苦，舌质红，苔黄腻，脉细有力。路老认为属“狐惑”范畴。辨证为瘀热蕴阻，先以清热化浊祛瘀之剂（藿香、防风、生石膏、焦栀子、牡丹皮、炒苍术、炒薏苡仁、玄参、黄连、炮姜、炒枳壳、生甘草），服 7 剂后，患者口腔溃疡已明显减轻，咽痛消失，但口干明显。路老认为内热已除，阴伤明显。又投以养阴生津方（太子参、麦冬、玉竹、炒山药、牡丹皮、生地黄、苏叶、黄连、败酱草、法半夏、干姜、枳实、生甘草），服用 7 剂后患者口腔溃疡消失，无口干口苦，精神饮食均好。这是先实而后虚的阶段变化的特征，应根据不同阶段的证候特点而采取不同的治则治法。又如路老治产后痹病，根据其病机特点分为两个阶段：产褥期与产后期（30天以上）。前者以气血亏虚为主，治当大补元气，养气血、荣经络。后者以脉络不通为主，治当侧重化瘀通络。这是先虚而后实的阶段变化。因为疾病不是孤立的、静止不变的，而是始终处在不断的运动发展变化之中，表现为过程与阶段，量变与质变的有机统一，因此路老强调诊治疾病要审度疾病特定阶段的邪正消长变化趋势，即所谓“证变法变”“病变药也变”。

五、临证重视经验性

路老重视临床验证，通过验证，总结经验。临床验证具有不可低估的作用，它是减少误诊，提高诊疗效果切实有效的措施，为临床医师不断总结经验教训提供第一手临床资料。经验性是中医学的特点之一，但其中含有某些非常规思维理念或模糊概念，因而成为中医继承大业以及中医现代化的一大屏障。路老行医几十年来，积累经验无数，并花费大量的精力对其调理脾胃法治疗胸痹进行了大样本的临床验证。对胸痹的研究反映了中医临床验证思维，为后世中医学者提供了客观的科学的医理，为促进中医现代化作出了贡献。

六、关于中医现代化

关于中西医结合，路老认为中医与西医是两个不同的医学体系，二者各有优劣之处，没有必要争论不休，争论来源于互不了解，二者的共同目的都是治病救人，因此要靠疗效来评判，疗效是中医也是西医的生命力。中医与西医应各取所长，相互取长补短，在临床实践中

才能更加得心应手。可喜的是目前不少医家提倡中西医结合，可叹的是结合的水平不尽人意。中西医结合需要一批优秀的人才，这些人才须精通中医与西医两个体系，很显然，相对于纯中医与纯西医而言，这是更高层次的人才，因此中西医结合任重而道远。

关于中医现代化，路老认为中医现代化势在必行，但中医现代化要经历一个漫长的过程，这个过程困难重重。路老为此而感慨，中医在国外都能生存并不断发展，国内为何还在讨论要不要中医的问题？不容置疑，中医是中华民族的文化瑰宝，在人类历史的健康事业中功不可没，要深信民族的就是世界的，谁也掩盖不了中医的光辉。古代的每一次瘟疫流行的控制靠的就是中医药，即使是2003年流行的非典型肺炎，中医在其中所起的作用也是有目共睹的。目前中医为什么会面临这些困惑，路老指出归根结底是教育出了问题。中医院校的中医与西医课程比例从初始的8∶2到7∶3到6∶4，以至到如今的5∶5，而且在临床实

习过程中学生接触的几乎都是西医，这种教育方法下培养出来的中医人才将是硕士不硕，博士不博，中医看不好，西医看不了，这着实令人担忧。因此路老呼吁要将优秀的传统教育方法继承下去，要增加中医课程的比例，注重经典课程的学习，教学应以开放式为主，多安排临证以及中药采集、加工、炮制、辨认等实践的机会，临床实习应以师承方式为主，带教必须以中医为主。只有培养出真才实学的中医人才，才能解决中医的继承与发展问题。中医现代化首先面临着中医理论的规范化、标准化，它是一个去粗存精、驾轻就熟的过程，是一个由深奥到浅显，由模糊到明晰的过程，在这个发展过程中必然会与西医有碰撞，也有融合，但不能因为碰撞而抵触，不能因为融合而同化。中医现代化是要在保持中医特色的前提下不断适应时代的发展。

路老是一位中医临床专家，继承路老的学术思想，对中医的发展有着重要的意义。在学习路老学术思想时我们认为应注意以下几点：① 不仅学习路老诊病治病的经验，更重要的是要研究学习路老临床思维的方式与方法；② 学习路老"白天诊病，晚上看书"的治学作风，及时解决临床中碰到的问题，不断总结临床心得；③ 应在继承的基础上有发展。现今我们报道的都偏重于路老的验案个案，而且范围不广，对于在路老的学术思想指导下的通过我们实践而积累的临床经验体会却报道甚少；④ 注重横向的学习与交流。

[许正锦，黄小英，谢俊杰，等. 2006. 路志正临证学术思想浅析，上海中医药杂志，40(1)：4－5.]